• 大国医系列之传世名方

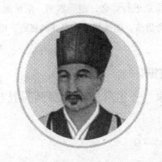

钱乙传世名方

总主编◎钟相根　畅洪昇

主　编◎刘　敏

中国医药科技出版社

内 容 提 要

　　钱乙（1035～1117年），宋东平郡人，著名的儿科大家。本书全面收录了钱乙自创医方，并对古今医家应用钱乙方剂的医案及临床报道进行筛选，撷英取华，汇编而成。全书内容丰富，资料翔实，具有极高的临床应用价值和文献参考价值，能够帮助读者开阔视野，增进学识。

图书在版编目（CIP）数据

钱乙传世名方／刘敏主编. —北京：中国医药科技出版社，2013.2（2024.8重印）
（大国医系列. 传世名方）
ISBN 978 - 7 - 5067 - 5894 - 9

Ⅰ.①钱…　Ⅱ.①刘…　Ⅲ.①方书-汇编-中国-宋代　Ⅳ.①R289.344

中国版本图书馆 CIP 数据核字（2013）第 004837 号

美术编辑　陈君杞
版式设计　郭小平

出版　中国医药科技出版社
地址　北京市海淀区文慧园北路甲 22 号
邮编　100082
电话　发行：010- 62227427　邮购：010- 62236938
网址　www.cmstp.com
规格　710×1020mm ¹⁄₁₆
印张　16¾
字数　251 千字
版次　2013 年 2 月第 1 版
印次　2024 年 8 月第 8 次印刷
印刷　北京印刷集团有限责任公司
经销　全国各地新华书店
书号　ISBN 978-7-5067-5894-9
定价　**32.00 元**

本社图书如存在印装质量问题请与本社联系调换

丛书编委会

总 主 编　钟相根　畅洪昇

副总主编　刘　敏　张冬梅　赵岩松　段晓华

　　　　　盛庆寿

编　　委（按姓氏笔画排序）

　　　　　马　越　王　玮　王伟明　　王雪茜

　　　　　王　瑛　石　玥　令狐永谊　司鹏飞

　　　　　朱丽颖　农　慧　刘　果　　闫军堂

　　　　　苏毅强　李　明　肖双双　　何善明

　　　　　张水馨　郑子安　赵　艳　　高　峰

　　　　　黄　中　梁吉春

编 委 会

　　中医名著浩如烟海，积淀了数以千年的精华，养育了难以计数的英才，昭示着绚丽无比的辉煌。历史证明，中医的成才之路，非经典名著滋养下的躬身实践，别无蹊径。名医撰医著，医著载医方，源远流长，浩如烟海。历代名医凭借非凡的智慧及丰富的临床实践，创制了诸多不朽的传世名方。

　　本套丛书以在方剂学方面确有创见的历代名医为主线，选择代表性名医，将其所撰医著中的医方进行了全面系统的搜集整理。每个分册分为上、中、下三篇，上篇简单介绍医家学术思想及遣药组方特色；中篇详细介绍了该医家方剂在临床各科的应用；另外，该医家还有许多名方不为世人所熟知，未见临床报道，则收入下篇被忽略的名方。每首方剂从来源、组成、用法、功用、主治、方解、方论、临床应用、临证提要等方面来论述。全书收罗广博、条分缕析，详略适中，既言于古，更验于今，既利掌握，又裨读者更好地熟悉、掌握历代名方的组方原理及临床运用规律，以适应当前临床实际的需要。

　　愿《大国医系列之传世名方》成为中医药院校在校学生和中医、中西医结合医生的良师益友；愿本套丛书成为医疗、教学、科研机构及各图书馆的永久珍藏。

编　者
2012 年 12 月

目　录

上篇　儿科宗师钱乙

中篇　屡试屡效方

下篇　被忽略的名方

上 篇
儿科宗师钱乙

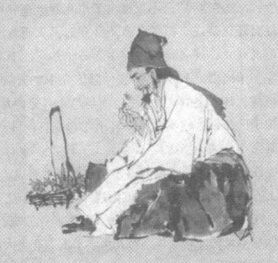

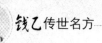

一、医家生平

钱乙，字仲阳，宋东平郡（今山东郓城东平）人，约生于北宋仁宗至徽宗年间（约1035～1117），享年82岁，是历史上著名的儿科大家。

钱氏上世是钱塘人，至曾祖钱赟，北迁郓州。父钱颢，善针医，然嗜酒喜游，一日隐匿姓名东游海上而不返，遗留孤孀母子，乙时年才3岁。嗣后母又病故，姑母哀其孤而收养为子。于是随姑丈吕氏学医，至吕将殁，乃告以家世，乙号泣请往，寻其父凡五六返，最后得其所在，又积数岁，迎父以归，乙年已30余岁。又历7年，父以寿终。

钱氏为医，于二十多岁，当初以《颅囟方》而著名山东。元丰年中，宋神宗甥女患泄利将殁，众医无策，请乙诊治而愈，乃授以翰林医学士。明年，皇子仪国公病瘛疭，国医未能治，再召乙诊治，进黄土汤而愈。神宗又提拔乙为太医丞，并留住京师。10年后，乙患周痹，辞官返里。

钱氏对《内经》、《中藏经》及张仲景的学术颇有研究，并在继承的基础上有所独创，使儿科学在内科学的基础上脱颖而出，使之成为一门专科，而被后世誉为儿科宗师。钱氏刻苦力学，博览群籍，无书不窥。"为方博达，不名一师"。深通古法而又不泥守古法，重视掌握理论与方剂的配伍应用，因而"治小儿赅括古今，又多自得"。不仅提出了小儿的生理病理特点，确立了五脏辨证纲领，而且还化裁或自拟了众多儿科方剂，从而奠定了中医儿科学的基础。钱氏精通儿科，亦通各科。平生注意研究方药，于本草尤邃。并多识物理，喜观气象，于诸书无不涉猎。"钱仲阳传"中赞云："钱乙非独其医可称也，其独行似儒，其奇迹似侠，术盛行而身隐约，又类夫有道者。"

钱氏一生忙于医疗，著述不多，除《小儿药证直诀》一书经阎季忠编集得以传世外，其余《伤寒论指微》、《婴孺论》均佚。现存《小儿药证直诀》三卷，由其学生阎季忠搜集钱乙生前论述、方剂编辑而成。上卷论脉法治法，中卷为医案，下卷为方剂。它较全面地论述了小儿的生理、病理特点，五脏辨证及小儿常见疾病的辨治方法，还记载了120多首方剂，是我国现存第一本以原本形式保存下来的儿科著作，对儿科学术发展有重大的影响。

二、学术主张

钱乙在儿科学上的贡献，正如《小儿药证直诀》中阎季忠序所说："治小儿赅括古今，又多自得。"他不仅指出了小儿的生理病理特点，确立了五脏辨证纲领，而且还化裁及自制了众多儿科方剂，奠定了中医儿科学的基础。嗣后，明代薛己、万全、鲁伯嗣，清代陈复正、夏鼎等儿科学家，都在《小儿药证直诀》的基础上又有所发展。如明代万全根据钱氏五脏辨证纲领，进一步提出："五脏之中，肝常有余，脾常不足，肾常虚"，"心常有余，肺常不足"。"阳常有余，阴常不足。"亦是对小儿生理病理特点的阐发。钱氏的学术思想，概括起来有如下几点。

（一）明析小儿生理病理特点

小儿不是成人的缩影，有其一定的特殊性。小儿时期，在生长发育过程中，无论生理病理，其阴阳的对立统一和消长转化，都与成人有所不同，而且年龄越小差别越大。认识和掌握这些特点，是儿科能够发展成为一门独立学科的先决条件。钱氏在《灵枢·逆顺肥瘦》篇"婴儿者，其肉脆，血少气弱"以及《诸病源候论·小儿杂病候》"小儿脏腑之气软弱，易虚易实"等说的启发下，结合临床实践之体会，对小儿的生理研究，首先着眼于胎儿的发育情况。他认为，"小儿在母腹中，乃生骨气，五脏六腑，成而未全"，在出生之后，继续生长发育，即"长骨脉"、"长生腑脏、智意"，古人所说的"变蒸"，就是在婴儿发育过程中出现的周期性生理变化。在"变蒸"之后，即齿生而能知喜怒，此时脏腑"始全"，但犹是"全而未壮"。因此，"脏腑柔弱"、"血气未实"，这是小儿的生理特点。由于小儿腑脏娇弱，形气未充，对疾病的抵抗力较差，一旦调护失宜，则外易为六淫所侵，内易为饮食所伤，发病容易，传变迅速，具有"易虚易实，易寒易热"的病理特点。"易虚易实"，是指小儿一旦患病，则邪气易实而正气易虚。实证也往往可迅速转化为虚证，或者出现虚实并见错综复杂的证候。"易寒易热"是说在疾病过程中，由于"血气未实"既易呈阴虚阳亢，表现热的证候，又容易阳衰虚脱，而出现阴寒之证。

总之，掌握小儿生理、病理特点，指导临床治疗，乃是钱氏学术思想中非常突出的一个方面，并对后世儿科学的发展，起到深远的影响。明代儿科医家万全，根据钱氏"五脏虚实证治"要义，悟出"五脏之中肝常有余，脾常不足，肾常虚"；"心常有余，肺常不足"；"阳常有余，阴常不足"之说，阐发了钱氏对小儿生理病理特点的认识。清代吴瑭在《解儿难》中提出了小儿"稚阴稚阳"之说，认为小儿"其脏腑薄，藩篱疏，易于传变；肌肤嫩，神气怯，易于感触。其用药也，稍呆则滞，稍重则伤，稍不对症，莫知其乡。"阐发了钱氏有关小儿生理病理特点的学术思想。

（二）四诊合参，尤重望诊

儿科古称为"哑科"，认为小儿疾病比他科疾病难于诊断。这主要是由于小儿多不能正确叙述自己的病情，同时小儿疾病变化多端，传变迅速，所以难以诊断。虽然中医诊断疾病，常用望、闻、问、切四诊，但在钱氏之前，多是对成人的描述和应用，至于小儿如何应用之论述极少。钱氏通过长期的临床实践，认为小儿虽然"脉难以消息求，证不可以言语取"。但他却根据"有诸内，必形诸外"的理论，结合小儿生理病理特点，创造性将中医四诊用于儿科临床。钱氏认为，内脏对疾病的反应，不仅各有所主，互为联系，而且可以反映到体外的有关器官和部位上。《小儿药证直诀》一书中记有许多关于这方面的生动而细微的观察记述，内容包括小儿形态、动作、部位、色泽的各种变化，将四诊和五脏辨证加以联系起来，按其所说："察脉按证虽有定法，而探源应变自谓妙出意表"。可见钱氏对小儿诊断既遵循一定的法度，又有一定的灵活性，强调四诊合参，尤重望诊，这是前人所未有的。

钱氏的儿科望诊心得，是在长期而又细微的临床观察中归纳出来的。他认为通过望诊，从外察里，从现象分析本质，从而诊治小儿疾病。因此，他不但注意望面色，察眼、口、唇、舌等外窍，而且注意形体动作，望汗及吐泻物等，从中找出规律。例如书中的"目内证"和"面上证"二节记有"面部色赤者，热也"；"目内色赤者，心实热"。这是相当实际的观察，临床上一般小儿发热大都有面红目赤现象。又如目"无精光者，肾虚"，这也是符合实际的，临床见目无精光的小儿，大多数是虚弱之证。再如对面㿠白的观察，"无精光，口中气冷，不思食，吐水"是"胃气不和"；"面㿠白色弱，腹痛不思食，不利"是"胃冷虚"，"面㿠白，心腹痛，口中沫及清水出，发痛有时"是"虫痛"。这里同一个"面㿠白"，却能区分出几种病证，前者类似胃炎，后者类似肠炎，最后者类似肠寄生虫病。钱氏又在望色中指出："左腮为肝，右腮为肺，额上为心，鼻为脾，颏为肾，赤者热也，随证治之。"望吐泻物时指出："吐乳泻黄，伤热乳也；吐乳泻青，伤冷乳也。""泻青白，谷不化，胃冷"，"吐泻乳不化，伤食也。""吐沫及痰或白绿水，皆胃虚冷"，"吐稠涎及血，皆肺热，久则虚"等等。其他如望见弄舌是"脾脏微热"；望见"手掐眉目鼻面"是肺热；"俯卧咬牙，欲言不能而有就冷之意"是心热等。可见钱氏四诊合参，尤重望诊之一斑，为儿科治法树立了典范。

书中还记述了许多关于小儿身体其他情况的变化，包括皮肤、指爪、大小便等。例如在"黄相似"一节中有这样的记述："身皮目皆黄者，黄病也；身痛膊背强，大小便涩，一身尽黄，面目指爪皆黄，小便黄如屋尘色，看物皆黄，渴者难治，此黄疸也。二证多病于大病后。别有一证，不因病后，身微黄者，胃热也，大人亦同。又有面黄腹大，食土，渴者，脾疳也。又有自生而身黄者，胎疸也。"同是一种黄色，这里区分出几种病证，可能包括西医学所说的病毒性肝炎、肠寄生虫病和新生儿黄疸。此外还有不少有意义的记述，如小儿发生抽搐的情况是"目赤兼青"，"目直而青，身反折强直。"又如对小儿病重时危象的记述，列举出囟肿及陷，鼻干黑，鱼口气急，鼻开张，吹鼻不喷等等，都是生动而具有诊断价值的临床现象。

钱氏还根据小儿寸口部位短小，诊时常常啼哭吵闹，影响气息脉象，故小儿诊脉不与成人相同，独创小儿脉法，总结出"脉乱"、"弦急"、"沉缓"、"促急"、"浮"、"沉细"，六种脉象。除"脉乱"作为"不治"之候外，实际上是以浮沉辨表里寒热，缓急辨正邪虚实。此种脉法，对小儿辨证诊断既简便又实用。

总之，钱氏诊查小儿之疾，主张四诊合参，尤重望诊，对儿科常见病，如麻、痘、惊、疳等都作了详实的描记和鉴别。这种创造性地运用四诊于儿科临床，并且与五脏辨证紧密结合起来，以鉴别小儿疾病，亦属钱氏在儿科学上一大贡献。

（三）确立儿科五脏辨证纲领

脏腑辨证，首见于《内经》，后来《难经》、《金匮要略》、《千金方》等虽有发展，但多为成人疾患之论述。钱氏遵循《内经》五脏五行的理论，根据小儿特点，再结合自身体验，运用于儿科临床，创立了儿科五脏辨证。如《小儿药证直诀·卷上》脉证治法中的"五脏所主"、"五脏病"等篇，即是钱氏所创立的小儿五脏辨证纲领。

"心主惊，实则叫哭发热，饮水而摇；虚则卧而悸动不安。""心病，多叫哭，惊悸，手足动摇，发热饮水。"

"肝主风，实则目直大叫，呵欠，项急，顿闷；虚则咬牙，多欠气"，"肝病，哭叫目直，呵欠，顿闷，项急。"

"脾主困，实则困睡，身热饮水；虚则吐泻生风"，"脾病，困睡，泄泻，不思饮食。"

"肺主喘，实则闷乱，有饮水者，有不饮水者；虚则哽气，长出气"，"肺病，闷乱哽气，长出气，气短喘息。"

"肾主虚，无实也。惟疮疹，肾实则变黑陷"，"肾病，目无精光，畏明，体骨重。"

这个纲领，即是钱氏以五脏为基础，以证候为依据，以虚实寒热为论治的准则。其中把"风、惊、困、喘、虚"归纳为肝、心、脾、肺、肾五脏的主要证候特点，用虚实寒热来判断脏腑的病理变化，用五行来阐述五脏之间以及五脏与气候时令之间的相互关系，立五脏补泻诸方作为治疗的基本方剂，可谓切合儿科病特点的辨证方法，在临床具有执简驭繁的作用。

钱氏虽强调五脏本身证治，但不孤立对待，而是从整体观出发，认为五脏之间、五脏与自然之间有相互联系，五脏可以相兼为病，四时气候对小儿疾病有一定影响。因此，运用五行生克乘侮理论，来辨别五脏相兼病证的虚实，判断其预后，以及采取相应的治法，这又是钱氏五脏辨证论治法的一大特点。如肺病又见肝虚证（咬牙、多呵欠），以肝虚不能胜肺，肺金尚能制肝木，故易治。如肺病又见肝实（目直视、大叫哭、项急、顿闷），以肺久病则渐成虚冷不能制木，肝木反实侮金，故难治。至于治疗，又提出"视病之新久虚实，虚则补母，实则泻子"法。并结合四时气候而论。钱氏将一日分四时，一年分四季，各分主四脏。如早晨寅卯辰时或春季为肝当旺之时，日中巳午未或夏季为心火当旺之时，日晚申酉戌或秋季为肺金当旺之时，夜间亥子丑或冬季是肾水当旺之时。在《肝病胜肺》中说："肝病秋见（或作日晡），肝强胜肺，肺怯不能胜肝，当补脾肺治肝益脾者，母令子实故也，补脾益黄散，治肝泻青丸"；肝病发作于秋令肺金当旺之时，是金不能克木，肝强反侮肺，肺怯不能胜肝，应当补脾土以生肺金，使金能制木。补脾可用益黄散，泻肝可用泻青丸，这样肺气得旺，则肝能受制，肝实得泻而肝病自安。又如在《肺病胜肝》中说："肺病春见（或作早晨），肺胜肝，当补肾肝培肺脏，肝怯者受病也，补肝肾地黄丸，治肺泻白散"。肺病发作于春令肝木当旺之时，肝木当旺而不旺，所胜者肺金乘克肝木，肝虚无疑，故当补肝，肝实则肺金不能乘。补肝肾用地黄丸，泻肺用泻白散，这样肾水足则肝木荣，肺金得泻，则肝不受抑，肺金与肝木始能协调，故病可愈。其余心病见于冬令，肾病见于秋令，脾病见于四旁等，皆有相胜轻重之变及相应施治方法。钱氏这种结合发病时间求其病所，进行整体调治，具有很强的时间医学特点，乃是本于《灵枢·四时气》中"四时之气，各不同形，百病之起，皆有所主"之说而发挥的。

（四）重视调治小儿脾胃

注重调治小儿脾胃，是钱乙学术思想的一大特色。钱乙首先将《内经》、《中藏经》及宋以前的脾胃学说，运用于儿科学中，精辟地论述了小儿脾胃的生理、病理特点，对其辨证论治有其独到之处。

1. 脾虚胃怯，百病之源　钱乙五脏辨证论，详于五脏，略于六腑，但对胃腑却有专论或脾胃并论。他多次强调小儿的脾胃生理特点是"脾脏怯"、"胃怯"、"脾脏虚"、"脾胃虚"。在这基础上，他对小儿脾胃病的病理特征，创造性地提出了"脾主困"的辨证纲领，总结出脾胃失调是儿科多种疾病的重要原因。小儿内伤，尤以脾胃功能失司为主，即"脾胃虚衰，四肢不举，诸邪遂生"。钱氏论治虚羸、疳病、积伤食、吐泻、腹胀、慢惊等病，皆从脾胃着手，还认为与脾虚相关的疾病，如咳嗽、黄疸、夜啼、肿病等，均可调治脾胃而收功。例如虚羸病因是"脾胃不和，不能食乳致肌瘦，亦因大病或吐泻后，脾胃尚弱，不能传化谷气"；腹胀"由脾胃虚，气攻作也"；夜啼是"脾脏冷而痛也"。因此，善于调治脾胃功能，在儿科治疗学上具有举足轻重的意义。

2. 寒温得宜，攻补适时　由于"小儿易为虚实，脾虚不受寒温，服寒则生冷，服温则生热"，因此，钱氏对小儿病辨证论治极为精细。在辨证上，寒热虚实分明；在治法上，温清补泻得当。

例如小儿"伤风手足冷"证，钱氏认为病因"脾脏怯也"，治疗"当和脾后发散"。缘由这类患儿大多脾阳不足，寒邪入侵后，中阳益虚，阳虚不能温煦四肢，故手足冷。若先发散则阳愈虚，外邪又乘虚而入，故应先和脾，脾正气充再发散，可一鼓逐邪，此谓先补后攻。再如治"广亲宅四大王宫五太尉，病吐泻不止，水谷不化，众医用补药，言用姜汁调服之，……一日益加喘，吐不定"。钱氏力排众议，指出其病是"伤热在内所致"，"所以然者，谓六日热甚，伏于腹中，而令引饮，热伤脾胃，即大吐泻"，所以"以白虎汤三服"清阳明燥热，"更以白饼子下之"除胃肠积热，并注意逐日减去用量。

钱氏在运用此类药物时，尤谆谆告诫后人，小儿"脾虚不受寒温，服寒则生冷，服温则生热，当识此勿误也"。

由于小儿形质脆弱，易虚易实，钱氏使用下法时十分讲究量的大小，以及先下后补脾或先调脾后下之区别。"治腹胀者，譬如行兵。战寇于林，寇未出林，以兵攻之，必可获胜，寇若出林，不可急攻，攻必有失，当以意渐收之，即顺也。"腹胀初起属实证，犹如寇未出林，"可下之，用紫霜丸、白饼子"。若腹胀日久多属虚证，"治之用塌气丸渐消之。未愈，渐加丸数"。若不愈，"腹中有食积结粪，小便黄，时微喘，脉伏而实，时饮水，能食者可下之，盖脾初虚而后结有所积"。"所治宜先补脾，后下之，下后又补脾即愈也"。补脾可用益黄散，下积可用白饼子丸。

3. 强调补脾，尤重胃阴　钱氏强调补脾，但也重视保护胃津，认为脾与胃一脏一腑，脾性喜燥，胃喜柔润，两者必须燥湿相济，才能共同承担后天给养。他说："小儿脏腑柔弱，不可痛击，大下必亡津液而成疳"；"小儿易虚易实，下之既过，胃中津液耗损，渐令疳瘦"。说明小儿疳证虽属脾虚，但与妄下损伤胃津，燥热内生，消耗气液有密切关系。因此他又说："初病津液少者，当生胃中津液，白术散主之。"钱氏创立白术散，治疗脾虚胃津亏损，甚为后世医家所推崇，如清代陈复正在《幼幼集成》中给予高度评价："幼科之方，独推此方第一。"该方生胃津舍弃甘凉阴柔生津之味而不用，却投以甘平微温补通芳化之品，确为钱氏独到之处。盖脾胃气弱则生化无力，津液自然不足，从而导致燥热内生，身热，烦渴，皮毛干枯，羸瘦诸证蜂起。甘平微温之味能益脾助运，脾气一健，自能为胃行其津液，而胃津生矣。其他如玉露散泻热益胃法，藿香散甘香养胃，白术散升阳生津，香瓜丸甘润护胃等，可谓开创养胃阴学说之先河。

4. 泽被后世，影响深远　钱氏重视调治小儿脾胃学术观点对后世有深远的影响。如脾胃学说的创始人李东垣提出的"脾胃虚衰，百病由生"之论，与钱氏的"脾胃虚衰，四肢不举，诸邪遂生"之说，如出一辙。钱氏认为小儿食积发热的病机是"脾胃虚而热发"，所拟白术散，实为儿科中补气升提，甘温除热之剂；而李氏则创制黄芪汤治慢惊，又说："慢惊伴有呕吐、腹痛、泻利青白，益黄散圣药也。"《脾胃论·肠澼下血论》中说："胃虚不能食，易大渴不止者，不可用淡渗之药，与白术散补之。"《内外伤辨惑论》治疗腹痛，中气虚弱者，主张用"仲景小建中汤加黄芪，或异功散加芍药。"治疗渴泻伤津，也以"白术散倍葛根"。《脾胃论》治小儿、男、妇三焦积热，目赤肿痛，口舌生疮，烦躁，便秘以及五脏俱热之痛、疖、疮痈、痔疾、肛裂诸病，主张用《直诀》三黄丸。此外，李氏善用升阳散火之法，在组方中常用升麻、柴胡、羌活、葛根等药，如升阳散火汤、补中益气汤、升阳除湿汤以及清胃散等，都可谓仿效钱氏泻黄散、泻青丸、败毒散、白术散方中"风药散郁火"之影响而创制的。因此，李东垣的脾胃学说亦是受到了钱氏的影响。虽然钱氏从小儿的病因特点出发，提出注重调益脾胃；而李东垣从成人劳倦饥饱着眼，善于升发脾胃之气。两人虽各有所据，但也不难看出其中的相互联系。以后明代儿科医家万全提出的"小儿脾常不足"等论点，也是与钱氏的学术思想一脉相承。明代万全在遵守钱氏的五脏证治法则的同时，对于脾胃病又有所阐发。他认为小儿乳食不调，易饥易饱，"饱则伤胃，饥则伤脾；热则伤胃，寒则伤脾。""故小儿之病，胃病最多。""若五脏有病，或补或泻，慎勿犯其胃气。"并提出具体的调治之法："脾热者，泻黄散；胃热者，人参白虎汤；脾胃寒者，理中汤丸；脾胃虚者，异功散、调元汤、人参白术散、养脾丸；伤食者，消积丸、保和丸；宿食成积者，枳术大黄丸；湿胜者，胃苓丸；欲成疳者，肥儿丸；已成疳者，集圣丸。""若小儿少食而易饱"，"胃之不受，脾之不能消，宜运脾之阳，养胃之阴"，用钱氏异功散合小建中汤主之。万全赞赏钱氏"吐泻久则生风"、"饮食伤则成疳"、"诸疳皆脾胃病"的观点，丰富了钱氏小儿脾胃学说的内容。

三、辨治特点

1. 论治疮疹的经验 钱氏所论的疮疹，其症状包括水疱、脓疱、斑、疹等。从描写的症状看，类似后世所称的麻疹、天花、水痘、烂喉丹痧及其他发疹性传染病。

钱氏首先指出疮疹的病因多系"外感天行，内蕴热毒"而成，并详细记述了病初症状为"面燥腮赤，目胞亦赤，呵欠顿闷，乍凉乍热，咳嗽嚏喷，手足梢冷，夜卧惊悸多睡"等等。钱氏对疮疹的辨证是以五脏分证立论的，不论是初起时的证候或是痘、疹发出后的见证都是这样。如把呵欠顿闷归属于肺；时发惊悸归属于心；乍凉乍热，手足冷归属于脾；面目腮颊赤，嗽嚏归属于肺。水疱归属于肝，脓疱归属于肺，斑归属于心，疹归属于脾，疹痘黑陷归属于肾。钱氏细致观察了预后表现，指出："疮疹属阳，出则为顺。"但若一发便出者必重，出稀者轻。里外微红者轻，外黑里赤者微重，外白里黑者大重也。若疹青干紫陷、患儿昏睡、汗出不止，烦躁热渴、腹胀啼喘、大小便不通，或米谷及泻乳不消化等等，都是逆证；如疹黑陷至臀部、耳朵反发热，也是逆证。这些经验至今仍有参考价值。

钱氏认为其治疗原则当"温凉药治之"，"不可妄下及妄攻"，"宜解毒"。目的是使邪毒能从外疏散，从里清解，而不致于内陷。代表方药，用紫草散开泄散风，清解热毒。若疹出不快，热盛昏睡可用抱龙丸治之；若疮疹黑陷以百祥丸、牛李膏下之；若出现吐血衄血，则可用生犀磨汁服之；疮疹病后阴虚津伤，余焰未尽，上攻口齿，用五福化毒丹；疮疹入眼成翳，轻则可用羊肝散，重则蝉蜕散。并提出护理小儿，不可令饥及受风冷，乳母亦当忌口，这样外不致复感新邪，内不致损伤脾胃，病期就会顺利度过。

2. 论治惊风的经验　北宋以前，惊风统属于痫证门，合称为"惊痫"。《太平圣惠方》首将惊风分为急惊、慢惊。钱乙亦以急慢分论，但在病因、病机、治疗上则有更进一步的论述。

关于惊厥的原因，《诸病源候论》认为是风、惊、食三种。钱氏指出："急惊风"病属心肝"热盛生风"。或由外感热邪，或素蕴痰热，或伤食积滞，或惊恐引起。他说："小儿急惊者，本因热生于心，身热面赤引饮，口中气热，大小便黄赤，剧则搐也。盖热甚则风生，风属肝，此阳胜阴虚也。""小儿热痰客于心胃，因闻声非常，则动而惊搐矣。""若热极，虽不闻声及惊，亦自发搐。"而"慢惊风"多因"病后或吐泻，脾胃虚损"而生风，表现为"遍身冷，口鼻气出亦冷，手足时瘈疭昏睡，睡露睛"。在此，钱氏将急惊风的病理归为痰热客于心胃，阳盛而阴虚。慢惊风的病理归为脾虚无阳。故前者证型为"无阴"，后者证型为"无阳"。

由于急慢惊是两种不同的病证，所以治法迥别。钱氏指出："凡急慢惊阴阳异证，切宜辨而治之"，"世间俗方多不分别，误小儿甚多"。治疗上，急惊风以"急惊合凉泻法"。主要用泻青丸泻肝热；泻心汤、导赤散泻心火；利惊丸利下痰热；抱龙丸镇惊开窍；地黄丸补肝肾之阴。诸方皆成治小儿热病神昏惊厥实证之效方。慢惊风以"慢惊风温补"法，缘其大多续发于重病或久病之后，所以因病而异，对症下药，如用瓜蒌汤、宣风散、钩藤饮子、羌活膏等解毒生津，豁痰开窍，祛风镇惊以治标；使君子丸、益黄散、白术散、调中丸等温补脾胃以治本。

3. 论治疳证的经验　疳证是小儿慢性消化不良和营养失调所造成的证候群的总称。钱氏之前的医学文献，如《诸病源候论》仅记"疳湿疮"，《千金方》指的是局部的疳证，如走马疳等，和儿科的关系不是很密切，而且失之过简。《颅囟经》记小儿肝、骨、肺、筋、血、心、脾、肉脊等疳。《太平圣惠方》记有近 20 种疳，但失之繁琐。至钱氏，提出应以肝、心、肺、脾、肾、筋、骨疳论治，最为简明扼要。

在病因方面，钱氏认为"疳皆脾胃病，亡津液之所作也。因大病或吐泻后，以药吐下，致脾胃虚弱，亡津液"。其症状多样，包括体黄瘦、皮肤干燥、身上或头面疮疥、甚至不易结痂、目肿、目涩或白膜遮睛、下泻青白黄沫，甚或泄血、发鬓呈穗状、头大项细、腹大、口渴饮水、喜食泥土、气喘、身热、喜卧冷地等。

钱氏治疗疳证，首先根据"脾胃亡津"病机，提出："初病津液少者，当生胃中津液，白术散，惟多则妙。"具体再分别冷热肥瘦，"其初病者为肥、热疳，久病者为瘦、冷疳"。冷疳，疳症在于内，目肿腹胀，利色无常，或沫青白，渐瘦弱，木香丸主之。如为热疳，疳症见于外，鼻下赤烂，目燥，鼻头上有疮，不着痂，渐绕耳生疮。治鼻疮烂，用兰香散、胡黄连丸；若为冷热疳，如圣丸；兼有虫积者，又随证运用杀虫、磨积之剂，如安虫散、胡黄连麝香丸、大胡黄连丸、大芦荟丸等。至于五脏诸疳，钱氏又指出："诸疳皆依本脏补其母，及与治疳药。"如脾疳当补脾，益黄散主之；肺疳，当补脾肺，益黄散主之；肝疳当补肝，地黄丸主之；心疳，当补心，安神丸主之；肾疳，当补肾，地黄丸主之；骨疳，当补肾，地黄丸主之；筋疳，当补肝，地黄丸主之。

除惊、疳证外，如小儿内伤的龟背、龟胸、行迟、语迟、肾怯、失音、解颅等病证，均以"肾主虚"立论，从补益肝肾调治，主以地黄丸，还有羚羊角丸，亦颇有新见。

4. 论治吐泻的经验　小儿脾胃薄弱，无论内伤乳食，感受外邪或脾肾虚寒等因素，均易引起吐泻。本病四季皆有发生，但以夏秋为多见。

钱氏论治小儿夏秋吐泻，十分注意气候的变化对脾胃的影响，用药之寒热温凉随气候的变化而有所权变；又从食乳、呕哕、大便颜色等消化情况，以及口渴、身热等全身情况来辨别脏腑的寒热虚实程度；治疗上寒热并用，补泻兼施。如"广亲宫七太尉，七岁，吐泻。是时七月，其症全不食而昏睡，睡觉而闷乱哽气，干哕，大便或有或无，不渴"。钱氏认为此时脏腑三分热七分冷，病属热少寒多之症。辨为脾虚中寒，故"先补脾后退热，与使君子丸补脾，退热石膏汤"。次日又用生姜水调水银、硫黄二物之下。泻止之后，又留温胃养脾药而使之康复。钱氏用药丝丝入扣，审慎毫厘，于此可见一斑。

冬春伤风吐泻多因小儿腠理不密，脏腑嫩弱，风寒湿热乘虚而入，客于肠胃而成。实为表里同病之意，治当分清表里先后。若虚寒吐泻，身凉不热，上则吐沫，下则泄利青白，不渴，睡露睛，先用益黄散补脾，调气止泻，待脾阳复后再用大青膏发散之。若伤风兼胃虚热渴吐泻，身热，多睡，吐泻频作，饮水不止，先用白术散频服至足，以益胃生津，待泻止津复，脾健气实，再进发表之剂。若外感风邪，里有虚寒，症见身温，乍凉乍热，睡多气粗，咳嗽顿闷等表证，以及呕吐腹泻黄白色，乳食不消等内证，宜先服发散药，后用益黄散收功。

四、组方规律与用药特色

由于钱氏平生刻意方药，因此其对儿科方剂学的贡献是非常突出的。钱乙制方遣药的特点是处处注意到五脏的虚实寒热；在祛邪务尽的原则下，处方力求攻不伤正，补不滞邪，或消补兼施，或寒热并投，并从柔润方面下了很大功夫，以扭转当时医界滥用香燥药物的偏向。

（一）化裁古方

钱氏善于化裁古方为儿科所用。在化裁时注意到小儿生理病理特点。例如异功散系六君子汤去半夏而成，以收补而不滞、温而不燥之功。由于小儿脾常不足，易为虚实，津液易伤，因此尤宜于儿科。又如大黄丸和三黄丸二方系从《伤寒论》大黄黄连泻心汤脱化而来。大黄丸仅用大黄、黄芩二味，且大黄用量减半，意在既能泻阳明之实热，更可清金而制木，至于剂型改以炼蜜为丸，服法用蜜水送下者，乃取其"丸者缓也"，蜜以润之之意，使该方泻下之力既微且缓，而清热之功又可充分发挥。故以此方治疗小儿肺胃有热，肝风欲动，里实而有下证者，甚为合拍。三黄丸药味虽与仲景原方无别，但在药量与剂型上略有变更。方中重用黄芩，用量为其他各药的五倍，目的在于着重清泄三焦实热，而非专事攻下。剂型用面糊为丸，服法以米饮送下，亦全在顾护胃气、制约苦寒，从微从缓，清泻而不伤正的目的。此方李东垣曾用于治疗小儿、男妇三焦积热，目赤肿痛，口舌生疮，烦躁便秘以及五脏俱热之痈疖、痔疮、肛裂诸病，颇有心得，而被收入《脾胃论》一书。

灵活变通是钱氏化裁古方的又一特色。如古制香连丸用黄连苦降以清热，木香芳烈以行滞，本是治热痢之方，钱氏在此方中加豆蔻温涩止泻，名豆蔻香连丸；加诃子肉苦温涩肠，名小香连丸；加白附子祛寒，名白附子香连丸；

加豆蔻仁、诃子肉、没石子，名没石子丸。上述五方虽然同治小儿腹痛泻利诸症，但寒热通涩之性已有变化。此外，钱氏还将香连丸中去木香，加陈皮，名橘连丸，以治小儿疳瘦，变清热理气之方为消食和气、清火治疳之剂。可见其斟酌通变、动契精微之概。

（二）创制新方

钱氏不但善于化裁古方，而且勇于创制新方。在创制新方时，能注意到脏腑功能的恢复以及相互间的整体关系。如泻白散除用桑白皮泻肺化痰、降逆平喘之外，又用地骨皮滋阴退热，甘草、粳米益胃和中。此方泻实顾虚，泻肺顾脾，因此李时珍称为"泻肺诸方之准绳"。又如益黄散用青皮、陈皮、木香理气燥湿，芳香化浊，另有诃子涩肠、甘草守中，虽不用一味正补之药，而方名却曰补脾，可见立方之奥。再如白术散，方中药物主以四君，健脾益气而补中，又因脾喜燥恶湿，故加藿香以化湿；脾以升为健，故加葛根以升清；脾贵运而不贵滞，故加木香以畅中。如此配合，静中有动，升降相因，用治渴泻、疳疾，实为良剂。近世多用此方治疗婴幼儿腹泻，其效甚佳。其他如阿胶散，既用阿胶养阴补肺，又用马兜铃、牛蒡子开肺利咽，杏仁降肺止咳；既从肺之本脏施治，又用甘草、糯米护脾胃以养肺金。如此相合，则补肺之中兼以补脾，滋阴之中兼以宣肃，故为后世治疗肺损久嗽属于阴虚气郁证者之常用方剂。

（三）用药务求柔润

小儿稚阴未充，体属纯阳，在疾病过程中，常呈阴虚阳亢，而表现为阳热证候。因此，治疗小儿疾病，应时时以顾护阴液为要。钱氏力救唐宋以来滥用温燥之品的时弊，用药讲究柔润，轻清灵动，扶助脾胃生生之气。如著名的地黄丸，在金匮肾气丸的基础上减去桂、附之温燥，而存六味之柔润，使温阳之剂而为养阴之方，适合小儿阴常不足，无烦益火之特点。地黄丸对历代医家很有启发，如朱丹溪的滋阴大补丸，是在地黄丸和还少丹之中加减而成的。李东垣的益阴肾气丸，王海藏的都气丸、泻肾丸都是地黄丸的类方。嗣后，明代的薛己承用此方，称其为直补真阴之圣药，赵养葵极力推崇本方，作为补养命门真水之专剂，故有人认为钱氏开辟了后世滋阴大法。其余如泻白散、导赤散等，皆以甘寒柔养之品组方。盖泻白、导赤二方，均为清热泻火之剂，其所以不用苦寒之芩连者，是因为芩连易于化燥伤阴。再如治小儿气血虚弱夜啼的当归汤，治小儿肺阴虚损的阿胶散，则又以柔润而不滋腻呆胃为其特点。钱氏使用柔润药物之精纯手法，举不胜举。

（四）力戒呆补峻补

小儿"脏腑柔弱，易虚易实"。不但在感邪患病后，邪气易实，正气易虚，而且用药不慎，也易导致虚实之变。钱氏据此特点，在祛邪务尽的原则下，为求攻不伤正，补不滞邪，或消补兼施，以通为补，力戒蛮补妄攻。例如小儿肺虚，唇色白，气粗喘促，理当补肺阴，然肺为娇脏，尤不宜呆补，故以阿胶养阴补肺，粳米、甘草培土生金，而用马兜铃、牛蒡子化痰宣肺，方名阿胶散，是补中有泻，泻中寓补的典范。诚如《小儿药证直诀笺正》所曰："钱氏制阿胶散，专补肺阴，而用兜铃、牛蒡开宣肺气，俾不壅塞，是其立法之灵通活泼处，与呆笨蛮补者不同。"又如上述地黄丸，更以三补三泻为制方之楷模。钱氏还明确指出："小儿脏腑柔弱，不可痛击。"观其所创制的祛邪诸方，从不单纯攻邪，而常于祛邪方中佐以扶正之品，如败毒散，本为治疗外感风寒表证而制，方中以羌活、独活、柴胡、前胡等以散邪祛湿，尤妙在大队表散药中，加一味人参以扶正气，盖小儿易虚故也，正气一足则邪随汗出，病可痊愈。此方补中兼散，邪气不致于滞留；散中带补，元气不致耗散。其药物配伍，颇有理法，用于小儿外感表证，甚为合拍，迄今仍为扶正解表的代表方。余如上述导赤散用生地，泻白散之用粳米、甘草，皆有泻中兼补之义。

（五）注意升降气机

钱氏以重视脾胃而闻名，处方用药处处顾及脾胃之升降功能。治脾病注重升举清阳，治胃病重视降其逆气。针对小儿胃有虚寒，津液亏耗，中气下陷等证，钱氏创制了白术散。盖脾胃虚弱，当健脾补中，但脾虚吐泻频发，乃中阳下陷之征，若仅以四君健脾，难以取效，故加葛根升举清阳，藿香、木香悦脾，振奋脾胃气机，从而使下陷之脾阳得升，中气得复，则诸证可愈。治疗胃虚有热、面赤呕吐等证，创制了藿香散，方中以麦冬、甘草滋养胃阴而清热，半夏降逆而止呕；重用藿香芳香化浊以振中州之气滞。此与白术散，一升一降，前方重脾，后方重胃。

（六）用药精专

钱氏本着《素问·标本病传论》："谨察间甚，以意调之，间者并行，甚者独行"的原则，对于那些病势危急，邪实热盛之症，更立精专之剂。如泻心汤用一味黄连苦寒直折心火；大黄丸用大黄、黄芩清泻中焦邪热；玉露散用寒水石、石膏、甘草清泻胃火；白饼子用滑石、轻粉、半夏、南星、巴豆攻下食积痰湿；抱龙丸用天竺黄、胆星清热化痰，雄黄祛痰解毒，麝香、辰砂芳香开窍而安心神，以治小儿痰热内壅而致急惊实证等。这些方剂又都具有力专功宏的特点，可谓医不执方，合宜而用。

钱氏遣药，还继承了唐宋时期善用金石重坠、介类及香窜走泄药品的特点。如水银、轻粉、辰砂、雄黄、冰片、麝香、牛黄、珍珠、硼砂等，具有解毒清热、豁痰镇惊、芳香开窍作用，用之力专功宏。白饼子丸、抱龙丸、至宝丹、紫雪丹，以及诸多惊疳方剂中皆有所配伍。其中水银、轻粉毒性猛烈，后阎氏提出："治小儿惊风痰热坚癖，能不用水银、轻粉为佳，如不得已用之，仅去疾即止。盖肠胃易伤，亦损口齿。"又龙脑（冰片）芳香辛凉开窍，提出："治慢惊药，宜去龙脑"，颇有见地。

（七）剂型多变

在剂型方面，钱氏以丸、散、膏为主。所传135方中，其中丸剂71首，散剂45首，膏剂6首，外用方7首，汤剂6首，其中丸药多以蜜或糯米粉、白米粉等益胃之品作赋形佐料，制成小型、微型剂，适合儿科给药特点。可以事先制备，便于及时应用，易为小儿所接受和脾胃吸收。

总之，钱氏之方由于理法严谨，配伍精当，除后世历代儿科医家沿用外，如《幼幼新书》、《小儿卫生总微论方》、《保婴撮要》、《婴童百问》、《幼科指南》、《幼幼集成》等均采录钱氏之方，其他如张元素的《医学启源·主治心法》几乎照本全录钱氏的五脏辨证用方，李东垣《脾胃论》、刘完素《宣明论方》、陈无择《三因极一病证方论》、严用和《济生方》等方书，均受其影响，他开创了方剂史上由博返约的新局面。及今而言，许多流行的方剂专书中，都收有钱氏之方，且为临床医生所习用。诚如薛己所说："钱乙之法可以日用，钱氏之方可以时省。"可见，钱氏学术思想对后世的影响，实超出了儿科学的范围。

中篇
屡试屡效方

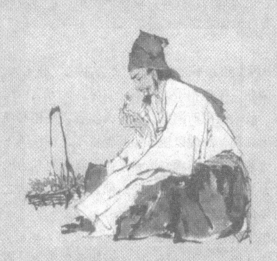

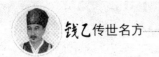

<h1>泻青丸</h1>

【来源】源于宋·钱乙《小儿药证直诀·卷下·诸方》。

【组成】当归_{去芦头切焙秤} 龙脑_{焙秤} 川芎 山栀子仁 川大黄_{湿纸裹煨} 羌活 防风_{去芦头切焙秤}

【用法】上药等份为末，炼蜜和丸，鸡头大。每服半丸至一丸，煎竹叶汤同砂糖温水化下。

【功用】泻肝胆火。

【主治】肝热搐搦，热盛抽搐。

【方解】本方证乃肝经郁火所致，故治当清肝泻火。方中龙胆草大苦大寒，归经于肝，直泻肝火，用为君药；大黄、栀子助龙胆草泻肝胆实火，导热下行，从二便分消，用为臣药。肝火郁结，木失条达，羌活、防风取其辛散，符合《素问·脏气法时论》："肝欲散，急食辛以散之"之意，且羌、防能祛风邪，散肝火，能畅遂肝木条达上升之性，乃"火郁发之"之意；淡竹叶清热除烦，引热从小便而出；当归、川芎养肝血以防火热伤及肝血，使泻肝而不致伤肝，俱为佐药；蜂蜜、砂糖调和诸药，同为使药。诸药合用，共奏清肝泻火，养肝散郁之效。

【方论】

吴昆："中风发热，不能安卧者，此方主之。肝主风，少阳胆则其府也。少阳之经行乎两胁，风热相干，故不能安卧。此方名曰泻青，泻肝胆也。龙胆草味苦而厚，故入厥阴而泻肝；少阳火实者，头角必痛，故佐以川芎；少阳火郁者，必生烦躁，故佐以栀子；肝者将军之官，风淫火炽，势不容易以治，故又夺以大黄。用当归者，培养乎血，而不使其为风热所燥也。复用乎羌活、防风者，二物皆升散之品，此火郁发之、木郁达之之意。乃上下分消其风热，皆所以泻之也。"（《医方考》卷一）

汪昂："此足厥阴、少阳药也。肝者将军之官，风淫火炽，不易平也。龙胆草、大黄苦寒味厚，沉阴下行，直入厥阴而散泻之，所以抑其怒而折之使下也。羌活气雄，防风善散，故能搜肝风而散肝火，所以从其性而升之于上也。少阳火郁多烦躁，栀子能散三焦郁火，而使邪热从小便下行。少阳火实多头痛目赤，川芎能上行头目而逐风邪。且川芎、当归乃血分之药，能养肝血而润肝燥，又皆血中气药，辛能散而温能和，兼以培之也。一泻、一散、一补，同为平肝之剂，故曰泻青。惟肝常有余，散之即所以补之，以木喜条达故也。"（《医方集解·泻火之剂》）

吴谦： "龙胆草直入肝经，以泻其火，佐栀子、大黄，使其所泻之火，从大小便而出，是治火之标也。肝主风，风能生火，治肝不治风，非其治也，故用羌活、防风散肝之风，即所以散肝之火，是治火之本也。肝之情欲散，故用川芎之辛以散之；肝之质喜滋，故用当归之濡以润之，是于泻肝之中，寓有养肝之意。泻肝者，泻肝之病也；养肝者，悦肝之神也。"（《医宗金鉴·删补名医方论》卷四）

【临床应用】

1. 惊风 罗田令治朱女，未周岁，病惊风。万（指万蜜斋）用泻青丸，服之而搐转甚，盖喉间有痰，药末颇粗，为顽痰裹住，黏滞不行之故。乃煎作汤，用薄棉纸滤去滓，一服而愈。（《续名医类案》卷二十九）

按语 肝经热甚，发为惊风，投泻青丸，理当奏效，然"服之而搐转甚"。罗氏认为系剂型不当所致，乃改为煎剂，一服而愈。说明临症用方，不仅要审证准确，而且要灵活运用方剂的剂型。

2. 发热 万密斋治黄学仪子，病热不退，其父治之已八日不效。全叩之，曰：日夜发热，小便赤，大便难；再叩药，曰：先与胃苓丸，今与镇惊丸。全曰：不效宜矣。其父曰：汝能已此病乎？全对曰：此名风热，乃肝病，宜用泻青丸，热即退矣。黄氏相招，即令全往如法治之，五日而愈。（《续名医类案》卷二十九）

按语 本案发热即属肝经风热，用胃苓丸、镇惊丸，药证不合，自当无效。泻青丸清疏肝经风热，故能治之而愈。

3. 不寐 某女，23岁。不寐已5月，入夜心烦躁扰，精神亢奋，寐则多梦，尽是恼怒之事，白昼头胀目赤，大便3～5日1行，禀性急躁易怒，不能自制。迭服中西安神之药不效。舌质红，边有唾液泡沫，脉关上滑大。证属肝火扰动，魂失所归。治宜清肝泻火，安神定志。方用龙胆草、制大黄、川芎、防风、羌活、木通各6g，炒栀子、当归、枸杞子、钩藤（后下）各9g，地骨皮12g，珍珠母15g。3剂后夜已入寐，惟多梦易惊，前方增养血柔肝之品，调治而愈。[钭定国.谷振声运用泻青丸的经验介绍.浙江中医杂志，1983，6：

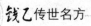
275]

按语 本例不寐因肝火扰动，神不得安，魂不得归而致。故方用泻青丸清肝泻火，加木通导火从小便而出，珍珠母、钩藤安神定志，枸杞子养血柔肝，地骨皮清金制木。药证合拍，效如桴鼓。

4. 带状疱疹 某男，50岁。患者10天前因旅途劳累，出汗受风后感右侧胸胁肌肤针刺样疼痛，继之发红色丘疹，丘疹外围很快发展成黄豆大小水疱。经外科诊断为带状疱疹，住院治疗，经肌内注射聚肌胞、维生素 B$_{12}$针，口服病毒灵、维生素 B 和维生素 C 片等药无效。后邀中医会诊，诊见：右胸胁皮肤有 17cm×9cm 黄豆般大小水疱群，疱疹基底呈红色，排列成带束状，疼痛如针刺，时有呻吟，伴夜卧不安，口干不欲饮，小便黄，舌苔黄腻，脉滑数。证属肝经湿热，浸淫肌肤，外感风毒之邪，内外合邪，损伤营血。治宜清泻肝胆湿热，泻火解毒，祛风除湿，活血止痛。方用泻青丸加味：当归、川芎、羌活、防风各9g，龙胆草、栀子、重楼各15g，土茯苓30g，大黄、甘草各6g。并忌食辛辣、鱼腥之物，服药3剂后疹见结痂，但仍感疼痛，再用原方又进8剂，诸恙悉除。[杨景山.加味泻青丸治疗带状疱疹.新中医，1995，6：49]

按语 此证系心肝火盛，湿热内蕴，外感风毒之邪，内外合邪，浸淫肌肤，损伤营血所致。方用龙胆草、土茯苓清利湿热；羌活、防风疏风散邪；栀子、大黄、重楼、甘草清热泻火解毒；当归、川芎活血止痛。诸药合用，切中病机，故收佳效。

5. 小儿发热 小儿发热指以体温异常升高为表现的临床常见的症状。小儿吃奶、哭闹、运动后的体温上升不属此范畴。临床依体温高低分为：低热＜38℃，中热38℃～39℃，高热39℃～40℃，极热＞41℃。中医治疗小儿发热主要根据不同的发热原因，进行辨证施治。中医多分为外感风热型、外感风寒型、暑湿外感型、湿热留滞型、气分热盛型、热入营血型、阴虚发热型、食积化热型。曾桂芳报道：应用泻青丸治疗小儿发热62例。其中男36例，女26例；年龄最小9个月，最大17岁（1例）；病程最短半天，最长7天。结果：62例中，1天半以内退热者占73.1%。处方：羌活3～6g，川芎3～6g，防风3～6g，大黄4～6g，栀子10～12g，龙胆草10g。加减：若扁桃体肿大者，加蚤休或青黛。水煎，凉服，每2小时服1次，大便通，每日2～3次后即可停服。[曾桂芳.泻青丸治疗小儿发热62例.四川中医，1987，(7)：47]

6. 高血压 高血压病属于中医学的"眩晕"、"头痛"范畴。本病主要由情志失调、劳伤虚损、饮食不节等引起阴阳平衡失调所致。本病本虚标实，上盛下虚，虚实错杂。本虚不外肝、脾、肾，标实不外痰、火、风。本病初、中期多表现为头晕目眩、头痛头胀等，以阴虚阳亢最为常见。若病情进一步发展，肝阳化风，肝风入络，可见四肢麻木、口眼㖞斜，肝阳暴张，阳化风动，血随气逆，挟痰挟火，蒙蔽清窍，而发生中风昏仆。中医多分为肝火上炎型、阴虚阳亢型、肝风内动型、肝肾阴虚型、痰浊内蕴型。赵秀琴等报道：应用泻青丸治疗高血压病 64 例，中医辨证全部为肝火上炎型。使用泻青丸加减治疗，结果 I 期高血压病总有效率 100%，II 期高血压病总有效率 69.2%。处方：当归 20g，川芎 15g，栀子 15g，大黄 7.5g，羌活 15g，防风 10g，龙胆草 20g。每日 1 剂，水煎分 2 次服。加减：兼见心悸气短、胸闷、心前区疼痛者，加龙骨、牡蛎、黄连、黄芩、党参、郁金、元胡、蒲黄、灵芝、三七；兼见肢体麻木活动受限者，加桑枝、钩藤、地龙、蝉蜕、天麻、僵蚕、全蝎、蜈蚣、鸡血藤；兼见尿频腰痛者，加山茱萸、益智仁、芡实、桑螵蛸、黄柏、桑寄生、杜仲。2 周为 1 个疗程。[赵秀琴. 泻青丸治疗高血压病 64 例临床观察. 黑龙江中医药，1996，(5)：15]

7. 病毒性角膜溃疡　角膜溃疡是由细菌、真菌、病毒或棘阿米巴侵袭所致的角膜组织局部坏死。单纯疱疹病毒是引起病毒性角膜溃疡最常见的病毒。角膜溃疡表现为疼痛、异物感、畏光和流泪，但最初可能很轻微。角膜溃疡开始时为暗淡、灰色、边界清楚的表浅混浊，以后因坏死和化脓而形成凹陷的溃疡，其上覆的角膜上皮缺损，荧光素染色染成绿色。常有明显的角膜周围充血，病程长者血管可自角膜缘长入角膜（角膜新生血管形成）。溃疡可向周围扩展或穿透到深部，前房可出现脓液（前房积脓）。角膜溃疡属于中医学"凝脂翳"的范畴。多因肝胆火炽，火毒之邪蒸灼黑睛，或风热毒邪外袭，搏蒸于风轮而成。葛军民报道：中西医结合治疗病毒性角膜溃疡的患者共 32 例（36 眼）。治疗结果：痊愈（自觉症状消失，充血消退，角膜溃疡愈合，荧光素染色阴性，角膜后壁沉着物消失，丁道征阴性）10 例 11 眼，占 30%；好转（自觉症状及眼部充血明显减退，溃疡显著缩小，荧光素染色少量阳性）19 例 21 眼，占 60%；无效（症状及体征无变化甚至恶化）3 例 4 眼，占 10%。总有效率 90%，痊愈平均天数为 22 天。中医治疗方法：以泻青丸为基本方，随各临床分期而加减。①急性期处方：羌活 10g，龙胆草 10g，当归 10g，赤芍 10g，防风 10g，黄芩 10g，连翘 10g，大青叶 10g。②慢性期处方：羌活 10g，龙胆草 10g，当归 10g，赤芍 10g，川芎 10g，丹参 20g，防风 10g，黄芩 10g，连翘 10g。③瘢痕期处方：羌活 10g，龙胆草 10g，当归 10g，川芎 10g，防风 10g，菊花 10g，蝉蜕 5g，薄荷（后下）5g，柴胡 10g。每日 1 剂，水煎服。西医治疗方法：按常规方法正规治疗，包括局部点利巴韦林眼药水和干扰素眼药水。用 1% 阿托品眼药水进行散瞳治疗，辅以维生素 C 片、维生素 B_2 药物口服。溃疡面较大者，在裂隙灯下，在 1% 地卡因表面麻醉下，溃疡面先用消毒手术刀尖清除坏死的角膜组织，溃疡面较深者，不必一次清除干净，以免角膜穿孔，创口区可用棉签蘸取 2% 碘酊局部烧灼。[葛军民. 中西医结合治疗病毒性角膜溃疡. 现代中西医结合杂志，1999，(8)：1309]

8. 单纯疱疹性角膜炎 刘书勤报道：泻青丸加减治疗本病 50 例，并与西药治疗 30 例进行对照观察。治疗组 50 例共 61 只眼，其中双眼 11 例、单眼 39 例；病程最短 2 天，最长 17 天。诱发因素有明显感冒史 8 例，过度疲劳 6 例，不明原因 36 例。对照组 30 例共 34 只眼，其中双眼 3 例共 6 只眼，单眼 28 例 28 只眼；病程最短 6 天，最长 16 天，平均 8 天。诱发因素：有明显感冒史 5 例，过度疲劳 10 例，不明原因 15 例。治疗组以泻青丸（汤）为主。药用：龙胆草、山栀、连翘、赤芍各 15g，大黄（酒制）、羌活、防风、川芎、木贼各 10g，甘草 6g。对照组以 0.5% 吗啉胍滴眼液，每小时 1 次，球结膜下注射聚肌胞 0.5mg，每日 1 次。2 周为 1 疗程，观察 4 个疗程。结果：治疗组治愈 57 只眼，好转 3 只眼，无效 1 只眼。总有效率 98.36%。治愈时间最短 13 天，最长 47 天，平均 31 天。对照组治愈 22 只眼，好转 8 只眼，无效 4 只眼，有效率为 88.23%。治愈时间最短 11 天，最长 53 天，平均为 33 天。两组总有效率有显著性差异。[刘书勤. 泻青丸治疗单纯疱疹性角膜炎 50 例. 陕西中医，2005，26（5）：481]

9. 鼻窦炎 鼻窦炎是较为常见的疾病，是由病毒、细菌和真菌感染或过敏反应引起的鼻窦的炎症，以上颌窦炎的发病率最高，其次是筛窦炎、额窦炎和蝶窦炎，如所有鼻窦受累则称为全鼻窦炎。本病多由鼻源性细菌感染引起，偶为牙源性或血源性细菌感染。除病原菌的类型和毒力外，全身抵抗力降低、气压改变、鼻窦通气引流阻碍等，在鼻窦炎的发病中亦有重要作用。鼻窦炎属于中医学"鼻渊"、"脑漏"的范畴。本病属实证者系肺经风热、肺失宣肃或肝气郁结、气郁化火，或湿热邪毒、壅滞鼻窍、化腐为脓而病；虚证者系肺气不足、清肃不利，或脾失健运，气血生化不足，邪毒久困而成。临床分为：肺经风热型、胆腑郁热型、脾胃湿热型、肺气虚寒型、脾气虚弱型。钟怡就报道：应用中药泻青丸加味配合西药灭滴灵液外治，治疗鼻窦炎

20 例，全部有效。痊愈（临床症状消失，呼吸通畅，嗅觉灵敏，X 线摄片恢复正常，1 年不复发）15 例，好转（临床症状基本消失）5 例，治疗时间最短 9 天，最长 21 天。处方：龙胆草 10g，栀子 7g，大黄 5g，羌活 7g，防风 10g，当归 10g，川芎 10g，辛夷 10g，苍耳子 10g，白芷 10g，薏苡仁 30g。加减：脾胃不适者，合半夏泻心汤加减，药用：半夏 12g，黄连 5g，生姜 10g，橘皮 10g，莪术 10g，党参 10g，甘草 5g。外治：0.5% 灭滴灵注射液 100ml，每次用注射器抽取 5~6ml，喷注入患者鼻腔内（喷注时患者取后位），每天 4~5 次，7 天为 1 个疗程，治疗 1~3 个疗程。[钟怡就. 泻青丸加灭滴灵治疗鼻窦炎 20 例. 安徽中医临床杂志, 1998, (2)：112]

10. 带状疱疹 带状疱疹属中医学"缠腰火丹"、"蛇丹"、"蛇串疮"等范畴。中医学认为本病因情志内伤，肝经气郁生火以致肝胆火盛，或因脾湿郁久，湿热内蕴，外感毒邪而发病。临床上分为：热盛证、湿盛证。杨景山报道：应用加味泻青丸治疗带状疱疹 10 余例，效果满意。处方：当归 9g，川芎 9g，羌活 9g，防风 9g，龙胆草 15g，栀子 15g，重楼 15g，土茯苓 30g，大黄 6g，甘草 6g。加减：心火盛者，去龙胆草加黄连 10g。剂量可根据病情灵活增减。水煎服，每日 1 剂，分早晚服用。服药期间忌食辛辣、鱼腥、虾蟹之物。[杨景山. 加味泻青丸治疗带状疱疹. 光明中医, 1994, (6)：40]

【现代研究】 王素梅等运用六君子汤与泻青汤合方（健脾止动汤），对小儿多发性抽动症（TS）模型鼠进行治疗，发现健脾止动汤可明显改善 TS 模型鼠的运动行为，降低血浆 DA、DOPAC、HVA、NE，趋向降低纹状体 DA 和增加纹状体 5 - HT，使失衡的单胺类递质恢复常态，从而发挥抗抽动的作用。[王素梅, 岳广欣, 卫利, 等. 健脾止动汤对 TS 模型鼠纹状体和血浆单胺类递质的影响. 第二十七届全国中医儿科学术研讨会暨世界中医药学会联合会第二届中医儿科学术交流论文汇编]

李连萍研究泻青丸的制备及质量控制，处方：龙胆草、青黛、焦栀子、大黄（酒炙）、羌活、防风、川芎。制备：方中各药混合烘干后，粉碎，过 80 目筛，将药粉搅拌均匀，用 117℃ 炼蜜趁热与之混合均匀，每 100g 药加 136~154g 炼蜜，制丸。采用薄层层析法对制剂中青黛、大黄进行鉴别。结果：在薄层色谱中能检验出青黛、大黄。说明泻青丸工艺简单，设计合理，质控方法简便，稳定性好。[李连萍. 泻青丸的制备及质量控制. 天津中医学院学报, 2005, 24 (3)：131 - 132]

【临证提要】 五脏之中，惟肝藏有余，散之即所以补之也，以木喜条达故也。汪昂按："世医多云肝有清无补，不知六味地黄丸、七宝美髯丹等剂皆补肝之药也，人特习而不察耳。"钱氏云："身反折强直不搐，心不受热也，当补肾治肝，补肾地黄丸、治肝泻青丸主之。"故本方大黄、栀子、当归，一泻一散一补，同为平肝之剂，治疗肝火郁热不能安卧，多惊多怒，筋痿不能站立，目赤肿痛之症。本方的配伍特点是：以清泻肝火为主，辅以升散之品，以散郁火，清中有疏，寓升于降，泻火而不凉遏，升散而不助火，更佐以养血之品，可使泻肝不伤肝，相辅相成，故为泻肝之良方。本方与龙胆泻肝汤均有清肝泻火之力，主治肝经实火之证。但龙胆泻肝汤泻火之力较强，而且能清热利湿，用于治疗肝经实火上炎或肝胆湿热下注，为苦寒直折之方；泻青丸泻火之力较弱，但兼能疏散肝经郁火，用于治疗肝经郁火，为火郁发越之剂。本方现代临床常用于治疗：全眼球炎、血管神经性头痛、高血压头痛、带状疱疹、失眠、儿童高热惊厥等辨证属于肝经郁火证者。

本方为钱乙所制，载于《小儿药证直诀》卷下，原治小儿惊风，"肝热搐搦，脉洪实"。后世医家不断扩大本方的应用范围，应用于风热或肝经郁火所产生的病证。例如《素问·病机气宜保命集》以本方治中风自汗昏冒，发热不畏寒，不能安卧，此是风热烦躁；《斑论萃英》记载李东垣治斑后风热之毒上攻，翳膜遮睛，功效显著；《校注妇人良方》用其治疗肝经实火，乳胁作痛，或畏寒发热，大便秘结；《医学入门》用治肝经郁热，两胁因怒作痛；《证治准绳》用治眼目暴发赤肿疼痛以及头风屑；《医方集解·泻火之剂》则以之治疗肝火郁热，不能安卧，多惊多怒，筋痿疼不起，目赤肿痛。现代一般多宗《医方集解》之说，以本方主治肝经郁火证。张山雷认为，本方中川芎、当归、羌活、防风等温升之品，不适宜于内热生风。其实钱乙此方是治肝经郁火，故于龙胆草、山栀、大黄等清泻肝火，药中配入羌活、防风升散之品，与《内经》"火郁发之"之旨相符。此外，本方在用泻肝药的同时，配以当归、川芎养血，则泻肝而又不致伤肝，所以徐大椿称之"为肝火郁伏之专方"。关于本方中龙脑为何物？一说为龙胆草，一说为冰片。现考宋以后方书所载泻青丸，均用龙胆草，惟周澄之本作龙脑。张山雷亦作龙脑解。但从龙脑下有一"焙"字分析，龙胆草为草本植物药，可以焙用；而龙脑为冰片之异名，乃樟树之树脂加工而成，入药可研而不可焙。显而易见，龙脑的"脑"字乃为"胆"字传抄之讹。用本方者，当以龙胆草为宜。

地黄丸

【来源】源于宋·钱乙《小儿药证直诀·卷下·诸方》。

【组成】熟地黄八钱　山萸肉　干山药各四钱　泽泻　牡丹皮　白茯苓去皮各三钱

【用法】上为末，炼蜜丸，如梧子大。空心，温水化下三丸。

【功用】补肾滋阴。

【主治】治肾怯失音，囟开不合，神不足，目中白睛多，面色㿠白。

【方解】方中重用熟地黄，味甘纯阴，主入肾经，长于滋阴补肾，填精益髓，为本方之君药。山茱萸酸温、主入肝经，滋补肝肾，秘涩精气，益肝血以生肾精；山药甘平，主入脾经，"健脾补虚，涩精固肾"（《景岳全书》卷四十九），补后天以充先天，二药同为臣药。君臣相协，不仅滋阴益肾之力相得益彰，而且兼具养肝补脾之效。肾为水脏，肾元虚馁每致水浊内停，故又以泽泻利湿泄浊，并防熟地黄之滋腻恋邪；阴虚阳失所制，故以牡丹皮清泄相火，并制山茱萸之温；茯苓淡渗脾湿，既助泽泻以泄肾浊，又助山药之健运以充养后天之本。三药相合，一则渗湿浊，清虚热，平其偏胜以除由肾虚而生之病理产物；二则制约上述滋补之药的副作用，使补而不滞气，涩而不恋邪，俱为佐药。如此三味补药与三味泻药配伍，且补重于泻，寓泻于补，故补而不碍邪，泻而不伤正，共奏平补肾阴之功。本方配伍特点有二：一是三补三泻，以补为主；二是肝、脾、肾三阴并补，以补肾阴为主。

【方论】

吴昆："肾非独水也，命门之火并焉。肾不虚，则水足以制火，虚则火无所制，而热证生矣，名之曰阴虚火动。河间氏所谓肾虚则热是也。今人足心热，阴股热，腰脊痛，率是此证。老人得之为顺，少年得之为逆，乃咳血之渐也。熟地黄、山茱萸，味厚者也，经曰：味厚为阴中之阴，故能滋少阴，补肾水；泽泻味甘咸寒，甘从湿化，咸从水化，寒从阴化，故能入水脏而泻水中之火；丹皮气寒味苦辛，寒能胜热，苦能入血，辛能生水，故能益少阴，平虚热；山药、茯苓，味甘者也，甘从土化，土能防水，故用之以制水脏之邪，且益脾胃而培万物之母也。"（《医方考》卷三）

赵献可："熟地黄、山茱萸，味厚者也，经曰：味厚为阴中之阴，故能滋少阴、补肾水。泽泻味咸，咸先入肾。地黄、山药、泽泻，皆润物也，肾恶燥，须此润之。此方所补之水，无形之水，物之润者亦无形，故用之。丹皮者，牡丹之根皮也，丹者，南方之火色，牡而非牝，属阳，味苦辛，故入肾而敛阴火，益少阴，平虚热。茯苓味甘而淡者也，甘从土化，土能防水，淡能渗泄，故用之以制水脏之邪，且益脾胃而培万物之母。壮水之主，以镇阳光，即此药也。"（《医贯》卷四）

薛己："此壮水制火之剂。夫人之生，以肾为主。人之病，多由肾虚而致者。此方乃天一生水之剂，无不可用。若肾虚发热作渴，小便淋秘，痰壅失音，咳嗽吐血，头目眩晕，眼花耳聋，咽喉燥痛，口舌疮裂，齿不坚固。腰腿痿软，五脏亏损，自汗盗汗，便血诸血，凡肝经不足之症，尤当用之。盖水能生木故也。此水泛为痰之圣药，血虚发热之神剂。又治肝肾精血不足虚热，不能起床，即八味丸去附子、肉桂。"（《校注妇人良方》卷二十四）

龚居中："六味丸，古人制以统治痰火诸证，又谓已病、未病并宜服之，此盖深得病之奥者也。何则？痰火之作，始于水亏火炽金伤，绝其生化之源乃尔。观方中君地黄，佐山药、山茱萸，使以茯苓、牡丹皮、泽泻者，则主益水、清金、敦土之意可知矣。盖地黄一味，为补肾之专品，益水之主味，孰胜此乎？夫所谓益水者，即所以清金也，惟水足则火自平而金自清，有子令母实之义也；所谓清金者，即所以敦土也，惟金气清肃，则木有所畏，而土自实，有子受母荫之义也。而山药者，则补脾之要品，以脾气实则能运化水谷之精微，输转肾脏而充精气，故有补土益水之功也。而其山茱萸、茯苓、丹皮，皆肾经之药，助地黄之能。其泽泻一味，虽曰接引诸品归肾，然方意实非此也，盖茯苓、泽泻，皆取其泻膀胱之邪。古人用补药，必兼泻邪，邪去则补药得力。一辟一阖，此乃玄妙。后世不知此理，专一于补，所以久服必致偏胜之害，六味之设，何其神哉！经有亢则害、承乃制之论，正此谓也。"（《红炉点雪》卷三）

洪基："肾者，水脏也。水衰则龙雷之火无畏而亢上，故王启玄曰：壮水之主，以制阳光。即经所谓求其属而衰之也。地黄味厚，为阴中之阴，专主补肾填精，故以为君。山茱萸酸味归肝，乙癸同治之义，且肾主闭藏，而酸敛之性正与之宜也；山药味甘归脾，安水之仇，故用二味为臣。丹皮亦入肝，其用主宣通，所以佐茱萸之涩也；茯苓亦入脾，其用主通利，所以佐山药之滞也，且色白属金，能培肺部，又有虚则补母之义。至于泽泻，有三功焉：一曰利小便，以清相火；二曰行地黄之滞，引诸药速达肾经；三曰有补有泻，诸药无喜补增气之虞，故用以为使。此丸为益肾之圣药，而味者薄其功缓。盖用药者有四失也：一则地黄非怀庆则力浅；一则地黄非自制则不熟，且有犯铁之弊；一则疑地黄之滞而减之，则君主弱；一则恶泽泻之渗而减之，则使者微。蹈是四失，而反咎药之无功，毋乃愚乎！"（《摄生秘剖》卷一）

沈香岩："此为补阴之主方，补五脏之阴以纳于肾也。脏阴亏损，以熟地大滋肾阴，壮水之主以为君。用山萸肉之色赤入心，味酸入肝者，从左以纳于肾；山药之色白入肺，味甘入脾者，从右以纳于肾。又用三味通腑者，恐腑气不宣，则气郁生热，以至消烁脏阴，故以泽泻清膀胱，而后肾精不为相火所摇；又以丹皮清血分中热，则主血之心，藏血之肝，俱不为火所烁矣；又以茯苓清气分之热，则饮食之精，由脾输肺以下降者，亦不为火所烁矣。夫然后四脏之真阴无所耗损，得以摄纳精液，归入肾脏，肾受诸脏之精液而藏之矣。从来囫囵看过，未识此方之元妙，至于此极。今将萸肉、山药二味分看，一入心肝，一入肺脾，既极分明，而气味又融洽。将熟地、萸肉、山药三味总看，既能五脏兼入，不致偏倚，又能将诸脏之气，尽行纳入肾脏，以为统摄脏阴之主，而不致两歧。至泽泻、茯苓、丹皮与三补对看，其配合之妙，亦与三补同法。制方妙义，周备如此，非臻于神化者，其孰能之？惟其兼补五脏，故久服无虞偏胜，而为万世不易之祖方也。"（《吴医汇讲》）

柯琴："肾虚不能藏精，坎宫之火无所附而妄行，下无以奉春生之令，上绝肺金之化源。地黄禀甘寒之性，制熟味更厚，是精不足者补之以味也，用以大滋肾阴，填精补髓，壮水之主。以泽泻为使，世或恶其泻肾而去之，不知一阴一阳者，天地之道，一开一阖者，动静之机。精者，属癸，阴水也，静而不走，为肾之体；溺者，属壬，阳水也，动而不居，为肾之用。是以肾主五液，若阴水不守，则真水不足，阳水不流，则邪水逆行，故君地黄以护封蛰之本，即佐泽泻以疏水道之滞也。然肾虚不补其母，不导其上源，亦无以固封蛰之用。山药凉补，以培癸水之上源；茯苓淡渗，以导壬水之上源；加以茱萸之酸温，藉以收少阳之火，以滋厥阴之液；丹皮辛寒，以清少阴之火，还以奉少阳之气也。滋化源，奉生气，天癸居其所矣。壮水制火，特此一端耳。"（《古今名医方论》卷四）

汪昂："此足少阴、厥阴药也。熟地滋阴补肾，生血生精；山茱温肝逐风，涩精秘气；牡丹泻君、相之伏火，凉血退蒸；山药清虚热于肺脾，补脾固肾；茯苓渗脾中湿热，而通肾交心；泽泻泻膀胱水邪，而聪耳明目。六经备治，而功专肾肝；寒燥不偏，而补兼气血。苟能常服，其功未易殚述也。"

（《医方集解·补养之剂》）

王子接："六味者，苦、酸、甘、咸、辛、淡也。《阴阳应象论》曰：精不足者，补之以味。五脏之精，皆赖肾气闭藏，故以地黄名其丸。地黄味苦入肾，固封蛰之本；泽泻味咸入膀胱，开气化之源，二者补少阴、太阳之精也。萸肉味酸入肝，补罢极之劳，丹皮味辛入胆，清中正之气，二者补厥阴、少阳之精也。山药味甘入脾，健消运之机，茯苓味淡入胃，利入出之器，二者补太阴、阳明之精也。足经道远，故制以大；足经在下，故治以偶。钱仲阳以肾气丸裁去桂、附，治小儿纯阳之体，始名六味。后世以六味加桂，名七味；再加附子，名八味，方义昧矣。"（《绛雪园古方选注》卷中）

张秉成："此方大补肝脾肾三脏，真阴不足，精血亏损等证。古人用补，必兼泻邪，邪去则补乃得力。故以熟地之大补肾脏之精血为君，必以泽泻分导肾与膀胱之邪浊为佐；山萸之补肝固精，即以丹皮能清泄厥阴、少阳血分相火者继之；山药养脾阴，茯苓渗脾湿，相和相济，不燥不寒，乃王道之方也。"（《成方便读》卷一）

费伯雄："此方非但治肝肾不足，实三阴并治之剂。有熟地之腻补肾水，即有泽泻之宣泄肾浊以济之；有萸肉之温涩肝经，即有丹皮之清泻肝火以佐之；有山药收摄脾经，即有茯苓之淡渗脾湿以和之。药止六味，而大开大阖，三阴并治，洵补方之正鹄也。"（《医方论》卷一）

【临床应用】

1. 慢惊后不语 东都王氏子，吐泻，诸医药下之，至虚，变慢惊。后又不语，诸医作失音治之。钱曰：既失音，开目而能饮食，又牙不紧，而口不紧也，诸医不能晓。钱以地黄丸补肾，治之半月而能言，一月而痊也。（《小儿药证直诀》卷中）

按语 本案乃慢惊日久，肾阴渐损，肾水不能上润肺金而致失音，予六味地黄丸益肾养阴，滋水生金而痊。

2. 血痢 祠部李宜散，患血痢，胸腹膨胀，大便欲去不去，肢体殊倦。余以为脾气虚弱，不能摄血归源，用补中益气汤加茯苓、半夏，治之渐愈。后因怒，前症复作，左关脉弦浮，按之微弱，此肝气虚不能藏血，用六味丸治之而愈。（《明医杂著》卷二薛己注）

按语 本案因血痢不痊，久而伤脾，复因大怒以致肝虚不能藏血而痢又作，遵"虚则补其母"之训，与六味地黄丸滋水涵木而愈。

3. 慢性肾炎 某女，55岁。水肿、血淋10余载，西医诊断为慢性肾炎、肾性高血压等病。夏至以来，颜面及下肢浮肿又作，腰痛而胀，头晕乏力，面色萎黄，口干少饮，尿少而黄，不思饮食，烦躁失眠。舌红，苔黄厚稍腻，脉细弦数。尿常规：尿蛋白（＋），红细胞＞31/高倍镜，白细胞20～50/高倍镜，透明管型0～1/高倍镜，上皮细胞2～3/高倍镜，黏液（＋）。血压19.9/11.9kPa。证属肝肾阴虚，湿热内蕴。治宜滋补肝肾，清热利湿。方用六味地黄丸20g（分2次吞服）；配合车前草、白茅根各20g，鱼腥草10g，仙鹤草、桑寄生各15g，鲜冬瓜皮50g，水煎服。二诊：服3剂后，小便增多，颜面及下肢浮肿减轻，小便检查：蛋白微量，红细胞0～1/高倍镜，白细胞1～2/高倍镜，上皮细胞2～3/高倍镜。舌苔薄黄。原方再服5剂，浮肿全消，尿常规检查正常。再守原方，加生黄芪10g，服10剂而愈。随访5年未复发。

[许秀平．六味地黄丸临床运用举隅．四川中医，1988，（9）：10]

按语 慢性肾炎病因复杂，临床多以阳虚为主，常规治疗以温阳、健脾、利水为主，滋阴补肾法主要用于久病阳损及阴，阴虚不能敛阳，虚阳上扰所致慢性肾炎。本案患者病情迁延日久，肝肾阴虚之症明显，中医滋阴补肾法加清热利湿之品，虽然疗效较慢，但能治其根本，调整人体阴阳，巩固疗效，使之不易复发。

4. 尿崩症 某男，39岁，农民。半年来因多饮多尿，治疗无效来诊。诊见：面目黧黑，口干唇燥，形体消瘦，每日夜饮水约4～5暖瓶，伴有心悸怔忡，夜不安寐，腰痛，五心烦热。舌质红绛，舌体瘦，苔薄黄，脉弦细数。尿比重低于1.006，余均正常。诊断为尿崩症（消渴），治宜补肾益精，润养肺胃，投六味地黄汤化裁，处方：熟地黄、茯苓、沙参、麦冬、枸杞子各25g，山茱萸、山药、泽泻、龟板各20g，胡黄连10g，3剂，水煎服。二诊：尿量稍减，口渴微解，黄苔已退，脉仍如前。效不更方，前方再进7剂。三诊：药后口干转润，饮水量大减，前方加五倍子9g，天花粉20g，五味子10g，7剂。继而又投3剂，烘干为末，每服10g调服月余，经检查尿比重正常而愈。1年后随访未见复发。[孙云芳．尿崩症治验三则．黑龙江中医药，1988，（1）：30]

按语 肾居下焦，职司开阖，肺司上焦，通调水道，为水之上源。热结阳明，上熏娇脏，肺燥金枯，金水不能相生，有开无阖，关门不固，所以饮一溲一。方选六味地黄汤以固下，加沙参、麦冬以润上，佐胡黄连清解阳明以养脾阴，加龟板、牡蛎以填补肾精，用五倍子、五味子以固津，因而可取速效。

5. 梅尼埃综合征 某女，57 岁。患者于 8 年前因恼怒诱发眩晕，此后每年发作 3～5 次，且发病时间逐渐延长，病情加重，曾在省某医院诊为"梅尼埃综合征"。就诊时已发病 10 日，主要表现为头晕目眩，恶心欲吐，心烦，上肢时有抽动，小便正常。舌红，苔少，脉弦。血压 18.0/10.5kPa。脉症合参，辨为肝气上冲，上扰清窍，给予龙胆泻肝汤 3 剂。药后眩晕减轻，但服 3 剂后眩晕反而加重，且恶心欲吐，肢体时有抽动，脉弦。据证分析，病人身体素弱，有腰痛史数年，时有耳鸣，上肢抽动，为水不涵木，肝阴不足，木气上逆所致，应以治本为主。改用六味地黄汤加味，处方：生地、熟地、茯苓、菊花各 15g，枸杞子 20g，牡丹皮、泽泻、山茱萸、龙胆草各 9g，代赭石、生龙骨、生牡蛎各 20g，日 1 剂，水煎早晚分服，共进 6 剂，诸症皆除。

[孙云芳.尿崩症治验三则.黑龙江中医药，1988，（1）：30]

按语 本例患者肝肾不足，加之平时家务烦劳，性情急躁多怒，更伤肝肾。初服龙胆泻肝汤有效，再服病反加重，是治标反伤其本。故用六味地黄汤，加平肝之菊花、龙胆草、代赭石、生龙骨，肝肾同治，病必豁然。

6. 血管性痴呆 某男，70 岁，2004 年 9 月初诊。近半年来性格改变，行为异常，健忘，行步不稳，神志时明时昧，语言错乱，夜间不能入睡，时有吵闹。小便频，表情淡漠，呆板，舌质红少苔，脉细滑，血压 18.6/10.6kPa。某医院 CT 检查：小脑萎缩，数处腔隙性脑梗死。诊断：脑血管性痴呆，脑萎缩，腔隙性脑梗死。辨证：肾精亏耗，心气虚无以上荣，脑失所养，夹有痰浊瘀血，阻塞不通。治以补肾填精，养心安神，辅以活血化瘀之品。拟方：熟地、牡丹皮、茯苓各 20g，山茱萸 25g，麦冬、五味子、石菖蒲、石斛、桃仁、赤芍各 15g，山药、胆南星各 10g。每日 1 剂，连服 15 天，异常行为明显好转，能安静入睡，对话如常人。尔后改用六味地黄丸剂调理，偶有虚火上浮时，改用知柏地黄丸（原方加黄柏、知母）数日。坚持服用半年，症状明显好转，时有复发者，家人又以本丸治之。[郭兆平.六味地黄丸加减临床运用.中国中医药杂志，2005，3（4）：685]

按语 中医学认为脑与肾直接相关，脑为髓海，脑之功能在脑髓，而髓的化生又根源于肾。肾藏精生髓，为水火之宅，肾中阴阳调和而化生精髓。故治疗当以补肾为首务，其次为心。心主神明为君主之官。《灵枢·邪客》曰："心者，五脏六腑之大主也，精神之所舍也。"心气虚，心血亏耗，神明失舍，故而出现一系列异常状态。故治疗则以补肾填精为主，养心益智为辅，佐以化瘀豁痰。当今社会趋向老龄化，该病发生率明显上升，因此抓住根本治疗，以提高老年人的生存质量至关重要。

7. 再生障碍性贫血 某男，19岁，某大学学生。头晕、心悸、气短、盗汗、体倦乏力。在省级医院检查，确诊为再生障碍性贫血，住院1个多月，病情毫无变化。检查：血红蛋白40g/L，红细胞1.6×10^{12}/L，白细胞1.8×10^9/L，因治疗无效，大学决定该学生休学1年，回家请中医治疗。2003年5月15日来我院门诊就诊，症见：面黄、气短、四肢无力、胃纳差，舌唇淡白无血色，脉细而弱。诊为：元气大衰，血色气虚，以滋补肝肾，养心健脾为主。处方：六味地黄汤合归脾汤加减。即：熟地20g，山茱萸、淮山药、西党参、黄芪各15g，茯苓、枸杞子、菟丝子、龙眼肉、枣仁各12g，白术、当归、龟板、巴戟天各10g，大枣5枚，远志肉、甘草各5g，生姜3片。二诊：服药60剂后，精神体力及面色好转，但检查血常规变化不大。把以上2个方子做成丸药，再服3个月后，复查：血红蛋白90g/L，红细胞3.5×10^{12}/L，白细胞3.4×10^9/L。症状显著好转，在家中能做家务活，精神饮食甚好，2004年2月份回大学复课。但仍继续服丸药，以巩固疗效。[吴拥军. 六味地黄丸临床应用举隅. 贵阳中医学院学报，2006，28（1）：35]

按语 再生障碍性贫血的关键问题，一是由于肾虚，肾为先天之本，肾藏精，主骨生髓，髓可造血，肾虚则髓海不足，故见血虚诸证；二是由于脾虚，脾为后天之本，气血生化之源，因脾虚血无从生化，造成血虚之症。所以本病的主要病变部位应在脾肾，脾与肾相互资生，精与血相互影响，精血同源，精血不足则阴虚，可见本病的主要病机为肾阴亏损，脾气不足。故本病治宜补肾填精用六味地黄丸，益气健脾、补血养心用归脾汤，两方药味虽繁，但可达到脾肾得补，气旺血生，统血归脾之目的。

8. 腰肌劳损 某女，38岁。2年前失慎腰部扭伤，曾经治疗，但腰痛反复，近3个月来腰部酸痛持续，夜重昼轻，转侧加剧，口干咽燥，寐差膝软。舌红苔少，脉细略数。劳损有年，肾亏可见，久病入络，瘀血内阻，治当滋肾为法，佐以活络。处方：熟地黄、山药、茯苓、炒杜仲、炒白术、元胡、炒川断、红花各10g，怀牛膝12g，泽泻、牡丹皮各6g，山茱萸5g。二诊：以此方出入服药20剂，诸症消失。嘱服六味地黄丸6g，1日2次，服2个月随访1年，安然无恙。[洪良琪. 六味地黄汤在伤科中的临床运用. 浙江中医学院学报，1994，（3）：31]

按语 本例腰肌劳损，历时2年。就诊时根据转侧加剧，辨之为瘀血之征；夜重昼轻，舌红，脉细略数，辨证属肾阴不足。因此，投六味地黄丸加活血祛瘀之品，药证相合，疗效满意。

9. 足跟痛 某男，48 岁。2 个月来两足跟疼痛，着地尤剧，局部无红肿灼热，无冻疮之象，时有腰酸，伴有耳鸣，夜寐盗汗。舌红苔薄，脉细数。X 线双足跟摄片未见异常，血常规、血沉均在正常范围。证属肝肾不足，治拟滋养为法。处方：熟地、木瓜、白芍、淮山药、枸杞子、菊花各 10g，山茱萸 9g，泽泻、茯苓、牡丹皮、炒杜仲各 6g，五味子 3g。二诊：7 剂后，盗汗、耳鸣消失，腰酸、两足跟痛减轻。原方去牡丹皮、菊花、五味子，加怀牛膝、狗脊各 10g，又服 7 剂告愈。[周章武. 六味地黄丸在骨伤科的运用举隅. 中医临床与保健, 1992, (3)：39]

按语 足跟痛症多发生于 40～60 岁的中老年人，肾主骨，足少阴肾之经脉起于涌泉，经足跟而上；肝主筋，肝肾皆虚，筋骨失养，不荣则痛。六味地黄汤为调补肝肾之良方，加入白芍、鸡血藤以增强补养肝阴之功，川芎、威灵仙祛风活血，现代研究证明可以治疗骨质增生。初时服汤剂，因为汤剂收效快，易发挥疗效；痛减后改服丸剂，因为丸剂吸收慢、药力持久，以善其后。药中肯綮，证情豁然。

10. 肾结石 某女，34 岁。宿患石淋，经某医院 X 线摄片提示：左肾区有 2 枚枣核大小之结石。诊见：腰痛剧烈，小便如洗肉水样，时有急胀感，余无不适，舌红，苔薄黄，脉细数。尿常规检查：色淡红如洗肉水，蛋白微量，红细胞充满视野/高倍镜，白细胞 2～5/高倍镜。证属肾阴亏损，湿热内蕴。治宜滋肾化石，清热通淋。方用六味地黄丸 20g（分 2 次吞服），加金钱草 30g，冬葵子、补骨脂各 10g，白茅根 12g，仙鹤草 15g，鸡内金 6g（研细末冲服）。二诊：服 5 剂后，腰痛大减，小便急胀已除。尿常规：色黄混浊，蛋白（－），红细胞 4～8/高倍镜，白细胞 0～1/高倍镜。守原方又服 5 剂，腰痛止，小便正常。嘱其再守原方服 10 剂，巩固疗效。随访 4 年，腰痛未发作。[许秀平. 六味地黄丸临床运用举隅. 四川中医, 1988, (9)：10]

按语 《丹溪心法》指出："诸淋所发，皆肾虚而膀胱生热也。"该例虽未见结石排出，但随访多年诸症未作，说明补肾药物有利于结石的消除和排出。

11. 功能性子宫出血 某女，22 岁。阴道流血 22 日。10 岁月经初潮，常有月经先期，或半月一行，经量多，色鲜红，6～10 日干净。本月 8 日开始阴道流血，初量少，1 周后量增多，色鲜红，无血块，经用雌、孕激素及中药治疗，效果不著。诊见：流血量仍多，伴头晕，腰酸，夜难入寐，寐则梦多，形瘦唇红，舌尖红，苔薄白，脉细略数。证属肾阴不足，治宜滋阴益肾，清热止血。以六味地黄汤加味，处方：熟地黄、淮山药各15g，山茱萸、茯苓、牡丹皮、泽泻各6g，当归、白芍、海螵蛸各10g，藕节30g，仙鹤草20g。4剂，日1剂，水煎内服。二诊：阴道流血量渐少，腰痛诸症亦减轻，舌尖红，苔薄黄，脉细略数。药中病机，原方再进3剂。血止症瘥，继予固本复旧，以补肾为主，脾肾并治，用六味地黄汤与异功散交替服用，进药20余剂，观察3个月，病未再发。[卢慧玲．班秀文运用六味地黄汤治妇科病的经验．新中医，1994，(1)：23-24]

按语 《素问·六节藏象论》曰："肾者主蛰，封藏之本。"患者年少禀赋不足，形瘦体弱，阴虚则火动于中，肝肾阴虚，冲任不固，血海失守，而崩漏不止。故授以滋肝补肾，固冲止血之剂收效。以六味地黄汤滋阴益肾，加当归补血活血，补中有行；白芍滋阴敛血，养肝和营；藕节甘涩性平，是"消瘀血，止血妄行之药也"；海螵蛸止血而能化瘀，使血止而不留瘀积之患；仙鹤草收敛止血。药后肾阴得复，虚火渐平，无扰冲任，故出血可止。

12. 小儿多动症 某男，6岁。近年来，患儿除睡眠外，手足总是动而不安，坐卧不宁，后在省某医院诊为"小儿多动症"，用中西药物治疗2个月（药名不详），效果不佳。诊见：患儿体弱，头发稀疏而细黄，性情急躁，夜多汗，大便时干，舌质正常，脉细。证属先天肾精不足，肝木失养。拟用六味地黄汤加味治之，处方：生地、熟地、牡丹皮、茯苓、泽泻、牛膝、山茱萸各9g，生牡蛎、生龙骨各20g，白芍12g，水煎早晚分服，每日1剂。二诊：服10剂后，患儿性情较前温顺，夜汗少，脉细。又服上方25剂，上述症状基本消失。改用六味地黄丸，服药1个月，病愈。[杜玉起．滋水涵木治验三则．山东中医杂志，1992，(6)：42]

按语 小儿多动症，西医学认为系脑功能轻微失调所致。患儿先天禀赋不足，易患感冒，后出现手足多动，显系先天肾水亏乏，脑髓不足，肝木失养所致。故以六味地黄汤滋肾水以涵肝木，又在方中加入生龙骨、生牡蛎平肝，标本兼治，故取良效。

13. 中心性视网膜脉络膜炎 某男，37岁，工人。双眼视力下降，视物变形、变色20余日。视力双眼0.5，眼底视网膜黄斑部水肿、混浊，有黄白色点状渗出，中心凹反光消失。眼干眼胀，口舌干燥，手足心热，舌红少苔，脉细数。证属阴虚火炎，水湿内聚。治拟滋肾阴，利水湿。用六味地黄丸，加地骨皮、鳖甲、车前子、大腹皮。后按原方略为加减，服药3个月余，诸症渐消。黄斑部水肿消退，中船反光明，视力双眼达 1.2。[任征. 六味地黄丸加味调治目疾有良效. 浙江中医杂志, 1985, (4): 163]

按语 本例全身表现为肾阴不足，阴虚火旺；眼底表现为水湿内聚。盖水为至阴，其本在肾，肾虚水无所主而妄行。故治用补肾为主，补中有泻，补泻结合，相辅相成而收功。

14. 齿衄 某女，42 岁。患者近 1 年多来晨起刷牙时，牙龈出血，近 3 个月来自觉牙齿松动，咀嚼无力，在某医院诊断为萎缩性牙周病。经治疗效果不佳。诊见：头晕，耳鸣，腰酸，舌质微红，苔少，脉细数。检查：中切牙与两侧侧切牙疏豁，松动，根露，牙龈溃烂，溃烂边缘红肿。证属肾阴亏损，虚火上炎，拟滋阴补肾，益髓坚齿。处方：生地24g，山药、山茱萸、牡丹皮、茯苓、女贞子各 12g，杜仲、桑寄生各 15g，泽泻 10g。二诊：服药 40 余剂，上述症状全部消失而获痊愈，随访半年未见复发。[戴敏. 六味地黄丸加味治验二则. 湖北中医杂志, 1989, (1): 32]

按语 肾主骨，齿为骨之余，肾虚精亏髓少，齿失濡养，引起骨质的萎软，兼以阴虚火旺，虚火上炎于龈肉，久则牙齿疏豁，动摇，根露。腰为肾之府，肾虚则腰痛，阴虚肾精不能上奉，而头晕耳鸣，故以六味地黄丸加枸杞子、女贞子、杜仲、桑寄生补肾阴，益精髓，强筋骨，终使病获痊愈。

15. 糖尿病 糖尿病多有口渴多饮，善饥多食，多尿等症状，辨证属肾阴虚者颇为常见，可用六味地黄丸治疗。于氏用六味地黄丸治疗肾阴亏虚型糖尿病 48 例，所有病人给药前停用一切药物 3 周，保持原来的糖尿病饮食。第 2 周末测空腹血糖和尿糖指标。第 3 周末再测 1 次，取 2 次平均值作为疗前值，然后给予六味地黄丸。用法：每次服 2 丸（18g），1 日 3 次，10 日为 1 疗程，治疗期间停用其他中西药物。结果：显效 16 例，有效 25 例，无效 7 例，总有效率85.42%。有效病例多数治疗后开始见效，随着病程的延长，疗效可保持稳定。[于英洲，江辉. 六味地黄丸治疗肾阴亏虚型糖尿病48 例. 实用中西医结合杂志, 1995, 8 (10): 601]

钟氏用六味地黄汤加味治疗非胰岛素依赖性糖尿病65 例，基本方：熟地黄 60g，山茱萸、山药各 30g，泽泻、牡丹皮、茯苓各 15g，天花粉40g，石斛 15g，砂仁 10g。口渴症状明显者加芦根 15g；饥饿症状突出者加西洋参 6g，玄参 12g；多尿症状为甚者加五味子 15g，生地黄 30g。水煎服，每日 1 剂，1 个月为 1 疗程。结果：显效 30 例，有效 28 例，无效 7 例，总有效率 89.2%。

[钟磊. 六味地黄汤加味治疗非胰岛素依赖性糖尿病65 例. 湖北中医杂志, 1992, 14 (2):

20]

郎宁等报道：运用六味地黄汤加味治疗 2 型糖尿病 30 例，理想控制 23 例，有效控制 4 例，一般控制 3 例，总有效率 90.0%。处方：山茱萸 15g，山药 15g，泽泻 12g，牡丹皮 12g，生地黄 12g，知母 12g，茯苓 20g，黄芪 40g。加减：肝肾阴虚偏甚，见腰膝酸软、头晕耳鸣者，加枸杞子 15g，桑椹 15g，菊花 12g，并重用山茱萸至 25g；燥热伤津，见口干少津者，加麦冬 15g，沙参 12g，五味子 12g；阴损及阳，导致肾阳虚，见畏寒肢冷、面色苍白、舌质淡、舌体胖大者，加附片 12g，牛膝 12g，肉苁蓉 15g；瘀血阻络，经脉失养，见四肢麻木、头晕等症者，加鸡血藤 30g，益母草 30g，何首乌 20g。每日 1 剂，分早中晚 3 次服，14 天为 1 个疗程，连续 2～3 个疗程。[郎宁. 加味六味地黄丸治疗 2 型糖尿病临床观察. 成都中医药大学学报，2000，(4): 46]

代点云报道：将 2 型糖尿病患者分为 2 组，治疗组 44 例，根据中医辨证属阴虚燥热型 18 例、气阴两虚型 16 例、阴阳俱虚型 10 例，以上 3 型病例初诊均以六味地黄汤为基础方加减，一般服汤药 4 周后，燥热、瘀血、痰饮等标证解除，气虚、血虚、阴虚、阳虚等得以纠正，改服六味地黄丸。对照组 44 例，服用格列本脲每日 5～10mg，临床上根据血糖水平调整剂量，分早、晚 2 次饭后服用或两联用药。结果治疗组 44 例患者中：显效 27 例，占所治患者的 61.4%；有效 17 例，占 38.6%；总有效率 100%，发生并发症 2 例，发生率为 4.5%。对照组 44 例患者中：显效 18 例，占所治患者的 41%；有效 22 例，占 50%；无效 4 例，占 9%；总有效率为 91%，发生并发症 21 例，发生率为 47.7%。2 组比较，$P < 0.05$。[代点云. 六味地黄丸加减治疗 2 型糖尿病临床研究. 医药论坛杂志，2008，29 (18): 85-86]

16. 消渴 周建伟报道：临床实践中，将糖尿病辨证分为上消、中消、下消，以六味地黄汤适当加减，在各型消渴证中灵活运用，收到了良好疗效。消渴的治疗以清热养阴为主，尤以滋养肾阴为本。而六味地黄汤的组方，则着重在补肾滋阴，故为治消渴之良方。其中上消治以补肾滋阴，清热生津止渴。处方：熟地黄 20g，山茱萸 10g，山药 15g，泽泻 10g，牡丹皮 10g，人参 10g，天花粉 15g，麦冬 15g，石膏 10g，知母 10g，每日 1 剂，水煎服。中消治以滋阴清热，清泻胃火。处方：熟地黄 20g，山茱萸 10g，牡丹皮 10g，茯苓 10g，山药 10g，黄连 6g，黄芩 10g，石斛 15g，天花粉 10g，人参 10g，石膏 20g，每日 1 剂，水煎服。下消治以补肾滋阴，佐以温阳化气。处方：人参 10g，熟地黄 20g，山茱萸 10g，牡丹皮 10g，黄芪 20g，肉桂 3g，附片 3g，天花粉 15g，茯苓 10g，泽泻 10g。每日 1 剂，水煎服。应用时随症加减。[周建伟. 六味地黄汤加减治消渴. 湖南中医杂志，1996，(5)：84]

17. 雄激素缺乏综合征 王玺坤报道：为了观察六味地黄汤加减治疗中老年男性部分雄激素缺乏综合征（PADAM）临床疗效及其对睾酮（T）的影响。选择符合研究条件者 138 例，随机分为两组。观察组 76 例，以六味地黄汤加减治疗；对照组 62 例，以十一酸睾酮补充治疗。结果：总有效率观察组为 89.5%，对照组为 77.4%，2 组比较，观察组优于对照组，但差异无显著性意义（$P > 0.05$）。治疗后 2 组 T 值均有不同程度升高，与治疗前比较，差异均有非常显著性意义（$P < 0.01$）；观察组 T 值升高较对照组更为显著（$P < 0.01$）。治疗后 2 组临床症状评分均有不同程度降低，与治疗前比较，差异有显著性或非常显著性意义（$P < 0.05$，$P < 0.01$）；观察组临床症状评分改善较对照组更为显著（$P < 0.01$）。提示：六味地黄汤能提高 PADAM 患者血 T 水平，并能改善患者体能、血管舒缩症状、精神心理，提高性功能等，且不良反应小。[王玺坤. 六味地黄汤加减治疗中老年男性部分雄激素缺乏综合征的临床对照研究. 新中医，2008，40（6）：43 - 44]

18. 高血压 高血压属于中医学"眩晕"、"头痛"等范畴，是由于风、火、痰、瘀、虚引起清窍失养，肝肾不足为本，风、痰、火、瘀等邪气为标，临床上以头晕、眼花为主要症状的一类病证。六味地黄丸适用于肝肾阴虚型眩晕，证见：眩晕久发不已，视力减退，两目干涩，少寐健忘，心烦口干，耳鸣，神疲乏力，腰膝酸软，舌红苔薄，脉弦细。方氏用六味地黄汤加牛膝 10g，肉桂 3 ~ 5g 治疗高血压病 31 例，结果服药 5 ~ 10 剂血压下降至正常，症状消失或明显减轻，总有效率 100%。随访 1 年以上血压未再升高 23 例，1 年内血压升高 8 例。[方伯荣. 引火归源治疗高血压病 31 例. 黑龙江中医药，1987，(1)：40]

柳传鸿等报道：应用六味地黄汤加味治疗高血压 30 例，并设对照组 20 例，采用西药卡托普利、双氢克尿塞治疗。治疗组 30 例中，显效 20 例，有效 7 例，无效 3 例，总有效率为 90%。对照组 20 例中，显效 11 例，有效 4 例，无效 5 例，总有效率 75%。治疗组和对照组疗效有显著性差异（$P < 0.05$）。治疗方法：治疗组病例拟以滋养肝肾，平肝潜阳治疗。处方：熟地黄 25g，山药 30g，山茱萸 20g，菊花 20g，龙骨 20g，茯苓 12g，牡丹皮 15g，钩藤 15g，泽泻 9g，牡蛎 6g。每日 1 剂，水煎服，早晚各服 1 次，1 个月为 1 个疗程，服 1 ~ 2 个疗程。加减：偏肝阳上亢者，加天麻 15g，石决明 10g；偏肝

肾阴虚者，加枸杞子20g，旱莲草12g；偏阴阳两虚者，加阿胶（烊化）10g，肉桂12g。配合西药卡托普利25mg，每日2次，双氢克尿噻12.5mg，每日2次。[柳传鸿.六味地黄汤加味治疗高血压病30例.陕西中医，2002，(8)：696]

师晓华报道：以本方为主治疗1期高血压病。药物组成：熟地黄20g，山药20g，山茱萸10g，茯苓10g，泽泻10g，牡丹皮8g。加减：阴虚火旺甚者加知母、黄柏、玄参、天冬；兼有痰湿阻滞者去熟地黄，加半夏、白术、天麻、竹茹；肠胃燥热者去熟地黄，加生地黄、大黄、火麻仁；瘀血阻窍者加白芷、石菖蒲、地龙、红花、川芎。本组103例，显效74例，随访1年，血压正常；有效22例，随访1年，血压有所波动；无效7例，改用其他办法治疗。总有效率93%。治疗前血压指标：22～18.7/14.7～12kPa，治疗后血压指标：18.5～13.3/12.7～10kPa。[师晓华.六味地黄汤治疗1期高血压103例.甘肃中医，2008，21（3）：26]

陈国庆等报道：六味地黄丸还具备良好的保护靶器官功能，从不同程度上延缓或逆转了老年性高血压患者的肾损害，对老年性高血压患者具有多重性肾保护作用。[陈国庆，赖文妍，陈康，等.六味地黄丸协同卡托普利治疗老年原发性高血压的临床研究.海南医学院学报，2008，14（4）：357－358，360]

张育彬报道：原发性高血压患者服用硝苯地平，30mg/d；治疗组在对照组用药基础上加服六味地黄丸，12g/d。2组在观察期间均未应用其他降压药物，观察时间为4周。治疗后对照组和治疗组的血、尿$\beta2$－微球蛋白（$\beta2$－MG）含量均呈现显著下降（$P < 0.01$），治疗组下降幅度大于对照组，2组之间差异显著（$P < 0.01$）。[张育彬.六味地黄丸对原发性高血压患者$\beta2$－微球蛋白的影响.甘肃中医，2007，20（9）：54－55]

19. 脑血栓 脑梗死，又称脑血栓形成，是供应脑部的动脉系统中的粥样硬化和血栓形成，是动脉管腔狭窄、闭塞，导致急性脑供血不足，所引起局部脑组织坏死，临床上常表现为偏瘫、失语等突然发生的局灶性神经功能缺失。脑梗死主要见于动脉粥样硬化的病人，常在数分钟到数小时、半天达到高峰，不少病人在睡眠中发生。偏瘫时，意识常很清楚；如果起病时有意识不清，要考虑椎－基底动脉系统梗死；大脑半球较大区域梗死、缺血、水肿可影响间脑和上脑干的功能，而在起病后不久出现意识障碍。诊断主要根据临床表现和一般检查，全面地进行分析研究。必要时，应结合一些特殊检查进一步明确诊断。首先选用非损伤性的脑成像检查如CT、MRI等，即可确诊。本病属于中医学"中风"范畴，系脏腑气血阴阳失调，风、火、痰、瘀、虚所致，风火痰瘀属标，气血亏虚，阴虚为本，按病位深浅分为中经络、中脏腑两大类；按病程分期为急性期、恢复期、后遗症期。中年以后，肝肾渐虚，精髓不足，气血运行不畅，凝滞经脉，肢体经脉失养而致本病。用补益肝肾之六味地黄汤体现了中医学"治病求本"之治疗原则，可提高临床治愈率，减少致残率，减轻致残程度。殷昭红报道：应用六味地黄汤加味合复方丹参注射液静脉滴注治疗脑血栓形成急性期60例，基本痊愈22例，显著进步24例，进步11例，无改变3例，总有效率95%。处方：生地黄20g，牡丹皮10g，茯苓20g，山药20g，泽泻10g，山茱萸15g，丹参18g，地龙10g，黄芪30g，川芎10g，赤芍15g，鸡血藤30g。加减：大便秘结者，加大黄6g；失眠多梦者，加珍珠母30g，夜交藤30g；烦躁易怒者，去川芎，加白芍20g，黄芩10g；喉间痰鸣者，加川贝母10g；头痛甚者，加钩藤15g，菊花15g；肢体拘挛者，加木瓜20g。水煎温服，每日1剂。配合复方丹参注射液16ml加入5%葡萄糖注射液500ml中，静脉滴注，每日1次。15天为1个疗程，连续治疗2个疗程。治疗期间，有颅内压高、脑水肿者配合使用脱水剂治疗；血压高者配合使用有效降压药（但不用血管扩张剂），糖尿病者改用生理盐水稀释复方丹参注射液并有效控制血糖，注意补液，纠正水、电解质紊乱，预防感染及对症处理。[殷昭红．六味地黄汤等治疗脑血栓形成急性期疗效观察．辽宁中医杂志，1999，（9）：406]

20. 中风后遗症 脑血管疾病，主要包括缺血性脑血管疾病（脑梗死、脑栓塞）和出血性脑血管疾病（脑出血、蛛网膜下隙出血），发病的病因是多方面的，脑血管疾病急性期采取积极治疗措施，部分病人可以恢复，也有部分病人不能完全恢复正常，而遗留半身不遂、言语不利或失语、中枢性面瘫、大小便失禁等后遗症。本病属于中医学"中风后遗症"，多见于中老年人，肝肾渐亏，后遗症期病多由实转虚，本虚标实而侧重在本虚，尤以肝肾亏虚为主，临床治疗通经活络与滋补肝肾当兼顾。郭丁田应用六味地黄汤加减治疗中风后遗症20例，治愈（临床症状、体征消失，功能恢复正常，观察半年后无复发）6例；好转（临床症状、体征基本消失，但功能活动稍受限）12例；无效（服药期间症状好转，停药后病情同前）2例，总有效率90%。处方：熟地黄24g，山茱萸12g，山药12g，茯苓9g，牡丹皮9g。加减：气虚、半身不遂者，加黄芪、当归尾、地龙；肝肾亏虚者，加杜仲、桑寄生、牛膝、鸡血藤、麦冬；风痰瘀阻者，加天麻、全蝎、胆南星、远志、石菖蒲。水煎2次，取汁300ml，分2次服，每日1剂。若神昏不能服药者，则数次分服，让

其徐徐咽下或鼻饲给药。[郭丁田. 六味地黄汤在中风后遗症中的临床应用. 光明中医, 1998, (5): 28]

21. 心功能不全 段敏报道: 选取 60 例西医心衰诊断标准和中医阴虚血瘀的患者, 每组各 30 例。甲组为临床治疗组, 在抗心衰的基础上加用六味地黄汤加味: 生地 10g, 山茱萸 10g, 山药 10g, 茯苓 12g, 泽泻 10g, 牡丹皮 10g, 赤芍 10g, 白芍 10g, 龙齿 30g, 葛根 12g, 芦根 12g, 天花粉 10g 为基础方, 进行辨证治疗, 疗程均为 3 周; 乙组为临床对照组, 仅行抗心衰基础治疗 (予利尿合剂, 同时予硝酸异山梨酯口服, 必要时加用地高辛), 实行随机平行对照。治疗组治疗后的血液黏度指标: 全血黏度、血浆黏度、红细胞压积、纤维蛋白原均较治疗前有明显降低 ($P < 0.05$), 在统计学上有显著性差异。治疗组治疗后的血液流变学比对照组治疗后的亦有明显降低, 说明滋养肾阴在治疗心衰后期高凝状态, 疗效较佳。[段敏. 六味地黄汤加味治疗心功能不全后期的高凝状态. 内蒙古医学杂志, 2008, 40 (3): 369 – 370]

22. 心律失常 心律失常临床以心悸, 怔忡, 脉结代为主症, 可由心肾不交, 水火失济而致, 可用六味地黄丸滋肾水以济心火。孙氏以六味地黄汤加苦参 (熟地黄 12g, 怀山药 18g, 蒸山茱萸 15g, 茯苓 12g, 建泽泻 6g, 粉丹皮 10g, 苦参片 20g) 治疗病理性室性早搏 12 例, 每日 1 剂, 早晚各服 1 次。结果经心脏听诊, 其中 7 例经心电图复查, 均无室性早搏发现, 且无自觉症状。[孙少曾. 六味地黄汤加苦参治疗病理性室性早搏 12 例. 河南中医, 1987, 7 (3): 24]

23. 血小板减少性紫癜 血小板减少性紫癜是指血循环中血小板减少, 引起皮肤、黏膜出血, 重者内脏亦有出血。本病是较常见的出血性疾病, 临床上分为原发性和继发性两大类。原发性血小板减少性紫癜是血小板减少症中最多见的疾病, 又称自体免疫性血小板减少性紫癜, 可以分为急性型和慢性型: 急性型多见于 2 ~ 8 岁的儿童, 患儿于发病前 1 ~ 3 周常有急性病毒感染史, 起病急骤, 发病时血小板显著减少, 常低于 20×10^9/L; 慢性型多见于成人, 一般以青年和中年妇女多见, 起病较隐袭, 病程往往迁延半年以上, 血小板数常在 30×10^9/L。本病属于中医学"紫斑"、"斑疹"、"虚劳"等范畴。其病因病理为: 火热之邪扰动血脉; 正气虚弱, 血失统摄; 瘀血阻络, 血不循经溢于脉外。临床上阴虚火旺而致的出血可以应用六味地黄汤加减治疗, 若属热迫血溢者, 则非本方所宜。杨光武用六味地黄汤加减治疗血小板减少性紫癜 26 例, 其中治愈 (症状、体征消失, 血小板计数恢复到正常范围, 随访 3 年无复发) 18 例, 好转 (服药期间症状、体征消失, 血小板计数恢复正常，但停药半年后偶有复发，血小板计数略低于正常）7例，无效（服药期间及服药后，症状、体征无明显改善，血小板计数无明显提高）1例。处方：熟地黄30g，山茱萸20g，山药10g，人参10g，三七8g。此为成人用量，小儿酌减。加减：若精神倦怠，疲乏无力，短气懒言者，加黄芪20g；若口咽干燥，舌红少津者，加玄参15g，麦冬15g；若牙龈出血，肌肤瘀斑较多者，三七加至10g，并加仙鹤草20g；若纳食减少，舌苔白腻者，重用山药至30g，并加砂仁6g；若形寒肢冷，舌淡脉沉迟者，加附子6g，巴戟天10g。每日1剂，水煎分2次服，连续服药10天为1个疗程，一般服药1~2个疗程。［杨光武. 六味地黄汤加减治疗血小板减少性紫癜26例小结. 湖南中医杂志，1994，（2）：11］

傅理均等报道：以加味六味地黄丸口服治疗慢性原发性血小板减少性紫癜30例为治疗组，药用：黄芪30g，当归18g，旱莲草、山茱萸、玄参各12g，仙鹤草、生地黄各15g，阿胶、赤芍、牡丹皮、泽泻各10g，甘草6g。水煎服，连服3个月，并随症加减。对照组20例：醋酸泼尼松，每次10~15mg，每天3次，连服3个月。治疗3个月后2组近期疗效，治疗组有效率为90%，对照组为80%。远期疗效为停药后随访2年的疗效，治疗组有效率为86.7%，对照组为65%，治疗组的远期疗效明显优于对照组（$P < 0.05$）。［傅理均，梁伟霞. 加味六味地黄丸治疗慢性原发性血小板减少性紫癜30例. 浙江中医杂志，2008，43（11）：640］

24. 慢性乙型肝炎 乙肝属于中医学"黄疸"、"胁痛"、"肝郁"等范畴。其病理特点为：湿热蕴结，气机阻滞，肝脾不和，肝失疏泄，脾失健运。临床辨证分型主要有：肝气郁结，脾胃湿热型，治疗宜疏肝结郁，清利湿热；肝脾两虚，气机郁滞型，治疗宜益肝健脾，疏肝解郁；肝郁化热，肝阴不足型，治疗宜清热养阴，佐以疏肝；肝脾不和型，治疗宜疏肝解郁，调和肝脾；肝胆湿热型，治疗宜清利湿热；肝郁脾虚型，治疗宜疏肝理气，健脾化湿；肝肾阴虚型，治疗宜滋阴益肾；瘀血阻滞型，治疗宜活血化瘀，健脾疏肝；脾肾阳虚型，治疗宜温补脾肾。六味地黄丸加减适用于有肝肾阴虚表现的病例。葛香芹以六味地黄汤加味治疗肝肾阴虚型慢性乙型肝炎。将50例患者随机分为2组，治疗组30例采用六味地黄汤加味治疗，对照组20例采用复方益肝灵片治疗，2个疗程后观察疗效。结果治疗组总有效率达86.7%，疗效明显优于对照组。提示本方加味治疗肝肾阴虚型慢性乙型肝炎安全有效。［葛香芹. 六味地黄汤加味治疗慢性乙型肝炎50例疗效观察. 华夏医学，2007，20（6）：1229－1230］

25. 便秘 惠铭先报道：所有便秘患者在经大便常规、钡剂肠道造影及结肠镜检查排除器质性病变后，口服双歧杆菌0.5g，早晚各服1次；六味地黄丸1丸（5g），每日2次，餐前温开水送服，均连服1个月。结果42例患者中，显效25例，有效17例。其在用药后2周末、4周末的排便次数与治疗前比较，显示均有明显的统计学意义（$P < 0.05$）。[惠铭先. 丽珠肠乐联用六味地黄丸治疗老年功能性便秘56例疗效观察. 河南职工医学院学报, 2008, 20（2）：168 - 169]

26. 食道上皮细胞重度增生 姜廷良以本方试治食道癌的癌前病变——食道上皮细胞重度增生患者92例，1年后病理脱落细胞复查，癌变仅2例，稳定8例，好转或正常82例。而同期未服药的对照组89例患者中，8个月后癌变11例，稳定23例，好转55例，2组比较差异极为显著（$P < 0.001$）。并对治疗组湖北57例和河北30例患者作了5年以上的随访，癌变率和重增率均明显比对照组低，好转或正常率明显上升，食道黏膜炎性细胞浸润和真菌感染明显减轻，血清极谱较治疗前明显下降。[姜廷良. 六味地黄汤防治肿瘤的实验研究. 中医杂志, 1983, （6）：71]

27. 胃癌 林宝福应用本方（熟地30g，山茱萸、山药各12g，泽泻、茯苓各10g，牡丹皮15g）加川芎、莪术各20g，鸡血藤30g，天冬15g，长期服用，症状改善后亦可改为隔日1剂。治疗Ⅳ期胃癌患者35例，其中男23例，女12例；年龄45~77岁，60岁以上28例；胃窦部16例，胃体部8例，贲门胃底部10例，皮革样胃1例；35例均证实为Ⅳ期胃癌，患者拒绝化疗，单服中药。多数病例坚持服药1~2年。结果：治疗后近期效果明显，大多症状缓解，食欲增加，一般情况改善。症状消失或缓解率达80%，全部病例随访满3年，半年生存率91.4%，1年生存率85.7%，2年生存率48.6%，3年生存率22.8%。[林宝福. 六味地黄汤加减治疗Ⅳ期胃癌35例. 浙江中医学院学报, 1993, 17（6）：13]

28. 肝癌介入术后 王文海将45例原发性肝癌介入术后患者随机分为治疗组、对照组。治疗组肝动脉化疗栓塞（TACE）后服用六味地黄合四君子汤，对照组TACE后服维生素C等。通过观察患者临床总证候、临床症状、生活质量（KPS）变化以及安全性观察明确该方临床疗效，通过检测患者外周血T细胞亚群、NK细胞比例，外周血细胞因子IFN-γ、IL-12的产生明确该方对患者细胞免疫功能调节作用。结果：六味地黄合四君子汤临床总证候治疗有效率优于对照组（$P < 0.05$），对口干、盗汗、乏力、纳呆症状的改善优于对照组（$P < 0.05$），可明显提高患者生活质量（$P < 0.05$），该方无毒

副反应，可明显上调患者 $CD_4 + T$ 淋巴细胞，NK 细胞比例（$P < 0.05$），提高 $IFN - \gamma$ 的产生。[王文海，周荣耀，吴丽英，等. 六味地黄合四君子汤对原发性肝癌介入术后患者细胞免疫功能的调节作用. 辽宁中医杂志，2006，33（10）：1225 - 1227]

29. 前列腺增生症 前列腺增生症又称前列腺良性肥大，是老年男性的一种常见病，据统计，大约有70%的老年男性患有前列腺增生症，其病因迄今尚未完全清楚，曾有炎症、动脉硬化、免疫因素等十余种学说，近年比较偏重于性激素平衡失调和其他内分泌器官激素失衡学说。前列腺增生本身对身体无多大危害，但增生腺体引起膀胱颈梗阻膀胱不能排空，可继发感染诱发结石，后期更可引起上尿路病理变化以至肾受损，影响健康，危及生命。本病属于中医学"淋证"、"尿浊"、"癃闭"等范畴，病机为肾阳虚，膀胱气化无权，瘀血痰浊阻塞水道所致。其主要临床表现为小便频数，灼热不畅，涩痛尿血，或小便不畅，尿细如线，点滴而出，腰膝酸软，脉弦滑或沉细等。

黄良民应用六味地黄丸加减治疗前列腺增生症61例，显效34例，有效21例，无效6例，总有效率90.2%。处方：熟地黄12g，山药15g，山茱萸10g，牡丹皮10g，茯苓15g，泽泻10g，肉桂（后下）3g，蝼蛄（研吞）5g，蟋蟀（研吞）5只，制大黄10g，桃仁10g。每日1剂，水煎2次取汁，分早晚温服，30天为1个疗程。[黄良民. 六味地黄丸加减治疗前列腺增生症疗效观察. 浙江中西医结合杂志，1999，（5）：323]

30. 前列腺炎 本病以腰膝酸痛，夜尿频多，排尿不畅，尿后余沥，脉细为主症者，常用六味地黄丸为主治疗。成家文报道：应用六味地黄丸加减治疗慢性非细菌性前列腺炎153例，治愈141例，有效10例，无效2例，总有效率98.69%。其中服药1个疗程81例，2个疗程42例，3个疗程30例。87例不育患者中于半年内妻子怀孕58例，20例阳痿患者全部治愈；46例早泄患者治愈38例，6例好转，151例腰痛基本消失。处方：熟地黄24g，山药12g，山茱萸12g，茯苓10g，泽泻10g，牡丹皮10g。加减：小便无灼热涩痛，腰膝酸软，头晕耳鸣，记忆力减退，夜尿多，滑泄者，为肾精亏虚，肾气不足，加肉苁蓉15g，金樱子15g，杜仲15g，续断15g，覆盆子15g，菟丝子30g，女贞子30g，巴戟天10g，芡实10g，五味子10g，桑螵蛸10g；若偶有尿灼热涩痛，但不甚者，为湿热未尽之轻证，加知母15g，白花蛇舌草30g，马鞭草20g，车前子10g；若尿灼热涩痛，遗精、早泄明显者，为湿热流注精室，治宜清热泻火，坚阴固泄，加黄柏10g，木通10g，栀子10g，车前子（包）15g，白花蛇舌草30g；若腰痛明显，舌质暗有瘀点者，为瘀血征象，加王不留行 20g, 桃仁 10g, 蜈蚣 1 条等。20 日为 1 个疗程, 每日 1 剂, 水煎 2 次, 分 3 次口服。[成家文. 六味地黄丸治疗慢性非细菌性前列腺炎 153 例. 河北中医, 1999,（3）: 167]

李文甫等以六味地黄汤治疗慢性前列腺炎。方法是以本方煎汤, 1 个月为 1 疗程, 连服 1~3 个疗程。同时配合热水坐浴, 每日 1~2 次, 每次 15~20 分钟。共治 30 例, 其中治愈 9 例, 显效 12 例, 有效 7 例, 无效 2 例, 总有效率 90.3%。[李文甫, 殷东风. 六味地黄汤加味治疗慢性前列腺炎 30 例. 实用中医内科杂志, 1988, 2（1）: 53]

王家骥以本方加减治疗本病 25 例, 亦获良效。具体加减法: 膀胱湿热型加萹蓄、瞿麦、车前子; 肾阳虚者加附子、肉桂; 肾阴虚火旺者加知母、黄柏。结果: 治愈 13 例, 好转 7 例, 无效 5 例, 总有效率为 80%。[王家骥. 六味地黄汤加减治疗慢性前列腺炎. 中医杂志, 1981, 22（12）: 61]

31. 阳痿　阳痿是指成年男子阴茎不能勃起或勃而不坚, 不能进行性交的一种病证, 是一种颇为常见的男性性功能障碍疾病, 可分为原发性和继发性两种。原发性是指从未有过勃起和射精, 继发性指曾有过正常勃起和射精功能者。继发性又进一步分为精神性和器质性, 前者属功能失调性阳痿, 占阳痿患者的 80% 以上, 治疗得当, 可收到满意效果; 后者治疗效果较差。中医学亦称 "阳痿", 也称 "宗筋弛纵", 其病因主要是肾阳虚衰, 心脾受损, 恐惧伤肾, 湿热下注, 肝气郁结, 惊恐伤肾等。而怒、思、恐、忧等情志因素亦是其主要发病因素。临床上有肾虚表现者可用六味地黄丸辨证加减。

何金潮报道: 应用六味地黄汤加味治疗阳痿 18 例, 痊愈（诸症消除, 阳事易举）12 例, 好转（阳事能举, 诸症基本消除, 时有举而不坚, 偶有早泄出现）4 例, 无效（服药后症状无明显改变）2 例。治疗以六味地黄汤加味为基本方: 熟地黄、山茱萸、山药、茯苓、泽泻、牡丹皮、知母、肉桂、杜仲、制何首乌。加减: 形寒肢冷, 夜尿多者, 加附片少许; 梦遗滑精明显者, 加芡实、金樱子; 眩晕甚者, 加黄芪、枸杞子; 心烦失眠者, 加龙骨、牡蛎; 颧红者, 加黄柏、龟板。主要症状明显改变后, 改用六味地黄丸, 每日 2 次, 水冲服。[何金潮. 六味地黄汤加味治疗阳痿 18 例体会. 湖南中医杂志, 1995,（2）: 65]

32. 男性不育症　由于精子存活率与精子计数低于正常值而致男性不育, 病人常有头晕、乏力、腰痛、腰膝酸软或失眠、阳痿等, 其证属肾阴虚者, 当以六味地黄丸为主方治疗。王玉仁等报道: 应用六味地黄汤加减治疗男性不育症30例，取得较好疗效，痊愈（性功能恢复正常，精液常规检查各项指标正常，女方怀孕）19例，其中1个疗程治愈者4例，2个疗程6例，3个疗程以上者9例，有效（性功能改善，或精液常规检查若干指标有好转，但未完全达到正常范围）6例，无效5例，总有效率为83.3%。处方：熟地黄12g，山茱萸12g，牡丹皮12g，茯苓12g，当归12g，菟丝子12g，川芎12g，五味子12g，山药20g，紫石英20g，枸杞子15g，红枣树根30g，炙甘草6g。加减：肾阴虚甚者，重用熟地黄，加炙鳖甲、何首乌；肾阳虚甚者，加仙茅、淫羊藿、巴戟天、鹿角霜；精液液化慢者，加黄柏、川牛膝、炒桃仁、鸡血藤、车前子等；不射精者，加天花粉、穿山甲、王不留行；阳痿者，加阳起石、蜈蚣、狗鞭等；精子数目少者，可冲服海马粉、鹿角粉等。水煎服，每日1剂，20天为1个疗程，中间休息1周后继续服。[王玉仁. 六味地黄汤加减治疗男性男性不育症30例. 湖北中医杂志，1996，(2)：24]

　　钱氏以六味地黄汤加淫羊藿、海狗肾、白鲜皮为基本方，无精子者，加鹿茸；活动力不良、活动率低者，加蛇床子、巴戟天、菟丝子；死精、畸形多者，加土茯苓、蚤休；精液中有脓细胞者，加蒲公英、龙胆草，或加服龙胆泻肝丸；有射精者，加鳖甲、蜈蚣、急性子。治疗男性不育症62例，患者大多为25～35岁的中青年，仅有1例44岁；其中无精子者3例，不射精者4例，余52例中有以下几种情况：精子数特少，活动率低，活动力不良，死精或畸形多，有3例兼见阳痿。服药15～18剂为1个疗程。治愈标准：性功能正常，精液常规化验在正常范围。结果治愈54例（其中服药1个疗程者17例，2个疗程者31例，2个疗程以上者6例），无效8例（其中无精子2例，不射精4例，其他2例）。治愈54例中，女方已受孕者有29人；其余25例中，女方有病者14例；另11例在精液常规化验正常后失去联系。[钱嘉颖. 中医药治疗男性不育症. 陕西中医，1983，4 (1)：13]

　　33. 慢性肾小球肾炎　慢性肾炎多属中医学"水肿"范畴，多以本虚标实，正虚邪实为特点，其发病多与肺、脾、肾三脏功能失调有关。以肾为本，以肺为标，以脾为制水之脏，在滋阴补肾的同时佐以健脾利水之品，使脾肾功能得以健全，浮肿得消；治疗上发汗、攻逐、利尿等治其标，还当健脾、温肾治其本，六味地黄汤辨证加减治疗临床收效较好。

　　刘氏将60例慢性肾小球肾炎，随机分为治疗组（六味地黄汤组）和对照组，观察2组患者治疗前后的24小时尿蛋白定量和肾功能变化。结果治疗组治疗后24小时尿蛋白定量和肾功能和对照组治疗后比较有显著差异（$P <$

0.01）。[刘云云．六味地黄汤治疗慢性肾小球肾炎 60 例．实用中医内科杂志，2008，22（4）：43－44]

翟炜等将 94 例本病患者随机分为治疗组、对照组各 47 例，对照组以苯那普利、雷公藤多苷片、潘生丁片三联口服治疗；治疗组在对照组的基础上加用中药加味六味地黄汤口服治疗。结果：2 组综合疗效、水肿消退时间、24 小时尿蛋白比较、血浆白蛋白比较及尿中红细胞比较，差异均有统计学意义（$P < 0.05$，$P < 0.01$）。提示在西医三联疗法的基础上加用加味六味地黄汤口服治疗，能明显提高临床综合疗效，且对患者症状改善明显。[翟炜，陈泽奇．加味六味地黄汤结合三联疗法治疗慢性肾小球肾炎 47 例临床观察．中医药导报，2008，14（5）：40－41]

朱俊宽等报道：应用六味地黄汤加减治疗慢性肾炎 70 例，完全缓解 41 例，占 58.6%，其中 1 个疗程完全缓解 12 例，2 个疗程完全缓解 25 例，3 个疗程完全缓解 4 例；基本缓解 20 例，占 28.6%，治疗时间均在 3 个疗程以上；无效 9 例，占 12.8%，总有效率为 87.2%。处方：熟地黄 12g，山茱萸 12g，山药 24g，牡丹皮 9g，泽泻 9g，茯苓 10g，益母草 15g，牛膝 9g，生甘草 5g。加减：下焦郁热者，加萹蓄 15g，金钱草 20g；兼头胀痛，面烘热，心烦少寐等肝阳偏亢者，可酌加桑寄生 15g，茵陈蒿 20g，石决明 18g；血尿者，加炒蒲黄 12g，槐花 10g，白茅根 20g；水肿较甚者，加猪苓 15g，滑石 15g。每日 1 剂，1 个月为 1 个疗程。[朱俊宽，赵云桂．六味地黄汤加减治疗慢性肾炎 70 例．河南医药信息，1997，（11）：53]

34. 慢性肾功能衰竭 慢性肾功能衰竭病人均有不同程度的浮肿，尿少或无尿，多伴有心悸，烦躁，乏力，或喘促，太息，神倦欲睡，泛恶，口有臭味，脉沉虚数而滑，证属肾阴（或肾精）不足者，可用六味地黄丸改汤治疗。张氏治疗慢性肾功能衰竭 12 例，其中慢性肾炎肾衰 8 例，慢性肾盂肾炎肾衰 2 例，系统性红斑狼疮所致的慢性肾衰 1 例，非典型性出血热所致的肾衰 1 例，均经西药治疗效果不佳。治疗时除对恶心、呕吐或纳呆较重者配以少量输液外，皆以六味地黄汤加味并重用山茱萸 120g 为主治疗。用药 30～60 天，基本痊愈者 8 例，症状明显改善者 3 例，好转者 1 例。[张甲龄，魏幼宁．六味地黄汤重用山萸肉治疗慢性肾功能衰竭 12 例．实用中医内科杂志，1993，7（3）：46]

老年性肾衰竭病人大多有面色无华或皮肤颜色加深，或轻度浮肿，神疲乏力，腰膝酸软，头晕，纳差，舌淡紫或有瘀点，舌苔或黄或腻或黑，脉细或弦等肾虚血瘀或夹湿体征。鲁氏以六味地黄汤加活血化瘀药为主治疗老年性慢性肾功能衰竭 12 例，基本方：生地黄、枸杞各 12g，怀山药、枣皮、茯苓、丹参、黄芪、益母草、淫羊藿各 29g，牡丹皮 6g，桑寄生、川续断各 15g，泽泻 10g，如浮肿可酌加大腹皮；阳虚明显者重用淫羊藿或酌加附片。同时加服冬虫夏草胶囊，每日 3 次，每次 3 粒。上药每日 1 剂，连服 1 个月为 1 疗程。结果 2 例痊愈，显效 5 例，有效 4 例，无效 1 例。认为本方对慢性肾功能衰竭早期治疗效果较好，其主要原因是老年肾动脉硬化引起，证属肾虚兼瘀，补肾化瘀法可能是较为理想的治疗方法。[鲁翠英．六味地黄汤治疗老年性慢性肾功能衰竭 12 例．四川中医，1997，15（4）：25]

李爱军等将慢性肾功能衰竭尿毒症患者 30 例设为对照组，予西医常规治疗。复方 α-酮酸片 4~5 粒，每日 3 次口服；药用炭片 5 片，每日 3 次口服。均控制感染，血压高者降压，纠正水、电解质紊乱及酸中毒等，禁用血管紧张素转化酶抑制剂（ACEI）及其受体颉颃剂。2 个月为 1 个疗程。治疗组 30 例是在对照组治疗基础上，应用六味地黄汤加减。基本方：熟地黄 10g，泽泻 10g，山茱萸 12g，牡丹皮 10g，山药 15g，茯苓 15g。脾肾气虚加红参末、赤芍、白芍、生黄芪、当归；肝肾阴虚加当归、白芍、槐花、藕节、白茅根；气阴两虚加党参、黄芪；阴阳两虚则加肉桂、附子。2 个月为 1 个疗程。在治疗前后血尿素氮（BUN）、肌酐（Cr）、内生肌酐清除率及中医证候方面，均有明显疗效（$P < 0.05$）。[李爱军，刘延杰，任朋顺．六味地黄汤加减治疗慢性肾衰竭尿毒症临床观察．河北中医，2008，30（5）：478–479]

35. 紫癜性肾炎 紫癜性肾炎是过敏性紫癜累及肾脏而导致的，病理变化是弥漫性小血管炎。目前认为可能是某种致敏原引起变态反应，由于免疫复合物沉积造成毛细血管炎性改变，而使其通透性增加，血浆及细胞渗出引起水肿、出血、肾脏病变。以儿童为多见，其特点是紫癜发生 1 周后，偶有延至 7~8 周，出现蛋白尿和血尿，有时伴有管型尿和浮肿。一般在数周内恢复，但易反复发作，迁延数月，而且可以发展为慢性肾炎。少数成肾病综合征，可发生尿毒症，但少见。根据临床表现，本病属于中医学"肌衄"、"斑毒"、"紫斑"、"尿血"、"水肿"等范畴。病机有虚实之分，临床上当辨证治疗，有肾虚表现的患者可以应用六味地黄丸加减。徐忠华应用六味地黄丸加味治疗紫癜性肾炎 12 例，临床治愈（临床症状消失，尿常规检查正常）9 例，好转（临床症状减轻，尿常规检查蛋白及红细胞减少）3 例。治疗方法：在治疗期间，除激素递减直到停用外，其他西药一律停用。处方：山药 10g，生地黄 15g，山茱萸 10g，牡丹皮 10g，泽泻 10g，茯苓 10g，紫草 10~15g，玄参10g，茜草10g，白茅根20g，蝉蜕10g，防风6g。每日1剂，水煎服。加减：若风热内盛，紫癜致密经久不消者，加水牛角粉、赤芍；血尿明显者，加小蓟；腹痛兼便血者，加白芍、炒地榆；皮肤紫癜减少，但尿蛋白经久不消，或气虚乏力，舌淡者，去防风、蝉蜕、玄参，加黄芪、太子参、当归。

[徐忠华. 六味地黄汤加味紫癜性肾炎. 江西中医药，2000，(6)：29]

36. 肾病综合征 肾病综合征病人均有浮肿，小便不利，面色潮红，五心烦热，盗汗，口干目涩，腰酸膝软，舌红少苔，脉细弦数等阴虚症状，故常用六味地黄丸为主方治疗。郭氏用六味地黄丸加减治疗小儿肾病综合征42例，其中单纯性肾病者40例，肾炎肾病者2例；初治18例，复发24例，因服用激素致药源性库欣综合征9例。基本方：熟地黄、山茱萸、山药、泽泻、牡丹皮、茯苓各9～12g。表虚易感者加黄芪15g，太子参12g；水肿甚者加大腹皮9g，车前子9g，薏苡仁15g；伴感染者加金银花12g，连翘12g，白花蛇舌草9g，板蓝根12g；阴虚内热加知母9g，黄柏6g；腰酸膝软加杜仲12g，菟丝子15g，墨旱莲12g；伴血瘀者加丹参12g，川芎12g，益母草12g。39例配用激素，泼尼松用量最小每日0.75mg/kg，最大每日2mg/kg。结果：显效26例（61.9%），好转14例（33.3%），无效2例（4.8%），总有效率95.2%，临床观察还发现本方能明显提高血浆白蛋白，降低总胆固醇，降低尿素氮，消除蛋白尿（$P < 0.01$）。[郭薇. 六味地黄丸加减治疗小儿肾病综合征42例. 中国中西医结合杂志，14（9）：563]

马以泉报道：应用六味地黄丸配合糖皮质激素治疗小儿肾病综合征31例取得了满意的效果。治疗结果：完全效应（尿蛋白转阴，水肿消失）者22例；部分效应（尿蛋白定性＋＋）者8例；无效应（尿蛋白定性＋＋＋或更多）者1例。疗效明显优于单纯糖皮质激素治疗组。治疗方法：六味地黄丸每次4g，每日2次；糖皮质激素采用中、长程疗法，治疗8周后进行近期疗效判断。[马以泉. 六味地黄丸对肾病综合征患儿外周血糖皮质激素受体水平的影响. 浙江中医学院学报，2000，(3)：49]

37. 尿道综合征 尿道综合征即无菌性膀胱炎，病人自觉尿频、尿急、尿痛、尿意不尽等膀胱刺激征，易反复发作，尿常规检查结果正常，尿细菌培养结果阴性，若腰膝酸软明显，舌红脉细者，可用六味地黄丸化裁治疗。高普照报道：六味地黄丸合猪苓汤治疗尿道综合征46例，痊愈（膀胱刺激症状及伴随症状消失）34例，占73.91%；好转（膀胱刺激症状部分消失或明显减轻，伴随症状明显好转）10例，占21.74%；无效（经治疗1个疗程自觉症状无明显改善）2 例，占 4.35%。总有效率为 95.65%。处方：熟地黄 15g，山茱萸 12g，山药 12g，泽泻 9g，茯苓 9g，牡丹皮 9g，滑石 9g，猪苓 9g，阿胶（烊化）9g。加减：兼小腹胀痛者，加青皮、乌药；兼小腹坠胀者，加黄芪、升麻、柴胡；如阴虚而阳不化气，时欲小便而不得尿者，合滋肾通关丸。每日 1 剂，水煎分 2 次服，10 天为 1 个疗程。[高普照．六味地黄丸合猪苓汤治疗尿道综合征 46 例．四川中医，2001，19（8）：37]

38. 肾、输尿管结石 泌尿系结石病人常有腰痛，腰酸腿软，倦怠乏力，口燥咽干，心烦不寐，溲赤尿血等肾虚症状，可用六味地黄丸酌加利尿排石药治疗。冯氏用加味六味地黄汤治疗泌尿结石 32 例，药用：熟地黄 20g，山茱萸 15g，山药 15g，茯苓 20g，泽泻 15g，牡丹皮 15g，鸡内金 15g，海金沙 30g，金钱草 50g，木通 15g。用水 800ml 浸泡后，水煎至 400ml，早晚各服 200ml，同时饮水 500ml。服药后排石者 30 例，无效 2 例。[冯贵让．加味六味地黄汤治疗泌尿结石 32 例．中医函授通讯，1985，4（6）：521]

39. 乳糜尿 本病属于中医学"膏淋"、"白浊"范畴，若病人形瘦腰酸，脉细，苔净，即可用六味地黄丸酌加固涩药治疗。秦氏用六味地黄汤加减治疗 20 例乳糜尿，基本方：熟地黄 24g，怀山药 12g，山茱萸 12g，泽泻 10g，牡丹皮 10g，茯苓 10g。若脾气虚加党参 18g，黄芪 20g，白术 10g；腰膝酸痛，加杜仲 10g，怀牛膝 15g；小便数多去泽泻，加益智仁 10g，桑螵蛸 10g；阴虚火旺，加知母、黄柏；尿夹带血丝、血块，加墨旱莲 15g，小蓟 15g；兼下焦湿热，加黄柏、萹蓄各 15g，瞿麦 15g；耳鸣、耳聋、目眩加石菖蒲 10g，磁石 20g；兼见肾阳虚，加菟丝子 10g，淫羊藿 10g，巴戟天 10g。经治疗取得显著疗效。[秦火印．六味地黄汤治疗乳糜尿．江西中医学院学报，1996，8（4）：19]

40. 黄褐斑 黄褐斑是发生于颜面部的色素沉着斑，常对称分布于两颊、额眉、鼻梁、上唇部等。典型者呈蝴蝶状，为淡褐色至咖啡色斑片，好发于青、中年女性，虽无自觉症状，但有碍美容，给病人精神上造成痛苦。六味地黄丸有滋肾美容之效，可用于本病的治疗。高铭修等报道：应用六味地黄汤加减治疗面部黄褐斑 50 例，经 3 个疗程的治疗，结果痊愈（褐斑消失，痕迹不明显，1 年后无复发）16 例，占 32%；显效（约 70% 褐斑消失，余下褐斑色变浅）21 例，占 42%；好转（黄褐斑约半数消退，余下褐斑色变浅）8 例，占 16%；无效（黄褐斑消退不足半数，色泽变化不明显）5 例，占 10%。总有效率 90%。处方：生地黄 10g，熟地黄 10g，山茱萸 10g，牡丹皮 10g，茯苓 10g。加减：有瘀滞者，加丹参 20g，赤芍 10g，香附 10g，当归 10g，桃仁

10g，红花 10g；肝郁气带者，加柴胡 10g，枳壳 10g，白芍 10g，菊花 10g，郁金 10g；阴虚明显者，加女贞子 10g，枸杞子 10g，炙鳖甲 10g。每日 1 剂，水煎 2 次，分 3 次服。15 天为 1 个疗程。[高铭修. 六味地黄汤加减治疗面部黄褐斑 50例. 安徽中医学院学报，1997，(4)：34]

41. 痤疮 中医学称本病为"肺风粉刺"、"酒刺"等。病机为肺经风热、湿热蕴结、脾虚痰湿所致。但 30 岁以上中年人，多数为劳倦伤肾，肾精暗耗，肾阴亏损，阴虚火旺，虚火上炎，发为痤疮。皮疹较年轻人略轻，多表现为粉刺、毛囊性丘疹，颜色较暗红，少数有脓疱，可伴有腰膝酸软、眩晕耳鸣、五心烦热，舌红苔少，脉细数，辨证为阴虚火旺者治宜滋阴降火，方用六味地黄丸加减。

杨秀文报道：应用六味地黄汤加味治疗痤疮 52 例，痊愈（皮疹全部消退，无新皮疹出现）46 例，显效（皮疹全部消退，偶尔有新皮疹出现）3 例；有效（皮疹消退 2/3 以上）2 例，无效（皮疹消退小于 1/2 或无消退）1 例。其中 1 个疗程治愈者 26 例，2~3 个疗程治愈者 25 例。处方：熟地黄 15g，山药 15g，山茱萸 15g，茯苓 10g，泽泻 10g，牡丹皮 10g。加减：肺热型，加枇杷叶 10g，黄芩 10g，野菊花 20g，桑白皮 15g；脾胃湿热者，加生地黄 15g，茵陈 15g，薏苡仁 30g，大黄（后下）10g；热毒型，加金银花 15g，野菊花 15g，白花蛇舌草 15g，赤芍 15g，皂角刺 10g；血瘀痰凝型，加桃仁 10g，红花 10g，川贝母 10g，赤芍 15g，牡蛎 30g；冲任不调型，加当归 10g，益母草 15g，赤芍 15g，丹参 15g。每日 1 剂，水煎早晚分服。药渣加水约 2000ml 煮沸后熏洗患处，每日 1 次，并间服六味地黄丸。10 天为 1 个疗程。[杨秀文. 六味地黄汤加味治疗痤疮 52 例. 新中医，1997，(8)：36]

42. 银屑病 银屑病是一种常见、易发而较顽固的皮肤病，从补肾出发，用六味地黄丸治疗有一定的疗效。安氏用六味地黄丸类药物观察治疗 57 例寻常型银屑病，同期对照观察 49 例，取得较好疗效。方法：治疗组根据中医辨证分型，主要采用六味地黄丸内服，每次 6g，每日 2 次，同时使用治疗原发皮损的自拟中药（凉血活血汤）及外用水杨酸软膏、黑豆馏油膏等；对照组除不用六味地黄丸外，其余用药同治疗组。3 个月为 1 疗程。结果：治疗组显效 10 例，有效 25 例，无效 22 例，总有效率 64.1%；对照组显效 1 例，有效 13 例，无效 35 例，总有效率 27.2%。表明加用六味地黄丸治疗组的疗效明显优于对照组（$P < 0.01$）。[安家丰. 地黄丸类方对银屑病免疫异常的治疗研究. 北京中医，1993，(1)：29]

43. 荨麻疹 本病属于中医学"瘾疹"范畴，如单纯在眼睑、口唇、阴部等组织疏松处出现风团，边缘不清，而无其他皮疹者，则称"游风"。病因病理为禀性不耐，人体对某些物质敏感所致。临床辨证可分为：风寒型、风热型、肠胃实热型、气血两虚型、冲任不调型。慢性荨麻疹久病不愈，反复发作，耗液伤阴，且多损及肾阴肾阳，肾虚是病之本，故用六味地黄汤滋阴补肾，重在治本。陈双彪报道：应用加味六味地黄汤治疗慢性荨麻疹30例，治愈22例，显效5例，有效2例，无效1例，总有效率96.7%。处方：山药15g，熟地黄15g，山茱萸10g，泽泻10g，牡丹皮9g，茯苓12g，防风10g，蝉蜕10g，刺蒺藜15g，赤芍15g，全蝎（冲）6g。加减：夹湿热者，加茯苓至30g，白鲜皮30g，薏苡仁30g，苦参15g；阴虚内热者，加地骨皮15g，知母15g，黄柏10g；遇热即发者，加牛蒡子15g，紫草30g；遇风寒即发者，加桂枝10g，苍耳子15g，蛇床子30g；便秘者，加大黄（后下）8g。每日1剂，水煎服，1个月为1个疗程。[陈双彪. 加味六味地黄汤治疗慢性荨麻诊30例. 新中医，2001，(1)：65]

44. 乳腺增生病 魏素芳报道：以加味六味地黄汤治疗乳腺增生病90例。处方：生地、熟地各12g，山药12g，茯苓12g，山茱萸18g，泽泻10g，牡丹皮10g，柴胡12g，夏枯草20g，海藻10g，穿山甲5g。加减：窜痛明显者加制香附、桔梗、橘核；乳房肿块坚硬者加三棱、莪术；属痰凝者加生牡蛎、浙贝母；局部灼热者加金银花、连翘；乳头溢血者加仙鹤草、墨旱莲；失眠多梦者加炒酸枣仁、栀子；烘热汗多者加炙鳖甲、生牡蛎；大便干者加当归、全瓜蒌。每个月经周期为1个疗程，经期停服，观察1~3个疗程。治疗期间忌食辛辣，避免情志刺激，停用其他治疗药物。治疗结果痊愈46例，显效32例，有效12例，总有效率100%。[魏素芳. 加味六味地黄汤治疗乳腺增生病90例. 广西中医药，2008，31(4)：39]

45. 更年期综合征 更年期综合征全身症状主要表现有潮热汗出，心烦易怒，失眠多梦，心悸胸闷，头晕头痛，记忆力减退等；局部症状有外阴干涩，灼热或瘙痒，可用六味地黄丸加减，滋阴降火兼以润燥。杨晋原采用六味地黄汤加减治疗更年期综合征46例，基本方：熟地、山药、茯苓、女贞子、墨旱莲各15g，丹参、枸杞子各20g，牡丹皮、郁金各12g，当归、白芍各10g，山茱萸、甘草各6g。15日为1个疗程，连服1~2个疗程。治疗结果显效27例，有效17例，无效2例，总有效率为95.7%。[杨晋原. 六味地黄汤加减治疗更年期综合征46例. 山西中医，2007，23(4)：27]

某女，48 岁。患者自诉月经紊乱 1 年有余，精神忧郁，情绪不稳定，某医院诊断为更年期综合征，经西医治疗无效。诊见：头晕耳鸣，腰膝酸软，精神不振，失眠多梦，月经周期不规则，时有潮热盗汗，手足心发热，口干咽燥，小便短少，大便干结，舌质红，苔薄黄，脉细数。证属肝肾阴虚，冲任失调。治宜补肝益肾，调养冲任。方用六味地黄丸加味，处方：熟地、合欢皮、麦冬、女贞子各 20g，山茱萸、泽泻、牡丹皮各 12g，淮山药、茯苓、白芍各 15g。二诊：连服 10 剂，诸症均减。后用此方加减，续服 30 余剂而告愈。[刘立华. 六味地黄丸在妇科临床应用举隅. 新中医，1990，(2)：51]

按语 更年期综合征，可归属中医学"脏躁"病范畴，临床以肝肾阴虚为多见，故治以滋补肝肾，调养冲任而获效。

46. 绝经后骨质疏松症 彭姝峰报道：加味六味地黄汤可提高骨密度，改善临床症状，促进骨形成，抑制骨吸收，可用于防治绝经后骨质疏松症，与强骨胶囊功效相当。[彭姝峰. 加味六味地黄汤治疗绝经后骨质疏松症的研究. 现代中西医结合杂志，2007，16 (31)：4592 - 4593]

47. 免疫性不孕症 王春霞等将 289 例免疫性不孕症患者随机分为 2 组，治疗组 153 例，口服六味地黄汤加减（处方：生地黄、熟地黄、山茱萸、山药、炒当归、赤芍、柴胡、白术、牡丹皮、茯苓、五味子、甘草）；对照组 136 例，口服地塞米松。均 2 个月为 1 疗程。结果：有效率治疗组为 89.5%，对照组为 77.2%，治疗组疗效明显优于对照组。[王春霞，李永伟. 六味地黄汤加减治疗免疫性不孕症 153 例疗效观察. 新中医，2008，40 (2)：24 - 25]

48. 抽动 - 秽语综合征 本病属于中医学"抽搐"、"瘛疭"范畴，相当于肝风内动证。肾为先天之本，肾水不足，无以涵养肝木，而肝主筋，筋肉失其濡养，肝风内动而致肌肉抽搐跳动，口中呖呖有声。六味地黄丸为补先天肾水之良方，用其治疗小儿先天发育不良。《成方切用》指出："六味地黄丸，纯阴重味，润下之方也"。故运用六味地黄丸滋肾水，使肾精充足，生髓填脑，髓海充实则元神自清。肾水既足，肝木得以涵养，则筋脉濡润，抽搐自止。加全蝎、僵蚕、胆南星等药物，搜风通络，豁痰开窍，兼以治标。刘西跃等应用六味地黄丸加味治疗抽动 - 秽语综合征 20 例，控制（不自主抽动及秽语全部消失，随访半年以上无复发）8 例，占 40%；显效（抽动及秽语次数明显减少，程度明显减轻）6 例，占 30%；好转（抽动及秽语有所减少、减轻，停止治疗后抽动有复发，再次治疗症状减轻）5 例，占 25%；无效（症状及体征治疗前后变化不明显）1 例，占 5%。总有效率为 95%。治疗方法：服用加味六味地黄丸。药物组成：生地黄 30g，山药 30g，山茱萸 10g，泽泻 10g，茯苓 20g，牡丹皮 10g，全蝎 10g，僵蚕 10g，胆南星 12g。将上药加工成丸药，每丸重 1g。每次服 6 丸，每日 3 次，1 个月为 1 个疗程，1 个疗程结束时评定疗效。[刘西跃．加味六味地黄丸治疗抽动－秽语综合征．山东中医杂志，1999，(4)：164]

49. 小儿汗症 匡凤明应用六味地黄丸治疗小儿汗症 50 例，基本方：熟地、山茱萸、山药、泽泻、牡丹皮、茯苓。湿重者加木通、车前子；阴虚甚者加女贞子、鳖甲；虚热者加知母、青蒿。剂量根据患儿年龄确定，以常规剂量。治疗结果：50 例汗证患儿痊愈 48 例，有效 2 例，总有效率 100%。其中 1 剂痊愈者 5 例，3 剂痊愈者 13 例，5 剂痊愈者 15 例，8 剂痊愈者 15 例。[匡凤明．六味地黄丸加味治疗小儿汗证 50 例疗效观察．云南中医中药杂志，2008，29 (3)：19－20]

50. 小儿尿频 小儿尿频常表现为尿频尿急，每次尿量很少，日约 30 次以上，解时无不适，入睡无尿，与肾虚失其关阖有关，可用六味地黄丸酌加固涩药治疗。周氏用六味地黄汤加味治疗本病 47 例，药用生地黄、山药、茯苓各 5g，泽泻、牡丹皮、山茱萸、五味子、益智仁各 3g，党参、黄芪各 10g，龟甲胶、鹿角胶各 2g，若纳呆加砂仁 2g。每日 1 剂，水煎服。结果治愈 46 例，疗效不著者 1 例。[周天赐．加味六味地黄汤治疗小儿尿频 47 例．上海中医药杂志，1998，(6)：31]

51. 减轻化疗毒副反应 因恶性肿瘤用抗癌药物（环磷酰胺、长春新碱、氨甲蝶呤、丝裂霉素、氟尿嘧啶、阿霉素、顺氯铵铂等）所致的不良反应，常现阴虚之象，故用六味地黄丸治疗有较好效果。许氏将 165 例分为六味地黄口服液（治疗组）、十全大补口服液（对照组）、单纯化疗组，治疗组、对照组均在化疗第 1 天即开始服药，每次 10ml，每天 3 次，连服 20 天；化疗组用安慰剂，每次 1 包，每天 3 次。结果表明：六味地黄口服液在化疗期间对造血功能、免疫功能、心、肝、肾脏器功能均有良好的保护作用及改善临床症状的功效，其中抗多种化疗药不良反应总有效率的比较为：治疗组 102 例中，显效 35 例，有效 51 例，无效 16 例，总有效例数 86 例（84.4%）；对照组 32 例中显效 6 例，有效 14 例，无效 12 例，总有效例数 20 例（62.5%）；化疗组 31 例中有 4 例（12.9%）未出现不良反应，27 例出现明显的不良反应。总有效率比较，六味地黄口服液组明显优于十全大补口服液组（$P < 0.05$）和单纯化疗组（$P < 0.01$）。[许继平．六味地黄口服液抗多种肿瘤化疗药毒副

作用的临床研究. 中国医药学报, 1992, 7 (4): 13]

孙琳等报道: 在胃癌、恶性淋巴癌化疗的同时联合应用六味地黄口服液（每次 10ml，每日 3 次，连服 20 天），可以减轻化疗药不良反应，改善造血功能，增强机体免疫能力。共观察 60 例（男 45 例，女 15 例；平均年龄 45 岁），其中治疗组（即化疗药加六味地黄口服液）40 例（胃癌术后 16 例，恶性淋巴瘤 24 例），对照组（即化疗药加十全大补口服液，用法同六味地黄口服液）20 例（均为恶性淋巴瘤病例）。结果: 在 44 例恶性淋巴瘤患者中，治疗组食欲下降，恶心、脱发、口腔炎等发生率均少于对照组，临床症状亦较轻，但无统计学意义。从血红蛋白、白细胞、血小板、自然杀伤细胞和 T 淋巴细胞转化率检查结果看，治疗组各项指标治疗前后变化不明显，而对照组各项指标治疗后明显下降，2 组差异显著。[孙琳, 陈旭峰. 六味地黄口服液减轻化疗毒副反应的临床分析. 浙江中医学院学报, 1992, 16 (1): 29]

52. 慢性喉暗 肾阴虚亏，肺咽失润，即可发生喉暗，常用六味地黄丸治疗。崔氏报道: 用六味地黄丸每日服 3 次，饭前服用，每次 1 丸，温淡盐开水送服。治疗喉暗 30 例（其中男性 13 例，女性 17 例；年龄 9 ~ 61 岁；病程以 1 ~ 3 年为多见）。结果痊愈 9 例，有效 16 例，无效 5 例。[崔尚志. 六味地黄丸治疗慢性喉暗 30 例临床疗效观察. 黑龙江中医药, 1988, (4): 6]

53. 慢性咽炎 慢性咽炎主要是咽部黏膜淋巴组织及黏膜腺的慢性炎症，表现为咽干微痛，发痒，有灼热及异物感，舌红少苔，脉细或细数，证属阴虚火扰，可用六味地黄丸酌加清咽药治疗。宋氏用六味地黄丸合养阴清咽饮治疗慢性咽炎 96 例，方法: 将养阴清咽饮（胖大海、薄荷、桔梗、甘草、山楂、麦冬各 10g，柴胡 3g）用开水泡饮，早饭前半小时及午饭前、临睡前用养阴清咽饮所泡之水送服六味地黄丸 1 丸。结果: 痊愈 64 例，显效 32 例，总有效率为 100%。[宋玉梅. 养阴清咽饮和六味地黄丸治疗慢性咽炎 96 例. 江苏中医, 1995, 16 (2): 22]

54. 复发性口疮 复发性口疮是常见的口腔黏膜疾病，本病具有反复发作、经久不愈的特点，本病证属阴虚火扰者，可用六味地黄丸加减治疗。童丽平等报道: 治疗组采用六味地黄口服液治疗复发性口疮 30 例，口服 1 次 1 支，1 日 2 次，1 个月为 1 疗程。对照组 29 例以头孢氨苄缓释片、复合维生素 B 各 2 片，口服，1 日 3 次，1 个月为 1 疗程，所有患者用药 1 疗程后观察，观察 1 ~ 1.5 年。结果治疗组 30 例中，痊愈 21 例（70%），显效 3 例（10%），无效 6 例（20%），总有效率 80%；对照组 29 例中痊愈 7 例

（24%），显效 10 例（35%），无效 12 例（41%），总有效率 59%。治疗组与对照组比较差异有统计学意义。［童丽平，冯健．六味地黄口服液治疗复发性口疮．临床医学，2008，28（7）：87-88］

55. 灼口综合征 周文标等应用加减六味地黄汤治疗妇女更年期灼口综合征，治疗组选用熟地黄 20g，山茱萸 10g，山药 10g，泽泻 10g，甘草 15g，生地 10g。1 疗程为 10 天，每服 2~3 个疗程。对照组 46 例，经妇科医生指导口服尼尔雌醇，首次 1mg，15 天后再服用 1mg，以后每月服用 1mg。两组均配合服用复合维生素 B、维生素 E。结果治疗组 52 例中，痊愈 15 例，好转 29 例，无效 8 例，有效率 84.6%。［周文标，王晓风．加减六味地黄汤治疗妇女更年期灼口综合征 98 例．光明中医，2008，23（9）：1316］

56. 慢性食管炎 本病病人吞咽时常有哽噎感，若证属阴虚失润，即可用六味地黄丸治疗。方氏用六味地黄丸治疗慢性食管炎 98 例，方法：口服浓缩六味地黄丸，每服 30 粒，每日 3 次，30 天为 1 疗程。结果有效率为 87.8%，效果较好。［方委会．大剂量六味地黄丸治疗慢性食管炎 98 例．中医杂志，1999，40（4）：243］

57. 口干症 口干症是指病人自觉口中干燥，虽饮水但不能缓解，且无其他原发病的一种临床症状，在中老年中发病率较高。因人到中年以后，肾气阴津逐渐衰少，不能正常输布津液，肾之液不能上承于口，表现为口干，故常用六味地黄丸补肾滋阴以润燥。杨氏用六味地黄丸治疗中老年口干症 155 例，用法：口服六味地黄丸，每服 9g，每日 3 次，1 个月为 1 疗程。结果：治愈 117 例，好转 33 例，无效 5 例，总有效率为 96.8%，疗效显著。［杨道华．六味地黄丸治疗中老年口干症 155 例．四川中医，1999，17（5）：36］

58. 牙周炎 肾主骨，齿为骨之余，故中老年牙周病可从补肾用六味地黄丸治疗。高振将 80 例糖尿病肾气虚损型牙周炎的患者，随机分为两组。实验组给予牙周基础治疗和口服六味地黄丸，对照组仅做牙周基础治疗。分别于治疗前和治疗 6 个月后复查牙周指标的变化。结果两组患者治疗前，菌斑指数（PLI）、牙龈指数（GI）、受试部位的探诊深度（PD）及附着丧失（AL）均无明显差异（$P>0.05$），治疗 6 个月后复查，两组患者 PD、AL 有显著性差异（$P<0.001$）。提示六味地黄丸口服配合常规牙周基础治疗对肾气虚损型牙周炎有明显的改善作用。［高振．六味地黄丸配合牙周基础治疗对肾气虚损型牙周炎临床疗效分析．时珍国医国药，2008，19（5）：1218-1219］

59. 干眼 郑芳等将 332 例干眼患者分两组。对照组 180 例，患者滴泪然滴眼液，观察组 152 例患者在滴眼液的基础上口服六味地黄丸加味中药，观察用药前及用药后 30 天内患者主观症状，客观指标及舌象、脉象变化。结果：观察组患者主观症状、客观指标及舌象、脉象的改善均优于对照组（$P <$ 0.05）。［郑芳，张向阳. 六味地黄丸加味治疗干眼 152 例临床观察. 中国医药指南，2008，6（24）：263－264］

60. 中心性浆液性脉络膜视网膜病变　本病属于内眼疾病，因肾精上注于目而能视，故用六味地黄丸以补肾明目实为眼科的主要治法。宋氏以六味地黄汤加味治疗本类病变 42 例，肝肾阴虚者加枸杞子、菟丝子；脾虚湿盛者加苍术、薏苡仁。结果症状完全消失，视力恢复正常 37 眼；视力提高，感视物变形变小，造影见未全吸收 7 眼。［宋会芳. 六味地黄汤治疗中心性浆液性脉络膜视网膜病变. 中西医结合眼科杂志，1991，（2）：111］

61. 头痛　本病证属肾虚者，常以脑痛连齿，牙浮齿动，脉细苔少为主症，可用六味地黄丸治疗。陈氏用六味地黄丸治疗肾虚头痛 50 例，方法：口服六味地黄丸，每服 1 丸，每日 2 次。结果：治愈 32 例，好转 16 例，总有效率为 96%，疗效较好。［陈丽娜. 六味地黄丸治疗肾虚头痛 50 例. 全国中成药学术研讨会论文汇编，1994，85］

62. 周期性麻痹　周期性麻痹是一种与钾代谢有关的，呈周期性发作，肢体弛缓性软瘫的疾病，属于中医学"痿证"范畴，因肾主骨，故可用六味地黄丸从补肾论治。姚氏用六味地黄汤加味治疗周期性麻痹 58 例，其中低血钾 54 例，另外 4 例血钾大致正常。日 1 剂，水煎服，半月为 1 疗程。结果：治愈 46 例，显效 10，无效 2 例，总有效率 96.54%。［姚庆云. 从肝肾论治周期性麻痹. 中医杂志，1993，34（1）：61］

63. 跟痛症　跟痛症大多数发生在老年人，一般多由各种急慢性损伤、风寒湿邪侵袭、年老体弱、肝肾亏虚等原因引起足跟部肿胀、疼痛，行走困难，因足跟属肾，故常从补肾用六味地黄丸加减治疗。陶氏用六味地黄汤加味辨证治疗足跟痛 185 例，肝肾亏虚型加枸杞子、骨碎补；气滞血瘀型加桃仁、丹参、地龙；风寒痹阻型加川乌、威灵仙；湿热阻滞型加黄柏、苍术、栀子。结果：随访 156 例，痊愈 95 例，显效 26 例，有效 17 例，无效 18 例，总有效率 88.5%。［陶龙. 六味地黄汤在跟痛症上的辨证应用. 长春中医学院学报，1998，14（4）：21］

【现代研究】

1. 对缺血－再灌注损伤的保护　观察六味地黄丸对缺血－再灌大鼠梗死

区的影响，结果发现在冠状动脉闭塞 1 小时后再灌 23 小时的大鼠，其梗死区/（灌流区＋梗死区）即 [I/IR＋I) 为 40.4%±1.6%；灌流区/心室即 (R/V) 为 19.1%±1.4%。大鼠灌服本方后，I/（R＋I）及 R/V 分别下降了 32% 和增加了 27%，提示本方能明显缩小缺血再灌大鼠心肌的梗死区，增加灌流区，即能一定程度地阻止或延缓心肌坏死。结扎大鼠左冠状动脉 15 分钟，梗死区 SOD 活性下降了 50%，MDA 含量则增加了 96%。大鼠灌服本方后，以上 2 项指标的变化得到明显抑制，但对抗 MDA 升高的作用较阳性药普萘洛尔弱。缺血 15 分钟后的肾、脑组织中 SOD 活性分别下降 59% 及 32%，MDA 含量分别增加 31.7% 及 33%。本方能明显保护缺血肾组织上 SOD 活性，但对缺血肾组织中 MDA 含量及脑组织中 SOD、MDA 均无明显的保护作用，对小鼠常压缺氧 15 分钟后肾、脑组织中 SOD 活性及 MDA 含量亦无明显的保护作用。[戴德哉．六味地黄煎剂对心、肾、脑缺血的实验研究．中国药科大学学报，1990，21（5）：276]

缺血心肌再灌注损伤的一个重要结果是恶性心律失常。实验表明，六味地黄汤能够显著对抗 Langendorff 灌流大鼠心脏低灌－再灌注诱发的心律失常，使室颤发生率降低 50%，持续时间缩短 73%，且能明显抑制甲状腺素引起的心脏肥厚，并降低心脏对心律失常易损性的增加，使肥厚心脏低灌－再灌注诱发的室颤发生率由 100% 降至 10%；六味地黄汤能明显抑制肥厚心脏遭受低灌－再灌注损伤引起的组织内 SOD 的进一步降低及 MDA 含量的进一步升高，提示六味地黄汤的抗心律失常及对肥厚心脏的保护作用均与其抗氧自由基作用有关。[安鲁凡，戴德哉．六味地黄汤实验治疗离体心脏低灌－再灌注心律失常及心肌病诱发心律失常．中药药理与临床，1995，（3）：1]

2. 对大鼠血压的影响　对麻醉大鼠经十二指肠给予六味地黄煎剂（设高、低 2 个剂量组），对照组给予等量生理盐水，于给药前后每 5~10 分钟记录血压和心电等变化，以给药前的血压和心率为 100%，计算给药后血压和心率的百分值，并与对照组比较。结果发现实验组给予六味地黄煎剂 15 分钟即有明显降压作用（$P < 0.01$），其中低剂量组于给药后 35 分钟降至最低点，为给药前血压的 74%，然后逐渐恢复，至 75 分钟时为给药前血压的 79%；高剂量组在 25 分钟后血压继续下降，至 75 分钟时为给药前血压的 65%。表明经十二指肠给予六味地黄煎剂对麻醉大鼠有明显的降压作用，但对心率和心电均无明显影响。[王秋娟．六味地黄煎剂对高血脂、耐缺氧及麻醉动物血压的影响．中国药科大学学报，1989，20（6）：354]

3. 对血液流变性的影响 以注射氢化可的松及盐酸肾上腺素造成大鼠慢性阴虚血瘀模型，灌胃给予药物处理，于末次给药 1.5 小时后颈动脉插管放血；分别测定全血黏度、血浆黏度、血沉、红细胞压积、血小板聚集率及黏附率。结果六味地黄汤 13.50g（生药/kg）、6.75g（生药/kg）及 3.78g（生药）/kg 均能降低慢性阴虚血瘀证模型大鼠全血黏度、血浆黏度、红细胞压积、血沉、血小板聚集率及黏附率。提示六味地黄汤具有改善慢性阴虚血瘀证模型大鼠血液流变性的作用。[叶宏军，卞慧敏，张启春，等.六味地黄汤对阴虚血瘀证模型大鼠血液流变性的影响.中国血液流变学杂志，2008，18（1）：14-16]

4. 对大鼠实验性高血脂的治疗作用 将实验用大鼠分为高脂饲料给药组、高脂饲料对照组与常规饲料组。高脂饲料组每日每鼠给高脂饲料，给药组同时给六味地黄煎剂 10ml/kg，每日 2 次，另 2 组灌服自来水 21 天。喂高脂饲料及给药 3 周后停药；于停药第 1 天空腹剪尾取血，按氯化铁显色法测定血清中总胆固醇（TC）和高密度脂蛋白胆固醇（HDL-C）含量。然后将大鼠放血处死，取肝、脾、肾上腺称重，测定肝中脂肪含量。结果发现与高脂饲料对照组相比，给药组大鼠血清中 TC 明显降低（$P<0.01$），而 HDL-C 和 HDL-C/TC 明显升高（$P<0.01$）；与常规饲料组相比，大鼠血清 TC、HDL-C 皆无明显差异。表明六味地黄煎剂对高脂饲料组的大鼠有良好的脂质调节作用。此外，六味地黄煎剂还能明显降低高脂饲料组大鼠肝中脂肪含量（$P<0.01$）。肉眼解剖观察也表明，高脂饲料对照组大鼠肝脏呈黄色脂肪沉着，而给药组肝脏色泽与常规饲料组相似。观察发现本方对肝、脾和肾上腺重量无明显影响。[王秋娟.六味地黄煎剂对高血脂、耐缺氧及麻醉动物血压的影响.中国药科大学学报，1989，20（6）：354]

5. 对实验动物血糖水平的影响 六味地黄汤能增加小鼠肝糖元的含量，明显降低实验性高血糖小鼠的血糖水平，但对正常小鼠血糖水平无明显影响，在大鼠口服糖负荷试验中对糖耐量有明显的改善作用。[刘保林，朱丹妮，严永清.六味地黄汤对实验动物血糖水平的影响.南京中医学院学报，1993，（4）：32]

另有报道，观察六味地黄丸全方及其 5 种不同的药物组合对小鼠血糖和肝糖元的影响，具体药物组合如下：（1）组：六味地黄汤全方按 8：4：4：3：3：3 配制；（2）组：熟地、山茱萸、山药（2：1：1）；（3）组：泽泻、牡丹皮、茯苓（1：1：1）；（4）组：熟地、泽泻（8：3）；（5）组：山茱萸、牡丹皮（4：3）；（6）组：山药、茯苓（4：3）。结果：（2）、（5）、（6）组小鼠血糖水平低于对照组，差异明显，（2）组最明显；而（1）、（3）、（4）组与对照组无显著差异；

（1）、（2）、（4）、（5）组糖元均有升高，（1）组最明显；（3）、（6）组无差异。
[刘保林，温文清，朱丹妮，等．六味地黄汤及其组方对小鼠血糖和肝糖元的影响．中国中药杂志，1991，16（7）：437]

将自发性 2 型糖尿病大鼠 OLETF 鼠 40 只，随机分为六味地黄丸干预组和对照组；LETO 鼠 10 只作为正常对照组。干预组从 8 周龄起以六味地黄丸 2.4mg/（kg·d）灌胃给药，其余两组以等量清水灌胃。定期 OGTT 试验，监测各组大鼠摄食及体重增长情况，每周称量大鼠体重和摄食量。于 8、32 和 40 周龄时分批宰杀大鼠。检测血浆胰岛素。结果对照组和干预组 OLETF 鼠摄食量显著高于 LETO 组（$P < 0.01$）。对照组和干预组 OLETF 鼠体重从第 6 周开始显著高于 LETO 组（$P < 0.05$）。干预组血浆胰岛素显著低于对照组（$P < 0.05$），与 LETO 组相比差异无显著性（$P > 0.05$）。提示六味地黄丸能够显著降低 OLETF 鼠血糖升高程度，延缓高血糖的出现；六味地黄丸能够显著降低血浆胰岛素。[钱毅，薛耀明，李佳，等．六味地黄丸对 OLETF 鼠胰岛素抵抗的影响．广东医学，2008，29（3）：371 - 373]

金氏等也发现本方可较明显降低血糖，有效控制体质量，改善胰岛素抵抗。[金智生，杨世勤，潘宇清，等．六味地黄丸对实验性糖尿病大鼠胰岛素敏感性影响．甘肃中医学院学报，2008，25（1）：9 - 12]

本方与双氧钒（α - 呋喃甲酸）联合使用对糖尿病大鼠还有减毒增效的作用。[杨琳，冯莉，卢斌，等．双氧钒（α - 呋喃甲酸）与六味地黄丸联合应用对糖尿病大鼠减毒增效作用的实验观察．天津中医药大学学报，2008，27（2）：78 - 90]

将 Wistar 大鼠尾静脉注射四氧嘧啶复制糖尿病动物模型。将成模的糖尿病大鼠按血糖和体质量随机分为糖尿病组、六味地黄丸组，同时设立正常对照组，并分别给予蒸馏水和六味地黄丸灌胃 6 周，每 3 周测量体质量 1 次，6 周后测定空腹血糖，总胆固醇（TC）、甘油三酯（TG）、高密度脂蛋白 - 胆固醇（HDL - C）和低密度脂蛋白 - 胆固醇（LDL - C）。结果糖尿病组大鼠体质量下降，血糖显著升高，TC、TG、LDL - C 含量显著增加，补充六味地黄丸后，体质量逐渐增加，血糖显著下降，TC、TG、LDL - C 含量显著降低。提示六味地黄丸能增加糖尿病大鼠体质量，对其糖、脂代谢有一定的改善作用。[谭俊珍，李庆雯，范英昌，等．六味地黄丸对糖尿病大鼠血糖和血脂的影响．天津中医药大学学报，2007，26（4）：196 - 198]

6. 抗肿瘤作用 研究发现，六味地黄汤能够抑制亚硝胺类物质对小鼠肿瘤的诱发率，延长小鼠存活时间，但对肿瘤的发展无影响。[中医研究院中医研

究所.六味地黄汤对实验肿瘤发生发展影响的初步观察.新医药学杂志,1977,(7):41]
另有报道,六味地黄汤可使接受化学致癌物质诱瘤的动物脾脏淋巴小结发生
中心增生活跃,促进骨髓干细胞和淋巴组织增生,增强荷瘤动物机体的单核
吞噬系统的吞噬功能,在一定程度上维持荷瘤动物的甲状腺功能,降低蛋白
分解,提高荷瘤动物血清蛋白/球蛋白比例,从而对肿瘤的形成和荷瘤动物的
生存具有某些作用。本方还能提高小鼠水型宫颈癌细胞内的 cAMP 含量(其
含量升高较显著者,癌细胞增殖抑制率也较高),因而提示六味地黄汤可能对环
苷酸这种生物调节系统具有某种作用。[姜廷良.六味地黄汤防治肿瘤的实验研究..
中医杂志,1983,(6):71]

本方对于丝裂霉素的抑癌作用具有增强作用,能够显著延长肿瘤小鼠的
生存期,若从方中除去地黄、山药、泽泻、茯苓时则无延长生存期效果,生
药单独投予时,茯苓的延长生存期效果最强。[横田正实.六味地黄丸对丝裂霉素
(MMC)的制癌作用增强效果.国外医学中医中药分册,1990,12(6):366]另据报
道,本方能降低正常的和化学诱变的动物骨髓多染细胞微核出现率;连续投
药 60 周后,动物肿瘤的自发率随用药剂量增大而降低,其中大剂量组的自发
率明显低于对照组(P < 0.01),说明本方对突变和癌变均具有一定的防护作
用。[赵良辅,严述常,张玉顺,等.六味地黄汤对诱变和自发肿瘤的抑制作用.中西医
结合杂志,1990,10(7):433]HSV - tk/GCV 自杀基因治疗系统联合六味地黄
丸对杀伤肿瘤细胞具有协同增效作用。[杜标炎,张爱娟,谭宇蕙,等.自杀基因系
统联合六味地黄丸对肝癌细胞杀伤的协同作用.广州中医药大学学报,2008,25(4):
319 - 324]

7. 对免疫功能的影响 对环磷酰胺和地塞米松造成的免疫功能低下动物
灌服六味地黄丸(5g/kg),1 周后进行观察,发现本方有一定的对抗环磷酰
胺和地塞米松的抑制作用,表现为能使环磷酰胺所致的小鼠胸腺、脾脏重量
减轻;血清特异性抗体水平下降和淋巴细胞转化功能降低恢复至接近正常对
照组水平;使地塞米松所致小鼠腹腔巨噬细胞吞噬功能下降和血中 $ANAE^+$ 淋
巴细胞比率降低提高至正常水平。[李萍.六味地黄丸和地黄的免疫药理研究.中国
免疫学杂志,1987,3(5):296]本方还可提高小鼠腹腔巨噬细胞的吞噬功能,
吞噬率及吞噬指数均显著高于对照组,对体液免疫亦显示增强作用。并可显
著提高老年小鼠的细胞免疫功能,抑制小鼠水浸应激与异丙肾上腺素所致的
腹腔巨噬细胞活性自由基产生亢进,由此推测其作用机制可能与交感神经末
梢所释放的儿茶酚胺类样物质有关,提示中医补益方剂在提高机体免疫功能

的同时还可抑制产生亢进的活性自由基。[刘叔仪.六味地黄汤及金匮肾气汤对小鼠免疫功能的影响.中国中西医结合杂志,1990,10（12）：720]

8. 保肝减毒　本方对四氯化碳中毒小鼠的 SGPT 活性升高有明显降低作用，且灌胃 7 天组作用强于灌胃 2 天组；并能显著降低泼尼松龙诱发和硫代乙酰胺诱导的 SGPT 活性的升高，对正常小鼠的 SGPT 活性无明显影响；同时进一步观察到六味地黄煎剂给药组与四氯化碳中毒小鼠血清温孵后，对 SGPT 活性无明显影响，表明给药后体内并不存在直接抑制 SGPT 活性的物质，提示六味地黄水煎剂对 SGPT 活性的降低作用并非由于直接抑制 SGPT 活性。研究还发现，六味地黄水煎剂能明显促进四氯化碳中毒小鼠对溴磺酞钠（BSP）的排泄，提示其有助于恢复和改善肝脏的正常解毒排泄功能。此外，本方还能明显缩短正常小鼠和四氯化碳中毒小鼠戊巴比妥钠的睡眠时间，提示六味地黄水煎剂可能具有酶诱导作用。[谢卓丘，朱晓春，刘国卿.六味地黄煎剂对小鼠实验性肝损伤的保护作用.中国药科大学学报,1989,20（6）：351]

应用六味地黄汤加味，观察豚鼠庆大霉素耳中毒的防护作用，结果发现服用本方的动物全身状况比对照组为佳，听觉功能受损程度较轻，耳廓反射阈值提高较少，耳蜗微音器电位（CM）与听神经动作电位（N1）下降程度低于对照组。从内耳听觉功能测定结果亦证明本方能明显减轻硫酸庆大霉素的耳毒性。[阚天秀.六味地黄汤加味对实验性耳中毒的防护作用.中成药研究,1990,12（9）：26]还有人通过观察听觉细胞和前庭部分的病理变化，研究本方对硫酸庆大霉素造成的豚鼠听觉损害的保护作用，发现六味地黄丸加鸡血藤、生甘草的水煎浓缩液，能部分减轻庆大霉素对豚鼠内耳听觉和前庭的毒性作用。[庄剑青，张美莉，曾兆麟，等.六味地黄汤加味预防豚鼠庆大霉素内耳毒性的研究.中国中药杂志,1992,17（8）：496]

选出具正常性动周期的雌性大鼠 45 只，随机分为 3 组：治疗组（雷公藤多苷与六味地黄丸联合应用）、对照组（雷公藤多苷组）、空白组，均喂养 30 天后解剖。结果治疗组与对照组比较性动周期延长，雌、孕激素水平增高，雌性生殖器官重量增加，bax、p53 和 fas 表达上调不明显，与空白组比较无明显差异（$P > 0.05$）。卵泡数量增多，卵泡成长过程活跃，成熟卵泡多，体积大，颗粒细胞层次多，卵泡液含量多；黄体数量多，发育良好，卵母细胞透明带（ZP）未见明显改变。提示六味地黄丸可颉颃雷公藤致雌鼠生殖系统的不良反应。[张宏博，刘维，房丹，等.六味地黄丸颉颃雷公藤对雌鼠生殖系统影响的实验研究.辽宁中医杂志,2007,34（9）：1325–1326]本方对大鼠肝微粒体代谢酶

P450 活性具有一定的诱导作用。［魏玉辉，秦红岩，段好刚，等．六味地黄丸对大鼠肝微粒体代谢酶 P450 活性的影响．中国医院药学杂志，2008，28（19）：1665－1668］

9. 抗衰老 以 D－半乳糖致亚急性衰老小鼠为模型，同时给予六味地黄汤治疗，6 周后以全面观察六味地黄汤对运动能力的影响及机制。结果六味地黄汤能有效延长衰老小鼠的游泳力竭时间、提高衰老小鼠的学习记忆成绩，不同程度提高衰老小鼠心、脑、骨骼肌中的 SOD、Na^+，K^+－ATP、Ca^{2+}，Mg^{2+}－ATP 酶活性，降低心肌细胞、骨骼肌细胞内 Ca^{2+}、MDA 含量。［刘萍，丁玉琴，王爱梅，等．六味地黄汤对 D－半乳糖致衰老小鼠运动能力的影响．中国医药导报，2008，5（11）：16－18］

10. 对内分泌的调节作用 肾阴虚模型小鼠在服用药物 1 周后，取血测定血浆促肾上腺激素释放激素（CRH）、促肾上腺激素（ACTH）、皮质酮（CorT）含量。结果六味地黄汤生物制剂可明显降低肾阴虚模型小鼠血浆 CRH、ACTH、CorT 含量水平，与传统六味地黄汤组有显著性差异（$P < 0.05$）。结论是六味地黄汤生物制剂对肾阴虚模型小鼠下丘脑－垂体－肾上腺（HPA）轴有明显的调节作用，其作用优于传统的六味地黄汤。［王德秀，胡旭光，臧建伟，等．六味地黄汤生物制剂对肾阴虚小鼠 HPA 轴的调节作用研究．陕西中医，2008，29（3）：374－375］

另外有报道：去卵巢手术处理可以增强大鼠吗啡镇痛耐受的形成，给予六味地黄丸具有逆转作用。六味地黄丸调节 ERα 基因在去卵巢大鼠脑组织中的表达，有类雌激素样作用，提示六味地黄丸可能通过调节下丘脑－垂体－性腺轴的功能影响吗啡镇痛耐受。［李小艳，刘涛．六味地黄丸对去卵巢雌性大鼠吗啡耐受性的影响．同济大学学报（医学版），2008，29（2）：24－27］

11. 改善脑发育 采用怀孕小鼠被动吸烟复制宫内发育迟缓模型，动物随机分为 3 组，分别给予蒸馏水、黄芪和六味地黄汤，于孕 19 天处死母鼠，计数总胚胎数、活胎数、吸收胎数、死胎数，称量活胎体质量和脑质量，观察胎鼠大脑显微结构和细胞凋亡情况。结果，被动吸烟可使孕鼠死胎数、吸收胎数增加，仔鼠脑发育迟缓，脑内细胞凋亡较正常仔鼠增加；黄芪、六味地黄汤能减少死胎、吸收胎数，增加仔鼠体质量与脑质量，一定程度改善脑发育，减少凋亡细胞数，与模型组差异有显著性（$P < 0.05$），且六味地黄汤组优于黄芪组，比较差异有显著性（$P < 0.05$）。［蔡光先，刘柏炎，陈奕亮．六味地黄汤对宫内发育迟缓胎鼠脑发育的影响．中华中医药杂志，2007，22（9）：642－644］

12. 对六味地黄丸及其不同制剂药理作用的比较研究 有人对本方冲剂与丸剂的药理作用进行了比较，观察指标有：①对麻醉猫血压、心率、心电图的影响；②对大鼠肾上腺内维生素 C 含量的影响；③对小鼠耐疲劳能力的影响（游泳试验）；④对小鼠血中碳末廓清率的影响。结果表明：上述两种剂型均能明显降低麻醉猫血压，以冲剂作用为强；两者对心率、心电图皆无影响。两种剂型皆可明显降低大鼠肾上腺内维生素 C 含量，明显增强小鼠耐疲劳能力。冲剂能明显提高小鼠对碳末的吞噬指数，而同剂量的丸剂则作用不明显。[赵树仪，周连发，祝君梅，等．六味地黄冲剂与六味地黄丸药理作用比较．中草药，1991，22（4）：165－167] 又有人观察了六味地黄冲剂、丸剂和汤剂对肾阴虚患者血液中部分指标及临床疗效差异，结果发现，肾阴虚患者血液中 cAMP、Zn^{2+}、Cu^{2+} 含量明显高于正常人。用六味地黄冲剂、汤剂、丸剂治疗的肾阴虚患者，血液中 cAMP、Zn^{2+}、Cu^{2+} 含量均明显降低，临床肾阴虚症状明显改善，三种剂型效果相同。[朱秀英，何树庄，徐凯建，等．六味地黄冲剂与六味地黄汤、丸剂对肾阴虚病人血液中部分指标及临床疗效的对比研究．中药药理与临床，1995，（3）：44]

【临证提要】 本方系将《金匮要略》的肾气丸，减去肉桂、附子所组成。原著用于治小儿肝肾阴虚不足之证，今用通治成人、小儿肝肾阴虚不足诸证。本方所治诸证均为肝肾阴虚所致，方中熟地黄滋肾阴，益精髓为君药。山茱萸酸温滋肾益肝，涩精补气；山药滋肾补脾，清虚热于肺脾，二药同为臣药。君臣相协，共成三阴并补以收补肾治本之功，而且兼具养肝补脾之效。本方配伍的另一特点是"补中有泻"，即泽泻配伍熟地黄而泻肾降浊，并防熟地黄滋腻敛邪；牡丹皮泻君相之伏火，凉血退蒸，配伍山茱萸以泻肝火；茯苓渗脾中湿热而通肾交心，配伍山药而渗脾湿，防山药敛邪。三药相合，一则渗湿浊，清虚热；二则制约上述滋补之药的副作用，此即所谓"三泻"，或称"三开"。如此配伍，虽是补泻并用，但是配"泻"是为防止滋补之品产生滋腻之弊，实际还是以补为主。再从本方"补"与"泻"的用药量来看，"三补"的用量大于"三泻"的用量，这也说明本方以滋补为主。六经备治而功专肾肝，寒燥不偏而兼补气血。本方配伍严密，熟地黄与泽泻主要入肾经一补阴一泻热；山茱萸与牡丹皮主要入肝肾经，一温一寒；山药和茯苓均入脾经，一涩一渗。补和泻、温和寒、涩和渗等药的性质、作用虽然相反，但经参伍配合后，疗效都能统一起来，发挥相互协同的作用，使本方既不寒也不温；既不腻也不燥，配伍精当，疗效甚佳。

本方六药合用，三补三泻，以补为主；三阴并补，以补肾阴为主。且补中有泻，寓泻于补，使滋补而不留邪，降泄而不伤正，相辅相成，是通补开合之剂，以治肾阴不足之证。原方主治小儿的五迟证（立迟、行迟、发迟、齿迟、语迟，即发育不良），现代广泛用于肾阴亏虚的各种证候，以腰膝酸软、五心烦热、颧红潮热、舌红少苔、脉细数为辨证要点。临证时当随证加减：阴虚火盛，骨蒸潮热者，加知母、黄柏以加强清热降火之功；阴虚血热，崩漏下血者，合二至丸以凉血止血；阴虚阳亢，头晕目眩者，加石决明、龟板以平肝潜阳；肾府失养，腰膝酸软者，加怀牛膝、桑寄生益肾壮骨；肾虚不摄，遗精滑泄者，加覆盆子、煅龙牡以涩精止遗；阴虚肠燥，大便干结者，加玄参、火麻仁以润肠通便；脾虚不运，纳差腹胀者，加白术、陈皮等以防滞气碍脾。

临床常用本方治疗高血压病、冠心病、动脉硬化症、慢性肝炎、肝硬化、慢性肾炎、肾结核、肺结核、神经衰弱、甲状腺功能亢进、糖尿病、尿崩症、功能性子宫出血以及中心性视网膜炎、慢性青光眼等病属肾阴不足者。据现代药理研究证实，本方有较明显的镇静、降压、利尿、降血糖以及改善肾功能等作用。

泻白散

【来源】源于宋·钱乙《小儿药证直诀·卷下·诸方》。

【组成】地骨皮　桑白皮炒各一两　甘草炙一钱

【用法】上锉散，入粳米一撮。水二小盏，煎七分，食前服。

【功用】清泻肺热，平喘止咳。

【主治】小儿肺盛气急喘嗽。

【方解】方中桑白皮甘寒入肺，清泻肺热，止咳平喘，又因其不刚不燥，而不伤娇脏，故为君药；地骨皮甘淡而寒，入肺、肾经，既能直入阴分助君药泻肺中伏火，又能清泻肾中虚热以退蒸；君臣相合，清肺火以复肺气之肃降，泻肾热则虚火不致犯肺。炙甘草、粳米养胃和中以培土生金，扶正祛邪，且藉其甘缓之性，既可使君臣清热之力缓留于上，又可使其泻肺之力缓行于下，用为佐使。四药合用，共奏泻肺清热，止咳平喘之功。

【方论】

吴昆："肺火为患，喘满气急者，此方主之。肺苦气上逆，故喘满；上焦有火，故气急。此丹溪所谓'气有余便是火'也。桑白皮味甘而辛，甘能固元气之不足，辛能泻肺气之有余；佐以地骨之泻肾者，实则泻其子也；佐以甘草之健脾者，虚则补其母也。此云虚实者，正气虚而邪气实也。又曰：地骨皮之轻，可使入肺；生甘草之平，可使泻气，故名以泻白。白，肺之色也。"（《医方考》卷二）

汪昂："此手太阴药也。桑白皮甘益元气之不足，辛泻肺气之有余，除痰止嗽；地骨皮寒泻肺中之伏火，淡泄肝肾之虚热，凉血退蒸；甘草泻火而益脾，粳米清肺而补胃，并能泻热从小便出。肺主西方，故曰泻白。"（《医方集解·泻火之剂》）

季楚重："君以桑白皮，质液而味辛，液以润燥，辛以泻肺。臣以地骨皮，质轻而性寒，轻以去实，寒以胜热。甘草生用泻火，佐桑皮、地骨皮泻肺实，使金清气肃而喘嗽可平，较之黄芩、知母苦寒伤胃者远矣。夫火热伤气，救肺之治有三：实热伤肺，用白虎汤以治其标；虚火刑金，用生脉散以治其本；若夫正气不伤，郁火又甚，则泻白散之清肺调中，标本兼治，又补二方之不及也。"（《医宗金鉴·删补名医方论》卷四）

王子接："肺气本辛，以辛泻之，遂其欲也。遂其欲，当谓之补，而仍云泻者，有平肺之功焉。桑皮、甘草，其气俱薄，不燥不刚，虽泻而无伤于娇脏。第用其所欲，又何复其所苦？盖喘咳面肿，气壅热郁于上，治节不行，是肺气逆也。经言：肺苦气上逆，急食苦以泄之。然肺虚气逆，又非大苦大寒如芩、栀、柏辈所宜，故复以地骨皮之苦，泄阴火，退虚热，而平肺气。淮南枕中记载，西河女子用地骨皮为服食，则知泄气而仍有补益之功，使以甘草、粳米，缓桑、骨二皮于上，以清肺定喘，非谓肺虚而补之米也。"（《绛雪园古方选注》卷中）

费伯雄："肺金有火，则清肃之令不能下行，故洒淅寒热，而咳嗽喘急。泻肺火而补脾胃，则又顾母法也。若加黄连，反失立方之旨。"（《医方论》卷四）

张山雷："此为肺火郁结，窒塞不降，上气喘急之良方。桑白、地骨，清泄郁热，润肺之燥，以复其顺降之常。惟内热上扰，燥渴舌绛者为宜。若外感寒邪，抑遏肺气，鼻塞流涕，咳嗽不爽，法宜疏泄外风，开展肺闭者，误用是方，清凉抑降，则更增其壅矣。"（《小儿药证直诀笺正》）

【临床应用】

1. 痘衄 一小儿痘疮衄血，右寸脉数，此肺金有火也，用泻白散而血止，但四肢倦怠，用益元汤而愈。（《保婴撮要》卷二十）

按语 肺主皮毛，肺经热盛，血热妄行，故见痘疱衄血。清泻肺热，施用本方，是为正治。

2. 疱疹性结膜炎 刘某，28岁。自觉右眼涩痛微痒2天。检查：双眼视力正常，右眼大眦部的白睛表层可见3个粟粒样疱疹，并见赤脉围绕，黑睛透明，左眼未见异常，舌红苔黄，脉浮。诊断：疱疹性结膜炎。证属热客肺经。方以泻白散加谷精草、蝉蜕、木贼等，服药4剂而愈。[于永明."泻白散"治疗白睛眼病的妙用.云南中医学院学报，1994，4：41]

按语 白睛为风轮属肺，热客肺经，故本案白睛疱疹，治以泻白散清泻肺热而收效。

3. 单纯疱疹 某女，26岁。发热、咳嗽3天后，鼻孔及口角皮肤黏膜交界处起群集小水疱，灼痒1天。诊见皮疹为针头大小水疱，密集成群，周围红晕，疱液澄清，两侧颌下淋巴结轻度肿大，测体温38.5℃，舌红，苔薄黄，脉浮数。诊断：单纯疱疹，此系外感风热之毒客于肺胃两经，蕴蒸皮肤而生。治宜泻肺清热，解毒消疹。方以泻白散加减：桑白皮、大青叶、板蓝根、金银花各15g，地骨皮、黄芩各10g，甘草5g，水煎服，3剂病愈。[曾庆发.泻白散在皮肤病中的应用.江西中医药，1990，(2) 6：35]

按语 本案单纯疱疹，从"肺合皮毛"立论，针对基本病机"肺经有热"，而投本方加减，故获良效。

4. 盗汗 某男，26岁，工人。患浸润性肺结核，盗汗长期不愈，虽用抗痨药物治疗，但每夜汗出均浸湿被褥及枕巾。由于长期汗出过多，耗伤津液，故而出现口燥咽干，五心烦热，身体消瘦，颧红，舌质红绛，脉细数。处方：桑白皮、地骨皮各30g，生甘草10g，浮小麦50g，水煎服。共服8剂，盗汗即止。[吕学泰.泻白散之扩用.安徽中医学院学报，1986，(1)：33]

按语 肺结核病属中医学"虚劳"范畴，其盗汗一症多由阴虚内热，迫汗外泄所致。又"血汗同源"，故汗多必耗伤津液，损及阴血，更致阴虚。本例所现病证，纯为一派阴虚内热之证。今以桑白皮补虚益气，清泻肺热；地骨皮补正气，降肺中伏火并凉血而除虚热；甘草既能润肺益精，又能养阴血，利百脉；浮小麦敛汗益气，去虚热止盗汗。四药合用，则具有补正除热，清肺止汗之功，药证相契，故盗汗得止。

5. 荨麻疹 某女，49岁，职工。患荨麻疹6年余，时发时止，屡经中西药治疗，其效不佳。患者为病所苦，急躁心烦，夜难入睡，某医院诊为"顽固性荨麻疹"，经治疗曾一度痊愈。半年后因迁居新房，室内尚潮湿，数日后全身出现高于皮肤的淡红色片状丘疹，瘙痒难忍，搔之随手增大，尤其四肢为重，遇热加剧，得冷稍减。冬轻夏重，反复 2 年多，又经多方医治，未能彻底消除，至夏天皮疹红赤遍及全身，唇厚如肿，触摸疹块处有灼热感。舌质红，苔薄黄，脉浮数。即以风热挟湿论治。处方：桑白皮、地骨皮各 30g，甘草、苦参各 10g，蝉蜕 20g（捣碎），水煎服。兼忌食鱼虾，鸡鸭牛羊肉及饮酒。二诊：相继服用 12 剂而疹消。为巩固疗效，将原方碾为细末，每次 6g，每日 2 次，开水浸泡服，连服 2 个月。随访 7 年余，虽食海味鸡鸭等肉类，以及过盛夏亦未再复发。[吕学泰. 泻白散之扩用. 安徽中医学院学报，1986，(1)：33]

按语 荨麻疹一症，中医学多以"瘾疹"名之。其病因颇多，但就本例而言，始因外受湿邪，后于盛夏乘凉复感风热之邪，湿热相搏，故出现本症。泻白散中之桑白、地骨二皮，从"肺合皮毛"之理、"以皮行皮"之意清肺泻火，复加泻湿热祛风之苦参，以及祛皮肤风热之蝉蜕，相得益彰，药力尤宏，故收长效之功。

6. 鼻出血 某男，27 岁，农民。鼻衄反复发作 4～5 年，多在春秋天气干燥或过劳而饮水少时发生，鼻衄时发时止，有时 1 日 2～3 次，每次流血约 30～50ml。同时伴有口干鼻燥，头晕，两眼发涩及身热，大便干等症，舌红，脉数。处方：桑白皮、地骨皮各 20g，甘草 15g，白茅根 30g，大黄 3g，水煎服。二诊：连服 3 剂，鼻衄血量大减，身热退，大便变软，余症如前，原方又服 5 剂，脉平舌淡，诸症悉除。为防以上诸症复发，将原方碾为细末，每次 6g，早晚各 1 次，以开水泡服，连服月余停药，随访已 3 年，未再复发。

[吕学泰. 泻白散之扩用. 安徽中医学院学报，1986，(1)：33]

按语 鼻为肺窍，肺中蕴热，阳络被伤，血热妄行，上循其窍而衄血。景岳云："衄血虽多由火，而惟阴虚者为尤多。"本例据其症即是阴虚热炽所致。故用桑白皮清泻肺热；地骨皮、白茅根、生甘草清热凉血；大黄苦降泻火，导热于大肠之外。肺与大肠相表里，肺又合皮毛，故投予泻白散加味而肺热得清，脉静身凉而鼻衄止。

7. 鼻衄 肺开窍于鼻，肺热上扰，鼻络损伤则为鼻衄，可用泻白散化裁治疗。胡荣报道：应用泻白散加味治疗鼻衄 20 例。治愈（鼻衄止，临床症状消失，随访半年以上未再复发者）13 例；有效（鼻衄止，临床症状显著改善，好转后又有少量鼻衄，经服上药后又止者）7 例，一般 3 剂即可止血。处方：桑白皮 10g，地骨皮 10g，粳米一小撮，甘草 6g。加减：阴虚肺燥者，加沙参、麦冬、玉竹、桑叶；肺热壅盛者，加黄芩、生地黄、石膏；胃火炽盛者，加生大黄、黄连、石膏；肝火犯肺者，加栀子、黄芩、牡丹皮、生大黄；血热者，加生地、牛膝、牡丹皮、白茅根、侧柏叶；气阴两虚者，加西洋参、山药、生地黄、大枣。每日1剂，水煎分2次温服。[胡荣. 加味泻白散治疗鼻衄. 湖北中医杂志, 1997, 19 (4)：35]

8. 小儿咳嗽　咳嗽为呼吸道黏膜受到病理性分泌物或从外界吸入的异物刺激时的一种保护性反射动作，为呼吸系统感染常见症状。咳嗽是小儿肺部疾患中最常见的一种证候。咳嗽一证，一年四季均可发病，但以冬春季为多发。小儿肌肤娇嫩，脏器薄弱，卫外功能不足，每遇外界气候寒热变化，更易造成肺失宣肃，引起咳嗽。高庆华报道：应用加味泻白散治疗小儿咳嗽250例，就诊1次（服药2剂）治愈者197例，1次治愈率78.8%；就诊2次（服药4剂）治愈者30例，占就诊人数的12%；就诊3次以上好转者23例，占就诊人数的9.2%；无一例无效，总有效率为100%。处方：炙桑白皮、地骨皮、生甘草、生知母、川贝母、桔梗、黄芩、薄荷。根据患儿年龄大小调整剂量，水煎频服。痊愈：咳嗽、发热（或不发热）、咽红喉哑、呼吸急促、头痛、疲乏无力、哭闹烦躁、食欲下降等症状消失，舌苔，指纹（或脉象）恢复正常。双肺听诊干性和（或）湿性啰音消失，呼吸音清晰；好转：咳嗽较前明显减轻，无发热，咽不红或稍红，精神较前好转，不烦躁，食欲增加，舌苔、指纹基本正常，双肺呼吸音粗糙，未闻及干湿性啰音。[高庆华. 加味泻白散治疗小儿咳嗽250例疗效观察. 陕西中医学院学报, 2002, (3)：40]

曾小勇报道：以本方合茅根汤治疗43例小儿咳嗽，药物组成：桑白皮6g，地骨皮8g，杏仁5g，黄芩4g，白茅根10g，莱菔子10g，瓜蒌仁3g，前胡6g，胆南星3g，生甘草3g。3剂为1疗程。结果：痊愈40例，占93%；好转2例，占5%；无效1例，占2%；总有效率为98%。服药最短2天，最长4天。[曾小勇. 加味泻白散合茅根汤治疗小儿咳嗽（附43例临床疗效观察）. 江西中医药, 1994, (2)：41]

刘凤琴等报道：小儿上呼吸道感染热退后咳嗽在临床上颇为常见，采用泻白散治疗该病35例。处方：桑白皮10g，地骨皮10g，生甘草5g，粳米（可用食用大米代）一汤勺。加水100ml，煎至50ml，取汁。再煎1次，2次药液混合，1天分5~6次均匀服下，3天为1个疗程。服药期间停用一切抗生素及其他药物。另外35例为对照组，给予口服复方甘草合剂，按不同年龄、不同剂量，按时服下，两组均治疗2个疗程。结果：治疗2个疗程后，治疗组治愈 12 例，显效 10 例，有效 10 例，无效 3 例，总有效率为 91.4%。对照组治愈 6 例，显效 7 例，有效 13 例，无效 9 例，总有效率为 81.3%。[刘凤琴，刘凤麒. 泻白散治疗小儿热退后咳嗽 35 例疗效观察. 天津中医药，2008，25（1）：80]

9. 小儿久咳 咳嗽是儿科呼吸道疾患的常见症状。久咳是指经久不愈的咳嗽，可表现为干咳少痰，或咳而多痰，或有发热、气促、咽部充血、扁桃体肿大等。久咳则气津耗损，肺气大伤，必损及脾胃功能，造成本虚标实之证。临床上可用加味泻白散泻肺中之伏火而消郁热，配合胸腺素增强机体免疫功能以扶正。气促者，加苏子、款冬花；痰多者加法半夏；纳差者加山楂；便秘者加冬瓜仁。徐氏以本方加鱼腥草、杏仁、紫菀、浙贝、僵蚕、桃仁治疗小儿久咳 56 例，结果痊愈 38 例，好转 15 例，无效 3 例，总有效率为 94.6%。[徐雯. 加味泻白散为主治疗小儿久咳 56 例. 实用中西医结合杂志，1997，（3）：239]

10. 小儿咳嗽变异型哮喘 孙彦敏等报道：应用泻白散加味治疗本病 64 例，并与应用酮替芬、茶碱缓释片治疗 56 例进行对照观察。治疗组予泻白散加味。药用：生黄芪 15g，桑白皮 20g，地骨皮 15g，黄芩 10g，葶苈子 10g，赤芍 20g，蝉蜕 10g，薄荷 6g，地龙 10g。加减：痰多加莱菔子、苏子；内热甚加生石膏；大便干加生大黄。10 日为 1 疗程，1 疗程后统计疗效。对照组予酮替芬和茶碱缓释片，连用 10 日。结果，治疗组 64 例，显效 36 例，占 56.3%；有效 26 例，占 40.6%；无效 2 例，占 3.1%。总有效率 96.9%。对照组 56 例，显效 21 例，占 37.5%；有效 27 例，占 48.2%；无效 8 例，占 14.3%。总有效率 85.7%。两组总有效率比较有显著性差异（$P < 0.01$），治疗组疗效优于对照组。[孙彦敏，白占青，侯静宇. 泻白散加味治疗小儿咳嗽变异性哮喘 120 例疗效观察. 河北中医，2006，28（7）：534]

11. 小儿肺炎 本病临床表现为发热，咳嗽，气急，舌质红，苔薄黄或薄白，偶有白腻，脉浮数。查双肺有干湿啰音，X 线摄片示肺门阴影增大模糊。辨证属肺有伏火者，可用泻白散加减治疗。如见微发热，面白自汗或无汗，口不渴，舌淡红，舌苔薄白等表寒征象尚存者，加黄芪、防风、细辛；见烦躁口渴，壮热而喘，涕泪俱无，面红，舌赤，苔黄等里热亢盛征象者，加生石膏、葛根、知母、前胡；痰多气逆，舌苔白腻者，加法半夏；神倦、高热、舌红少苔等属气阴两伤者，加入党参、麦冬及安宫牛黄丸。张氏用泻白散加桔梗、杏仁、黄芩、茯苓、薄荷、陈皮、枳壳治疗小儿肺炎 50 例，结果：50

例中 49 例，1～3 天体温正常，症状和体征消失，神色、饮食如常；另 1 例治疗 3 天后体温仍高，病情无明显缓解。[张继岚. 泻白散治疗小儿肺炎 50 例. 实用中医内科杂志，1999，13（1）：31]

12. 小儿多汗症　肺合皮毛，肺热外蒸，则为多汗，故小儿多汗症可从肺热论治。黎远征报道：用泻白散加味治疗小儿多汗症 183 例，服药 2 剂而愈者 97 例，占 53%；服药 3 剂而愈者 68 例，占 37.15%；服药 4 剂而愈者 18 例，占 9.83%，总有效率 98% 以上。处方：炒桑白皮、地骨皮、炙甘草、大枣。每日 1 剂，水煎服。加减：口渴喜饮者，加麦冬、芦根；干咳者，加百合、贝母。[黎远征. 泻白散加味治疗小儿多汗症 183 例. 黑龙江中医药，1988，（4）：19]

13. 支气管扩张咯血　任达然等报道：应用泻白散加味治疗支气管扩张咯血 53 例。咯血症状消失者 51 例，服药 5～18 剂。处方：桑白皮 15～20g，地骨皮 10g，血余炭 10g，甘草 5g，粳米 5g，花蕊石 15g，三七粉（吞服）3g。水煎服，每日 1 剂。加减：伴风热表证者，去地骨皮，加桑叶 10g，菊花 10g，牛蒡子 10g；兼燥火者，酌加沙参 10g，麦冬 10g，天花粉 10g；兼痰热者，加鱼腥草 15～30g，炒黄芩 10g，浙贝 10g；木火刑金者，加黛蛤散（包）15～20g，栀子（炒）10g；大便秘结者，加生大黄（后下）5～10g。[任达然. 泻白化血汤治疗支气管扩张咯血 53 例临床体会. 北京中医杂志，1985，（5）：11]

14. 支气管哮喘　支气管哮喘是因过敏原或其他因素引起的支气管反应性增强，导致气管平滑肌痉挛，黏膜肿胀，分泌物增加，支气管腔狭窄，临床上以发作性呼吸困难和哮鸣性呼吸为特征的疾病，是常见的呼吸系统变态反应性疾病，具有反复发作、缠绵难愈的特点。本病属中医学"哮证"、"喘证"范畴，一般认为本病病因为内有伏痰复感外邪，先天不足、脾肾两虚。本病可由伤风感冒、气候骤变、饮食失节、精神情绪变化以及过度疲劳等多种因素诱发，病机上主责于痰，其标在肺，又与气郁、血瘀密切相关。临床过程分为缓解期和发作期。贲子明等报道：应用泻白散加味治疗火郁型支气管哮喘疗效较好。其中形气实者处方：桑白皮 25g，地骨皮 25g，天花粉 25g，百合 25g，天冬 15g，麦冬 15g，生地黄 25g，熟地黄 25g，浮小麦 15g，稻根 15g，甘草 7.5g。每日 1 剂，水煎服。火盛刑金吐血者处方：桑白皮 15g，地骨皮 15g，知母 15g，款冬花 15g，杏仁 15g，苏子 15g，仙鹤草 15g，生石膏 25g，天花粉 20g，生地黄 20g，瓦楞子（煅）40g，生牡蛎 40g，白茅根 40g，藕节 30g，甘草 7.5g，三七粉 5g（分 2 次冲服）。[贲子明. 哮喘治疗. 辽宁中医杂

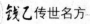

志，1984，（1）：48]

15. 咳嗽 杜昌华报道：应用泻白散合黛蛤散加减治疗肝火犯肺型咳嗽 30 例。显效 28 例，有效 1 例，无效 1 例。处方：桑白皮 9 ~ 15g，黛蛤散9 ~ 15g，地骨皮 15 ~ 30g，桑叶 9g，牡丹皮 9g，知母 9g，枇杷叶 9 ~ 20g，黄芩 9 ~ 12g，当归 9 ~ 12g，蝉蜕 6 ~ 9g，生甘草 6 ~ 9g。加减：大便干者，加生决明子 30g，当归加大剂量为 12 ~ 16g；有瘀血者，加侧柏叶 20g，功劳叶 20g，百部 9g；胁痛者，加旋覆花 9g。每日 1 剂，水煎分早晚 2 次服，5 日为 1 个疗程。[杜昌华. 桑丹泻白散加减治 30 例肝火犯肺咳嗽的临床观察. 新中医，1987，（4）：24]

16. 小儿间质性肺炎 间质性肺炎是包括特发性弥漫性间质性肺纤维化症、脱屑性间质性肺炎、肺含铁蛋白核黄素沉着症以及其他肺泡蛋白沉积症。多为亚急性与慢性过程，急性者少见。多见于婴幼儿，常合并感染。临床表现为：发热、咳嗽、咯脓痰、气急、青紫，听诊可闻及捻发音，X 线类似支气管肺炎。本病属中医学"咳喘"、"肺炎喘嗽"等范畴，临床常辨证为：痰热恋肺、气阴两虚、肺脾两虚、肺阴不足。陈底根等报道：用泻白散合止嗽散治疗小儿间质性肺炎痰热恋肺型 20 例。治疗 10 ~ 14 天后，痊愈 14 例，好转 6 例。处方：桑白皮、地骨皮、甘草、粳米、白前、紫菀、桔梗、橘红。每日 1 剂，水煎服。[陈德根. 清热化痰法治疗小儿间质性肺炎20例. 上海中医药杂志，1992，（11）：21]

17. 感染性胸膜炎 林俊辉报道：运用加味泻白散治疗本病 50 例。肺部 X 线摄片示：肋膈角见少许粘连 12 例，肋膈角变钝或消失 34 例，胸腔中等量积液 3 例，大量积液 1 例。处方：桑白皮 15g，地骨皮 15g，黄芩 12g，瓜蒌 15g，桔梗 10g，葶苈子 15g，薏苡米 30g，元胡 12g，桃仁 10g，红花 6g，甘草 3g。并随证加减。结果：显效 33 例，好转 15 例，无效 2 例，总有效率为 96%。[林俊辉. 加味泻白散治疗感染性胸膜炎50例. 实用中医内科杂志，1996，10（3）：12]

18. 肺癌合并感染后咳嗽 陈强松等报道：将 62 例本病患者随机分成两组，治疗组 32 例应用泻白散加味治疗，对照组 30 例应用复方甘草合剂、磷酸可待因。结果：治疗组与对照组总有效率分别为 81.2%、60.0%（$P <$ 0.01）；治疗组与对照组咳嗽明显改善天数（天，$x \pm s$，下同）分别为（5.6 ± 2.4）天、（8.9 ± 1.1）天（$P < 0.01$）。说明泻白散加味对提高患者的生活质量及延长生存期具有一定意义。[陈强松，欧武，黄伟章. 泻白散加味治疗肺

癌并感染后咳嗽 32 例临床观察. 中华实用中西医杂志，2007，20（3）：236 – 237]

19. 口辣 口辣是指口中终日泛有辣味的一种自觉症状，常令患者心中烦恼，痛苦异常。口辣一症，比较少见。辨证依据采用中医基础理论中五行分类的方法。就是把五味分别归属于五脏，即肝味酸，心味苦，脾味甘，肺味辛，肾味咸。故口中辣味的产生，实际是肺脏有病反映于口的见证，多属肺热为患。故治疗以清泄肺热为主，临床可应用泻白散加减治疗。马万千报道：泻白散加味治疗口辣 2 例，疗效满意。典型病例：患者精神抑郁，呃逆频作。自诉口中有辣味伴心烦易怒，大便干燥 2 日未行，舌质红，苔薄黄，脉弦。处方：桑白皮 20g，地骨皮 12g，生甘草 10g，黄芩 10g，栀子 10g，青黛 10g，枇杷叶 15g，代赭石 30g，牡丹皮 10g，枳壳 10g。水煎分早晚 2 次服，每日 1剂。3 剂后，口中辣味较前好转，心烦易怒减轻，呃逆已除，大便正常，舌质红，苔白，脉弦。但觉口中微渴，继用上方去青黛、代赭石，加麦冬 10g，知母 10g，继服 10 剂痊愈，嘱调情志，忌食辛辣油腻，1 年后随访未复发。[马万千. 泻白散加味治疗口辣 2 例. 实用中医内科杂志，2002，（2）：89]

【现代研究】

1. 抗病原微生物作用 君药桑白皮煎剂对金黄色葡萄球菌、伤寒杆菌、福氏痢疾杆菌有抑制作用，对须发癣菌也有抑制作用。臣药地骨皮煎剂对伤寒及甲型副伤寒杆菌、福氏痢疾杆菌有较强的抑制作用，对结核杆菌为低效抑菌，对流感亚洲甲型京科 68 – 1 病毒株有抑制作用。佐药甘草所含甘草酸钠体外对金黄色葡萄球菌、结核杆菌、大肠杆菌、阿米巴原虫、滴虫均有抑制作用；同时甘草酸类化合物通过对多种病毒颗粒的直接作用和诱生干扰素、增强 NK 细胞和巨噬细胞的活性等活化宿主免疫功能的间接作用而发挥广谱抗病毒作用，尤其是对艾滋病毒、单纯疱疹病毒、水痘 – 带状疱疹病毒等疗效确切。甘草多糖对水疱口炎病毒、I 型单纯疱疹病毒、牛痘病毒有抑制作用；甘草酸能抑制柯萨奇病毒、腺病毒、合胞病毒；甘草酸单胺能灭活 HIV；甘草甜素除对上述病毒有抑制作用外，还对肝炎病毒有抑制作用。

2. 解热、镇静、止咳作用 君药桑白皮有降温及镇静作用；桑白皮及氯仿提取物均有镇咳作用，碱提取物有祛痰作用；乙醇提取物有乙酰胆碱样作用，能解除支气管平滑肌痉挛，具有平喘作用。臣药地骨皮有显著的解热作用，其作用相当于氨基吡林、奎宁以外的其他合成的解热镇痛药。甘草有抗惊厥和镇痛作用，甘草通过兴奋下丘脑 – 垂体 – 肾上腺皮质轴而产生皮质激素样作用，因而具有明显的解热作用；甘草合剂及甘草浸膏能覆盖发炎的咽部黏膜，缓和炎症刺激，从而发挥镇咳作用，同时还能促进咽喉、支气管黏膜分泌，使痰容易咳出而呈祛痰镇咳作用；甘草还有解痉、平喘作用。马少丹等用 SD 大鼠 60 只，随机分为 5 组：空白组，模型组，新泻白散高、中、低剂量治疗组，经静脉注射油酸复制急性呼吸窘迫综合征模型后，进行灌胃给药（空白与模型组则给生理盐水），连续给药 7 天，观察新泻白散对各组大鼠血清中 PO_2 和 PCO_2、超氧化物歧化酶（SOD）活力及丙二醛（MDS）含量变化、肿瘤坏死因子-α(TNF-α)、白细胞介素 6（IL-6）含量、肺湿干重比、肺组织病理形态的影响。结果表明新泻白散中、高剂量组均能明显改善血清 PO_2 和 PCO_2、SOD 活力及 MDA 含量变化、TNF-α、IL-6 含量、肺组织病理形态等各项指标。因此，新泻白散治疗急性呼吸窘迫综合症的作用机制可能是通过阻断或抑制 TNF-α 大量产生释放，增强体内抗自由基能力和缓解脂质过氧化来实现的。[马少丹，游世晶，阮时宝，等. 新泻白散对急性呼吸窘迫综合征的作用机制实验研究. 光明中医，2007，22（3）：73-75]

3. 对心血管及血液流变学的影响　君药桑白皮有降血压作用，对心脏有轻度的抑制而使心动过缓，同时还有利尿作用，并伴 Na^+、K^+、Cl^- 排出量增加，这可有利地减轻心脏的前后负荷。臣药地骨皮除通过作用于中枢外还可阻断交感神经末梢，有明显的降血压作用；地骨皮氯仿提取物对血管紧张素 I 转化酶有抑制作用，枸杞环八肽 A、B 对肾素和血管紧张素 I 转化酶也有抑制作用，其所含枸杞素 A、B 有抗肾上腺皮质激素和肾素的作用；地骨皮在降低血压的同时可减慢心率，心电图可见 PR 间期延长，T 波降低。佐药甘草有抑制血小板聚集、抗血栓形成、降血脂、防止动脉硬化、抗心律失常作用；甘草还有血管紧张素 II A$_1$ 受体激动剂样作用，能缩小心肌梗死的体积。

【临证提要】　本方配伍特点在于其既不是清透肺中实热以治标，也不是滋阴润肺以治本，而是清泻肺中伏火以消郁热，乃针对小儿"稚阴"素质，兼顾肺为娇脏而立法用药。方取桑白皮、地骨皮较为平和之品，而避芩、连之苦燥伤阴，且有粳米、甘草养胃益肺，使金清气肃，以平喘咳，有标本兼顾之妙。考钱氏原书所载，本方既治肺之实热证，又治肺之虚热证。如钱氏云："肺盛者，咳而后喘，面肿欲饮水，有不饮者，其身即热，以泻白散泻之（……有肺虚者，咳而硬气，时时欲长出气，喉中有声，此久病也，以阿胶散补之）。"又云："肺虚热，唇绛红色……虚热少用泻白散。"何以一方既可治疗实热证，又可治疗虚热证？盖因原方为治疗小儿疾病而制，而钱氏认为"小儿脏腑柔弱，易虚易实"，又曰："小儿脏腑柔弱，不可痛击"。故其遣药组方，从不单纯攻邪，而常于祛邪之中伍以扶正之品，使其祛邪而不伤正，此即钱氏创制泻白散之本旨。因此，本方所治之证，应以肺热不太盛，阴液不太伤的喘咳较为恰当。

本方为肺热喘咳证而设。临床以喘咳气急，皮肤蒸热，舌红苔黄，脉细数为证治要点。现代常用于治疗小儿麻疹初期、肺炎或支气管炎等辨证属肺伏火郁热者。本方以桑白皮为君，是因本方证为肺中伏火郁热，致肺气壅盛，肺失宣肃。用桑白皮清泻肺热而利肺气，使肺气宣降有序，正如《医宗金鉴·删补名医方论》卷四所述："桑白皮质液而味辛以泻肺"。可见，桑白皮不仅可以清泻肺热，平喘止咳，而且善治肺中伏火、肺气壅盛，而且质润不燥，泻肺气而不伤娇脏，尤适于小儿稚阴之体，故用为君药。钱氏曰本方主治"小儿肺盛"；《医方集解·泻火之剂》用本方治疗"肺火"，其临床表现一般有"皮肤蒸热，洒淅恶寒，日晡尤甚，喘嗽气息"等。本方证喘嗽是肺热而肺气上逆所致，与闭郁咳喘、气急鼻扇的痰浊壅塞之证有轻重之别，本方证的病机特点在于肺热不著，阴伤亦轻。

阿胶散

【来源】源于宋·钱乙《小儿药证直诀·卷下·诸方》。

【组成】阿胶一两五钱，麸炒　黍黏子炒香　甘草炙各二钱五分　马兜铃五钱，焙　杏仁七个，去皮尖炒　糯米一两，炒

【用法】上为末。每服一二钱，水一盏，煎至六分，食后温服。

【功用】养阴补肺，宁嗽止血。

【主治】小儿肺虚气粗喘促。

【方解】方中阿胶滋阴润燥，养血止血为君药；马兜铃清肺化痰，降气平喘，牛蒡子疏散风热，解毒利咽为臣药；杏仁降肺气，止咳平喘，糯米、甘草补脾益肺，培土生金而保肺为佐药。诸药相合，既可润肺补虚，又能清肺解毒，宁嗽止血，对于肺阴虚有热，久咳不已而痰黏不易咯出，或痰中带血者，无论小儿或成人均可用之。

【方论】

吴昆："肺虚有火，嗽无津液，咳而哽气者，此方主之。燥者润之，今肺虚自燥，故润以阿胶、杏仁。金郁则泄之，今肺中郁火，故泄以兜铃、黏子。

土者，金之母，虚者补其母，故入甘草、糯米，以补脾益胃。"（《医方考》卷二）

程应旄："痰带红线，嗽有血点，日渐成瘰。缘肺处脏之最高，叶间布有细窍，气从此出入，呼吸成液，灌溉周身，所谓水出高源也。一受火炎，吸时徒引火升，呼时并无液出，久则肺窍俱闭，喉间或痒或疮，六叶遂日焦枯矣。今用阿胶为君者，消窍瘀也；用杏仁、大力子者，宣窍道也；用马兜铃者，清窍热也。糯米以补脾，母气到，肺自轻清无碍矣。"（《古今名医方论》卷四）

汪昂："此手太阴药也。马兜铃清热降火；牛蒡子利膈滑痰；杏仁润燥散风，降气止咳；阿胶清肺滋肾，益血补阴。气顺则不哽，液补则津生，火退而嗽宁矣。土为金母，故加甘草、粳米以益脾胃。"（《医方集解·补养之剂》）

汪绂："治肺虚火嗽而无津液且气哽者。意重润肺泻火，然泻肺之药居多矣。但制方有法，则能用泻以成其补。阿胶甘咸黏润，能滋肺金之阴，而固其收敛之气，虽不酸而可与酸同用，且可以滋胜，肺液已枯，则宜胶以滋之；妙以文蛤粉之酸涩，又以助其敛固。阿胶难真，好黄明胶亦可代之。马兜铃苦辛，苦泄逆气，辛泻肺邪，其形似肺之下垂，而开裂向下，故有清热降火之能。牛蒡子味辛，而功专泻肺，然能利膈滑痰，解咽喉间热毒。杏仁甘苦辛，泄逆泻邪，而亦能滋润，且以软坚去哽，兼可宁心。甘草则补土以生金，且以和阴阳，使虚火自平。不用参、芪者，火方上逆，不欲骤益其气也。粳稻甘而晚稻又微酸，此亦补土生金，而性味冲和，且能助阿胶、文蛤之敛。此因肺气本不甚虚，而阴阳偏胜，气热上逆，遂成虚火，以致津液枯涸者而设，故滋润之意居多，不拘一于敛固，惟欲降其逆而平其阴阳也，要其功则归于补肺。"（《医林纂要探源》卷四）

【临床应用】

1. 支气管扩张症 某男，30岁，司机，2000年6月2日初诊。反复咳嗽、咯血2年，咯鲜血或为痰中带血，血色鲜红，自感五心烦热，舌质红少苔，脉细数。右下肺闻及细湿啰音，胸部CT提示：支气管扩张。西医诊断：支气管扩张。中医诊断：咯血（肺阴亏虚）。治以养阴润肺，清热止血。方用补肺阿胶汤加味：阿胶（烊化）、山药、北沙参、泡参、墨旱莲、白及各15g，牛蒡子、炙甘草、马兜铃各10g，杏仁、知母、侧柏叶各12g，青黛9g（另包分吞），6剂。二诊：咯血量减少，咳嗽减轻，五心烦热现象消失。原方减侧柏叶、白及，续进12剂而愈。[刘炜. 补肺阿胶汤在呼吸系统疾患中的临床

运用. 黑龙江中医药, 2003,（3）: 29-30]

按语 本案例的病机虽与补肺阿胶汤证基本相合，但本证阴虚内热较重，故加入南北沙参、墨旱莲、侧柏叶等养阴清热止血之品，以切合病机，故收佳效。

2. 小儿久咳 某男，4岁，1976年10月20日初诊。患儿平素易受感冒，此次咳嗽痰多已逾5个月，咳则痰阻不易咯出，曾用中西药物治疗罔效。诊见面色少华，纳谷欠佳，口干喜饮，汗出多，小溲时有短数，大便尚调，舌质红，苔薄润，脉细滑。此是久咳肺气耗损，痰气不顺，治拟钱氏补肺阿胶散加味，处方：阿胶（烊冲）、马兜铃、菟丝子、川石斛、杏仁各9g，甘草3g，牛蒡子6g，糯米（包）30g，川贝母4.5g，4剂。二诊：药后吐痰不少，咳嗽减轻，小溲较长，口渴亦瘥，舌红苔薄，原方加款冬花、南沙参各9g，生地黄12g，4剂。三诊时咳嗽基本已和，再以调补肺胃为主，以麦味地黄合百合固金加减，服7剂而收全功。[倪菊秀. 董廷瑶用补肺阿胶汤治疗小儿肺虚久咳. 中国医药学报, 2004, 19（4）: 219]

按语 此例患儿肺卫素弱，时易感邪。此次咳嗽5个月迁延不愈，已成肺气不足之证。久咳耗肺，肾虚尿频，故喜饮多汗，咳嗽不爽，痰难咯出。痰热灼津，则金水两耗。治拟补肺阿胶汤，滋阴润燥。藉马兜铃吐涌胶痰，且内有糯米可保胃气，再加川贝母清肺止嗽，菟丝子补肾。在痰去气清之下，小溲转长，津液渐复，再以调补肺肾以善其后。

3. 喉源性咳嗽 本病表现为喉头作痒引起干咳直冲而出，呈阵发性连续不断，愈咳而咳声愈趋于干枯气短，饮水含咽后咳可暂缓止，稍呼吸到冷空气及带刺激性气味的气体，或进干燥食物及讲话过多等后又易重作。证属阴虚失润，肺气上逆，故可用补肺阿胶汤加减治疗。印氏治疗本病58例，药用阿胶15g（烊化），马兜铃、杏仁、牛蒡子、桔梗各10g，胖大海6g，百部、白前各10g，甘草6g。每日1剂，连服7天。结果痊愈36例，好转19例，无效3例，总有效率94.83%。[印苏民. 加减补肺阿胶汤治疗喉源性咳嗽58例. 江苏中医, 1999, 20（4）: 18]

史锁芳报道：应用补肺阿胶汤治疗咽痒咳嗽（过敏性、喉源性）226例，有效率96.5%。处方：阿胶珠（蛤炒）10g，牛蒡子10g，杏仁10g，马兜铃10g，生甘草3~5g，蝉蜕6g，桑叶6g，百部（蒸）10g，桔梗5g，金沸草10g，白芍10g，枇杷叶10g，南沙参12g。加减：咽痛者，白芍易为赤芍，加射干、僵蚕；夜咳甚、舌质淡者，加当归；干咳、呕逆者，加桑白皮、赤芍；

闻及异味烟尘则呛咳者，加乌梅；咯痰黏白或黄稠者，加川贝母、蛤壳；初夏喉哽、心烦者，加远志、荷叶；秋令咽干口燥明显者，加麦冬、梨皮；冬令痒咳鼻塞者，加荆芥、紫菀。[史锁芳. 疏风清润镇咳汤治疗痒咳226例. 江苏中医，1996，(1)：11]

4. 小儿干咳　干咳少痰或无痰，部分病例曾有上呼吸道感染病史，经治疗后，其他症状消失，惟干咳未愈或加剧，或呛咳，或咳甚则吐，或咳嗽夜间加剧，或咽痒不适而咳。检查可见咽部黏膜慢性充血，淋巴滤泡增生。胸部X线透视检查无异常，或发现肺纹理增粗。血常规示：白细胞总数正常或下降，中性正常或偏高。中医学认为，本病属于"咳嗽"范畴。该病病位在咽、喉、肺，病理特点为咳久肺气上逆，燥邪伤气伤阴。病机关键为虚实夹杂，表里同病，因此治疗当标本兼治。应用阿胶散治疗临床疗效良好。李莲嘉报道：应用阿胶散加味治疗小儿干咳130例。治愈（服药5剂咳嗽消失）72例，占55.4%；有效（服药6～10剂咳嗽明显减轻，或偶有咳嗽）52例，占40%；无效（服药11剂以上咳嗽无明显减轻者）6例，占4.6%。总有效率95.4%。处方：阿胶10g，牛蒡子10g，炙甘草6g，马兜铃10g，沙参10g，枇杷叶10g，杏仁10g，蝉蜕5g，桔梗5g，百部10g，浙贝母10g，射干10g。加减：干咳欲呕者，加苏子10g，桑白皮10g；呛咳连连者，加黛蛤散10g；咽红充血明显者，加炒黄芩10g，虎杖15g。水煎服，每日1剂，分2次服。服药期间停用其他一切药物，忌食辛辣刺激之品。[李莲嘉. 加味阿胶散治疗小儿干咳130例. 河北中医，1999，(3)：146]

5. 久咳　戴子辰报道：应用补肺阿胶散合麦门冬汤加减化裁治疗肺虚久咳106例。治愈（咳嗽及临床体征消失，2周以上未发作，胸片复查基本正常）58例，占55%；好转（咳嗽、咯痰等临床症状明显减轻）41例，占38%；无效（症状未见改善）7例，占7%。总有效率为93%。处方：党参15g，沙参15g，绞股蓝15g，麦冬15g，半夏5g，炙甘草5g，炙马兜铃10g，牛蒡子（炒）10g，杏仁10g，百部10g，炙紫菀10g，百合10g。加减：痰多色黄质稠者，加鱼腥草30g，冬瓜仁15g，川贝母10g；兼气喘者，加桑白皮10g，地龙10g；肺阴虚干咳无痰者，麦冬增加至21g，半夏减至3g，再加玉竹15g；气虚咳嗽多汗者，加黄芪30g，五味子6g。每日1剂，水煎2次，分3次口服。服药7日为1个疗程，1～2个疗程后复查胸片。[戴子辰. 麦冬补肺汤治疗肺虚久咳106例. 浙江中西医结合杂志，2000，(6)：348]

6. 燥咳　本病以咳呛气逆，干咳少痰，咯痰不爽，咽干口燥为主症，常用补肺阿胶汤滋阴润肺以止咳。任氏用补肺阿胶汤加减治疗本病 34 例，基本方：阿胶 10g（烊化），马兜铃 12g，牛蒡子 12g，杏仁 12g，甘草 10g。若感受凉燥见微寒，鼻塞，头痛，苔薄白质干，加苏叶 15g，炙紫菀 15g，桔梗 10g，荆芥 10g 以疏风温润止咳；感受温燥，见鼻中灼热干燥，身热，舌边尖红，苔薄黄质干，加桑叶 12g，栀子 12g，黄芩 12g，梨皮 12g 以轻宣润燥、清肺止咳；燥热犯肺见高热，气急，加生石膏 20g，知母 20g，鱼腥草 20g 清肺泄热。结果治愈 27 例，好转 5 例，无效 2 例。[任兴有. 补肺阿胶汤加减治疗燥咳 34 例报道. 陕西中医函授，1991，（6）：25]

林晓洁报道：应用补肺阿胶散加减治疗因肺虚燥咳日久不愈的患儿 163 例，163 例中由"感冒"引起者 35 例，"风温"病后演变 27 例，"秋燥"后所致 31 例，咽喉炎 26 例，支气管炎 18 例，喘息性支气管炎及支气管肺炎 21 例，肺结核 5 例，所有病例均为近期急性感染经治疗后处于稳定吸收期。结果：临床症状全部消失 131 例，占 80.4%；临床症状明显好转者 23 例，占 14.1%；无效或病情反加重者 9 例，占 5.5%。总有效率 94.5%。处方：阿胶（烊化兑服）3~12g，马兜铃 3~6g，杏仁 3~6g，牛蒡子 3~6g，糯米（包煎）6~20g，炙甘草 2~5g。加减：口干燥者，加麦冬、玄参、天花粉、芦根、百合等；胸闷气促较明显者，去糯米，加枳壳、瓜蒌皮、薤白、郁金；咽喉疼痛较显者，加射干、桔梗、威灵仙；咳甚胸胁疼者，加郁金、枳实、佛手；喘促者，加前胡、苏子；咯血者，加白茅根、藕节、白及；便秘者，加火麻仁、番泻叶。[林晓洁. 补肺阿胶汤治疗儿童肺虚燥咳. 广东医学，1998，（6）：476]

7. 感冒后咳嗽　本病的特点是均有感冒病史，感冒治愈后，咳嗽反复不愈，咳嗽，咳痰，痰少，或黄或白或黏稠，咽干或咳引胸胁痛，舌苔薄黄或白或干，可用补肺阿胶汤滋阴补肺以疏风邪。以补肺阿胶汤加味治疗感冒后之咳嗽不愈 30 例。本组病例病程 6~45 天，均经多种中西药物治疗而罔效。症见咳嗽，咳痰量少，色黄或白而黏稠，咽干，或咳引胸胁痛，舌苔薄黄或黄厚，或苔白而干，脉细或弦滑等。其中 18 例经胸透检查，除有肺纹理增多外，无其他明显阳性体征。处方：阿胶、马兜铃、牛蒡子、桔梗各 10g，杏仁、枳壳各 6g，甘草 5g，海蛤壳 20g，沙参 15g，知母、瓜蒌各 12g。若咳嗽引胸胁痛者，减阿胶、甘草，加竹茹、丝瓜络；干咳甚、痰中带血者，减枳壳、桔梗，加藕节、百合、百部；久咳、呛咳者，减桔梗、杏仁，加罂粟壳、地龙、五味子；痰黏稠不易咯者，减阿胶、枳壳，加天竺黄、川贝、蜜紫菀。

结果：30 例患者均获痊愈，其中 24 例完全服用中药获愈，6 例服药 1 周后好转，但患者又自行加服抗生素，亦获痊愈。疗程最短 4 天，最长 14 天。[王贻方. 补肺阿胶汤加味治疗感冒后顽咳不愈 30 例. 四川中医，1994，12 (9)：26]

8. 小儿迁延性肺炎 本病表现为面色苍白，咳嗽乏力，晨、晚间或遇风寒加重，食欲不振，低热，口干，舌质红苔白腻或黄腻，使用补肺阿胶汤滋阴补肺，兼疏风邪颇为对证。张氏用补肺汤与阿胶散加减治疗本病 20 例，基本方：党参 15g，黄芪 24g，黄精 9g，阿胶 9g（烊化），五味子 6g，紫菀 9g，桑白皮 6g，马兜铃 6g，牛蒡子 6g，杏仁 9g，麦冬 9g，炙甘草 4.5g。每剂水煎至 50ml，每日剂量：1 岁以下 1/4 剂，1~2 岁 1/2 剂，3~4 岁 2/3 剂，5 岁以上 1 剂，分 3 次服，7 天为 1 疗程。热象重或低热者加金银花、连翘各 10g；纳差加焦三仙各 6g；腹泻者加乌梅 4.5g，赤石脂 10g；汗多易惊加龙骨、牡蛎各 10g。结果痊愈 19 例，无效 1 例，总有效率 95%。[张克芝. 中药治疗小儿迁延性肺炎 20 例. 黑龙江中医药，1997，(1)：31]

9. 小儿咳嗽变异性哮喘 咳嗽变异性哮喘是哮喘的一种特殊形式，它以咳嗽为惟一症状而无呼吸困难及喘息发作，用一般抗生素及止咳剂治疗均无效。对本病证属阴虚燥热，风邪袭肺者，可用补肺阿胶汤滋阴润肺兼疏风邪治疗。周氏用治标方合治本方（补肺阿胶汤）治疗本病 62 例，治标方：南沙参 9g，射干 6g，百部 9g，僵蚕 5g，广地龙 9g，全蝎 5g，五味子 6g，蝉蜕 5g，每日 1 剂；治本方：阿胶 10（烊化），马兜铃、牛蒡子各 6g，杏仁 5g，糯米 15g，甘草 3g，每日 1 剂，连服 1 个月。结果治愈 39 例，好转 18 例，无效 5 例，总有效率 91.9%。[周茵. 中医治疗小儿咳嗽变异性哮喘. 江苏中医，1999，20 (6)：27]

10. 哮喘 哮喘是因过敏原或其他因素引起的支气管反应性增强，导致气管平滑肌痉挛，黏膜肿胀，分泌物增加，支气管腔狭窄，临床上以发作性呼吸困难和哮鸣性呼吸为特征的疾病，是常见的呼吸系统变态反应性疾病，具有反复发作、缠绵难愈的特点。本病属中医学"哮证"、"喘证"范畴。一般认为本病病因为内有伏痰复感外邪，先天不足、脾肾两虚。本病可由伤风感冒、气候骤变、饮食失节、精神情绪变化以及过度疲劳等多种因素诱发，病机上主责于痰，其标在肺，又与气郁，血瘀密切相关，临床过程分为缓解期和发作期。陈开基用补肺阿胶汤治疗哮喘 1 例，取得满意疗效。某女，8 岁。患儿自幼即患哮喘，屡经治疗未能痊愈。每次发作时胸闷气粗，喘促不宁，甚为痛苦。发作频繁时，1 月之内可发作 2 次，每次持续 10 天左右方能缓解，此次因感冒后发病已 5 天。现呼吸急促，喉中有哮鸣音，咳嗽吐少量黄痰，舌质红，苔薄黄，脉细滑数。处方：真阿胶（烊化冲服）10g，杏仁6g，马兜铃6g，牛蒡子10g，炙甘草6g，麻黄6g，石膏10g，款冬花10g。服药 3 剂后，喘促、胸闷减轻，喉中哮鸣声消除，黄苔已去，脉同前，原方去麻黄、石膏，加怀山药 10g，百合 10g，继服 9 剂而愈。4 年后追访未再复发。

某女，8 岁。患儿自幼即患哮喘，屡经治疗未能痊愈。每次发作时胸闷气粗，喘促不宁，甚为痛苦。发作频繁时，1 个月之内可发作 2 次，每次持续10 天左右方能缓解，此次因感冒后发病已 5 天。现呼吸急促，喉中有哮鸣声，咳嗽吐少量黄痰，舌质红，苔薄黄，脉细滑数。用补肺阿胶汤加味：真阿胶10g（烊化冲服），杏仁6g，马兜铃6g，牛蒡子10g，炙甘草6g，麻黄6g，石膏 10g，款冬花 10g，3 剂。二诊：服上方后喘促、胸闷减轻，喉中哮鸣声消除，黄苔已去，脉同前，原方去麻黄、石膏，加淮山药 10g，百合 10g，继服9 剂而愈。4 年后追访未再复发。［陈开基．补肺阿胶散临床运用举隅．黑龙江中医药，1986，4：20］

按语 本案患儿自幼即患哮喘，反复发作，致肺阴亏虚，痰热内郁，治当养阴清肺，止咳化痰。因兼感外邪，故初以本方合入麻杏石甘汤，以表里同治；继则仍宗养阴清肺，止咳化痰之法。数年沉疴，服药 12 剂而愈。

11. 慢性支气管炎 慢性支气管炎是指气管、支气管黏膜及其周围组织的慢性非特异性炎症。临床以咳嗽、咳痰或伴有喘息及反复发作的慢性过程为特征。以老年人多见，患病率随年龄增长而增加。病因复杂，一般认为，在机体抵抗力减弱，气道存在不同程度的敏感性的基础上，有一种或多种外因的存在，长期反复相互作用，可发展为慢性支气管炎。慢性支气管炎属于中医学"咳嗽"范畴。分为外感和内伤两大类。外感咳嗽包括风寒袭肺、风热袭肺、风燥伤肺；内伤咳嗽包括痰湿蕴肺、痰热郁肺、肝火犯肺、肺阴亏耗。陈开基应用补肺阿胶汤治疗慢性支气管炎 1 例，取得满意疗效。

某女，48 岁。咳嗽 10 余年，近 2 年来病情加重。现咳嗽胸部隐痛，多呈持续性干咳，有时吐少量干痰，间或痰中带血，咳嗽以夜间及晨起为甚，咳嗽严重时一夜之间仅能睡 2、3 个小时，伴有身热盗汗，初时曾被怀疑为肺结核，经胸透及肺部摄片排除，舌质红，脉细数。予以补肺阿胶汤加味：真阿胶 15g（烊化冲服），牛蒡子10g，杏仁10g，马兜铃10g，炙甘草6g，淮山药10g，款冬花 10g，桑白皮 10g，地骨皮 10g，3 剂。二诊：药后身热盗汗停止，痰中带血消失，咳嗽胸痛减轻，夜间已能入睡。原方去地骨皮，加熟地黄

10g，百合 10g，继服 12 剂而愈。1 年后因感冒来院就诊，述其咳嗽 1 年来未复发。[陈开基. 补肺阿胶散临床运用举隅. 黑龙江中医药，1986，4：20)]

按语　本案亦属肺阴亏虚，痰热内郁，肃降失常之证，故以补肺阿胶汤加淮山药以培土生金，款冬花、桑白皮、地骨皮以肃肺清热止咳，诸药相合，可清肺养阴，润肺化痰，理气止咳，服药 3 剂即效。二诊肺热渐失，故去地骨皮之清泻，加熟地黄、百合之润养，续服 10 余剂而收全功。

【现代研究】

1. 对免疫功能的影响　该方剂 6 味药中有 5 味药对免疫功能有积极影响。君药阿胶有促进人淋巴细胞转化的作用，能提高机体特异玫瑰花结形成率，提高巨噬细胞吞噬百分率和吞噬指数，对抗氢化可的松对细胞免疫功能的抑制，对自然杀伤淋巴细胞有促进作用，含有阿胶的复方制剂也有上述作用；同时阿胶还有抗辐射损伤、抗疲劳、提高耐寒能力的作用。佐药牛蒡子所含牛蒡子苷元对免疫性肾炎呈现抑制作用，牛蒡子醇提取物可显著提高小鼠淋巴细胞转化率及 ANAE 阳性细胞检出率，可明显增加抗体生成细胞数形成，增强巨噬细胞吞噬功能。杏仁所含苦杏仁苷有促进枯否细胞增生并使其功能活跃的作用，对肺巨噬细胞、腹腔巨噬细胞功能有明显的促进作用；苦杏仁苷能明显促进有丝分裂原对 T 淋巴细胞的增殖，促进 NK 细胞活性，促进 PHA 刺激 T 淋巴细胞的转化增殖。使药甘草能诱导干扰素，增强 NK 细胞活性，不仅具有抗过敏作用，同时对非特异性免疫功能也有积极影响，其所含甘草酸能促进脾及胸腺重量增加，增强网状内皮系统的活性，甘草 Lx 能抑制巨噬细胞的免疫反应，并可降低抗原量而抑制免疫反应；甘草酸能使体内抗体显著增加，甘草多糖促进淋巴细胞增殖，可作为淋巴细胞的一种新的分裂原，并可提高网状内皮系统和单核细胞的吞噬功能；甘草甜素可抑制肥大细胞释放组胺，增强 ConA 诱导的淋巴细胞分泌 IL-2 的能力；甘草次酸能升高 T 淋巴细胞比率，甘草酸二胺能提高血清 INF-α 水平；β-甘草次酸是人体补体经典途径的抑制剂。

2. 解痉、平喘、止咳、化痰的作用　对支气管扩张来讲，支气管平滑肌可有诸多受损和破坏，而君药阿胶含有肌肉组成的多种氨基酸，能促进肌细胞再生，防止肌肉进行性变性，同时阿胶有正钙平衡作用，这就更有利于支气管平滑肌的修复；临床单用阿胶粉治疗肺结核咯血有效率达 92.7%。臣药马兜铃不仅有祛痰、镇咳作用，而且能舒张支气管，对抗毛果芸香碱、乙酰胆碱、组胺引起的支气管痉挛。佐药杏仁对呼吸中枢有镇静作用，从而使呼吸运动趋于安静而具镇咳、平喘之功效。更重要的是杏仁可促使肺表面活性物质的合成，使病变得到改善，这对支气管扩张肺泡病变的修复十分有利。使药甘草具有镇咳作用，一方面甘草煎剂可覆盖在发炎的咽部黏膜缓和炎症刺激；另一方面促进咽喉及支气管的分泌，使痰液容易咳出。同时甘草FM100及甘草素等黄酮类化合物有罂粟碱样特异性解痉能力，能解除乙酰胆碱、组胺所引起的平滑肌痉挛。

总之，该方剂具有比较明显的调节、促进免疫功能的作用及解痉、平喘、止咳、化痰作用，对慢性支气管炎、支气管扩张属阴虚、有热、咯血者应当有治疗作用，但是如果是病原微生物感染诱发者应配合使用有效抗生素。该方剂中的糯米西医学认为其有抗肿瘤作用，尚未发现其对呼吸系统功能的影响，应进一步探讨。

【临证提要】 阿胶散既可润肺补肺，又能清肺解毒，宁嗽止血，对于肺阴虚有热，久咳不已而痰黏不易咯出，或痰中带血者，无论小儿或成人均可用之。本方配伍特点有三：一是虚实并治，补泻兼施，滋阴润肺与清降肺热同用，以补为主；二是补脾益肺并用，培土生金而保肺；三是药性平和，本方原为小儿阴虚肺热证而设，故选药较为平和，且方中诸药均炒后入药，使其苦寒伤中或滋腻碍脾之性皆减。本方不仅可用治小儿肺阴不足，阴虚有热之咳喘，成人亦可使用，尤以风热袭肺，清肃失职，肺阴渐耗，热毒未清之咳嗽气喘证候为宜。临床以咳嗽气喘，咽喉干燥，舌红少苔，脉浮细数为使用要点。临床当随证加减：咽干口燥较甚，舌红少津者，加沙参、麦冬以增养阴润肺之力；咽喉疼痛者，加桔梗、玄参以宣肺利咽；痰黏而黄者，加黄芩、鱼腥草以助清肺化痰之功；咯血量多者，加白茅根、生地、仙鹤草以凉血止血。本方现代常用于治疗慢性支气管炎、支气管扩张症咯血等辨证属阴虚有热者。

本方由北宋儿科名家钱乙所制，用于治疗"小儿肺虚气粗喘促"。后世根据本方养阴补肺、宁嗽止血之功，又将其使用范围扩大到治疗成人阴虚肺热的咳嗽气喘证，如吴昆说："肺虚有火，嗽无津液，咳而哽气者，此方主之。"但历代医家对本方的运用亦不拘于肺虚咳喘，还以之治疗因阴虚肺热而致的多种疾病，如《全生指迷方》卷二用于治"衄血吐血，发作无时，肌肉减少"。《幼科折衷》用于治小儿"肺虚有汗"等。这些论述对于临床运用本方时进一步开拓思路有一定的启发意义。

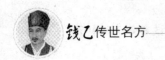

导赤散

【来源】 源于宋·钱乙《小儿药证直诀·卷下·诸方》。

【组成】 生地黄　甘草_生　木通_{各等份}

【用法】 上同为末，每服三钱，水一盏，入竹叶同煎至五分，食后温服。一本不用甘草，用黄芩。

【功用】 清心养阴，利水通淋。

【主治】 心经热盛，心胸烦热，口渴面赤。

【方解】 本方为心经蕴热或心热移于小肠而设。治宜清心热，利小便，导热下行，使蕴热从小便而解。方中木通入心与小肠，味苦性寒，清心降火，利水通淋，用以为君。生地入心、肾经，甘凉而润，清心热而凉血滋阴，用以为臣，与木通配合，利水而不伤阴，补阴而不恋邪。佐以淡竹叶清心除烦，引热下行。甘草用梢者，取其直达茎中而止淋痛，并能调和诸药，且可防木通、生地之寒凉伤胃，用作佐使。四药合用，共具清热利水之功效。

【方论】

吴昆： "心热，小便黄赤，此方主之。心与小肠为表里，故心热则小肠亦热，而令便赤。是方也，生地黄可以凉心，甘草梢可以泻热，佐以木通，则直走小肠、膀胱矣。名曰导赤者，导其丙丁之赤，由溺而泄也。"（《医方考》卷二）

季楚重： "经云：两精相搏谓之神。是神也者，待心中之真液，肾中之真气以养者也，故心液下交而火自降，肾气上承而水自生。前贤以生脉救真液，是治本不治标也；导赤散清邪火，是治标以固本也。钱氏制此方，意在制丙丁之火必先合乙癸之治。生地黄凉而能补，直入下焦，培肾水之不足，肾水足则心火自降。尤虑肝木妄行，能生火以助邪，能制土以盗正，佐以甘草梢，下行缓木之急，即以泻心火之实，且治茎中痛。更用木通导小肠之滞，即以通心火之郁，是一治两得者也。泻心汤用黄连，所以治实邪，实邪责木之有余，泻子以清母也；导赤散用地黄，所以治虚邪，虚邪责水之不足，壮水以制火也。此方凉而能补，较之用苦寒伐胃，伤其生气者远矣。"（《古今名医方论》卷二）

王子接： "小肠一名赤肠，为形脏四器之一，禀气于三焦。故小肠失化，上为口糜,下为淋痛。生地入胃而下利小肠,甘草和胃而下疗茎中痛,木通、淡竹叶皆轻清入腑之品,同生地、甘草,则能从黄肠导有形之热邪入于小肠,其浊中清者,复导引入黑肠,而令气化,故曰导赤。"(《绛雪园古方选注》卷中)

吴谦:"赤色属心。导赤者,导心经之热从小肠而出,以心以小肠为表里也。然所见口糜生疮,小便赤黄,茎中作痛,热淋不利等证,皆心热移于小肠之证。故不用黄连直泻其心,而用生地滋肾凉心,木通通利小肠,佐以甘草梢,取易泻最下之热,茎中之痛可除,心经之热可导也。此则水虚火不实者宜之,以利水而不伤阴,泻火而不伐胃也。若心经实热,须加黄连、竹叶,甚者更加大黄,亦釜底抽薪之法也。"(《医宗金鉴·删补名医方论》卷四)

张山雷:"方以泄导小水为主。虽曰清心,必小溲黄赤短涩者可用。一本有黄芩,则清肺热,所以宣通水道之上源也。"(《小儿药证直诀笺正》)

【临床应用】

1. 木舌 某男婴,4 个月,混合喂养。3 个月前出现舌体肿大,吃奶作声,烦躁哭闹,曾被诊为"先天愚型",经治无效。现诊见:舌体肿大板硬,塞满于口,舌伸口外,不能转动,吮乳困难,伴见面赤唇红,大便秘,小便少,烦躁不安,哭闹不止,舌质红苔黄。此乃心脾积热,邪热循经上行于口舌,治当清心泻火,解毒消肿。方以导赤散合清热散(水牛角、黄连、滑石、栀子)等,水煎频服。复诊诸症减轻,继服 9 天痊愈。[王梅花. 木舌治验举隅. 河南中医,1994,4:254)]

按语 本案之木舌,证属心脾积热,循经上移而引起,故治当清心泻火,辅以解毒消肿。药证合拍,故收良效。

2. 不寐 某男,62 岁。因其孙儿突遭车祸,致其失眠 5 个月,易哭烦躁,多梦健忘,口苦,食欲差,大便秘结,小便色黄。舌质红苔少,脉弦。服用地西泮、刺五加冲剂、谷维素等多种药物无效,转求中医诊治。处方:生地30g,木通15g,淡竹叶30g,甘草10g,水煎服,每日 1 剂。服 4 剂痊愈。随访半年未复发。[宋梅. 导赤散治疗不寐 2 则. 山东中医杂志,1991,(4):51]

按语 临床治疗不寐一般常选用重镇安神、养心镇惊、补养心脾、安神定志等方法。导赤散的适应证是心经热盛,口渴面赤,心胸烦热,喜凉饮,口舌生疮,热移于小肠,小便黄赤涩痛等。本例病人证属郁而化火,火性上炎,所以用导赤散清心火、利小便,火消神自安,体现了中医学治病求本的原则。

3. 盆腔炎 某女,38 岁。患带下量多,色黄黏稠,臭秽难闻半年余,经某院妇科对症治疗，其效甚微。诊见：带下量多，色黄质黏腻，臭秽难闻，阴痒，伴腰骶酸痛，大便干，小便黄赤灼热，口咽干，形体消瘦，食不知味。舌质红苔黄腻，脉滑数。证属热毒带下，治以清热解毒，导利湿热。处方：生地、土茯苓各20g，甘草6g，连翘、黄柏、杜仲、淡竹叶、牡丹皮各10g，木通、蒲公英、紫花地丁、金银花各15g，4剂。二诊：药后诸症明显好转，继服4剂而愈。[杨善栋.霉菌性阴道炎、女子梦交治验.四川中医，1991，(5)：37]

按语 心火炽盛，热毒下注，损伤任带二脉，故带下量多，质黏稠，色黄臭秽难闻。治疗用生地、木通、淡竹叶、甘草导利湿热下行；蒲公英、紫花地丁、金银花、连翘、黄柏清热解毒；牡丹皮清血中伏热；杜仲补肾治腰痛；土茯苓为治带下热毒之要药。全方清热解毒，导利湿热，切中病机，故疗效显著。

4. 霉菌性阴道炎 某女，45岁。患者近1年来带下明显增多，并伴有外阴瘙痒、灼痛，甚至坐卧不安，痛苦异常，心烦失眠。妇科检查：白带呈豆渣样，混有多量血丝，经多次检查均未发现肿瘤迹象，确诊为霉菌性阴道炎。用制霉菌素治疗，虽能使症状减轻，但始终未能根治。舌红少苔，脉滑数。证属心经热盛，灼伤带脉，治以清心凉血，泄热止带。方用导赤散加味，处方：黄连5g，木通、生甘草各6g，大生地15g，淡竹叶、苦参、牡丹皮、栀子各9g，麦冬12g，土茯苓30g。水煎服，每日1剂。二诊：服药10剂，心烦、带下明显减轻。守上方继进10剂；另用蛇床子、土茯苓各30g，苦参、黄柏、白头翁、白鲜皮各15g，黄连、苍术各10g，煎水熏洗外阴部，每日1次，连用10日。三诊：赤白带下、阴痒消失。继上述方法（内服加外洗），又连续治疗2个疗程（10日为1疗程），经多涂片检查，未发现异常。随访1年未复发。[杨善栋.霉菌性阴道炎、女子梦交治验.四川中医，1991，(5)：37]

按语 《素问·至真要大论》云："诸痛痒疮，皆属于心。"本例患者赤白带下，伴阴痒反复发作，瘙痒难忍，痛苦殊甚，伴心烦失眠，舌红，脉数，乃知心经热盛，灼伤带脉所致。故以导赤散为主，清心泄火从小便而出，加黄连泻火毒，苦参、牡丹皮、栀子、土茯苓清热凉血散瘀祛湿。从心论治，下病上取，配以外用熏洗疗法，直接作用于病所，故获显效。

5. 手足口病 手足口病是一种在儿童中流行的传染病，主要特征为发生在手足和口腔内的疱疹。它是由一些肠道病毒引起，其中以柯萨奇A16型病毒引起比较多见。本病一年四季都有发生，流行一般出现在夏秋炎热季节，我国南部沿海地区多发，可从心经湿热论治，用本方治疗。张氏以导赤散加减治疗小儿手足口病 50 例。其中湿热型 23 例，加灯心草、板蓝根等；热重于湿型 18 例，加石膏、知母、栀子等；湿重于热型 9 例，去生地，加茯苓、泽泻等。结果：服药 3 剂诸症悉愈者 26 例，服药 6 剂病愈者 15 例，服药 9 剂病愈者 9 例，总治愈率为 100%。[张忠. 导赤散加味治疗小儿手足口病 50 例. 吉林中医药，1998，(6)：37]

田静报道：以本方加减治疗柯萨奇病毒 A 型感染所致手足口症患儿 21 例，以手足掌跖和口腔出现红斑、丘疹、水疱为主要病损。发热、口渴、尿黄加金银花、大青叶；咳嗽、咽痛加桑叶、桔梗。结果：治愈 12 例，显效 6 例，有效 2 例，无效 1 例。[田静. 导赤散治疗手足口症 21 例. 中医函授通讯，1987，(2)：22]

6. 放射性口腔黏膜反应 放射性口腔黏膜反应是头颈部放疗最常见的不良反应。临床表现为口腔黏膜充血糜烂，溃疡形成及口腔疼痛，口干喜冷饮。反应严重者，往往需要暂停放疗，以致影响放疗效果。林氏用加味导赤散治疗放射性口腔黏膜反应 48 例（均为鼻咽癌，在 ^{60}Co 放疗中出现口腔黏膜反应），药用：生地 20g，木通、淡竹叶、金银花、菊花各 15g，黄芩 10g，沙参、玄参各 15g，甘草 5g。口腔疼痛剧烈加丹参、赤芍各 10g；食欲差加神曲、麦芽各 15g；口干甚加芦根 20g。每日 1 剂，水煎服。结果显效 40 例，有效 8 例。[林清. 加味导赤散治疗放射性口腔黏膜反应 48 例. 辽宁中医杂志，1996，23(9)：415]

7. 复发性口腔溃疡 本病临床表现为舌、齿龈、颊、口唇出现大小不等的、散在性的溃疡，少则单个，多则数个，上有黄白色或白色假膜覆盖，常反复发作，久治不愈，伴有局部明显疼痛以及口干咽燥，腹胀便秘，心烦失眠，气短乏力，舌淡白而胖大或嫩红，苔薄白或薄黄，脉细弱。文贤军报道：应用导赤散化裁治疗复发性口腔溃疡 32 例。处方：党参 20g，茯苓 15g，白术 20g，玄参 15g，生地黄 15g，木通 10g，黄连 10g，栀子 15g，甘草 10g。加减：发热者，加柴胡 15g；腹胀者，加厚朴 15g，莱菔子 15g；便秘者，加生大黄 10g。水煎取 500ml，分 2 次口服，1 日服 2 次，3 周为 1 个疗程。服药至无溃疡后再继续服药 2 周，巩固疗效。治疗结果：32 例中治愈（溃疡近期愈合，随访 3 个月以上无复发）14 例，有效（溃疡近期愈合，停药后仍有小发作，但复发在数量上、程度上以及伴随症状上均减少在 50% 以上）12 例，无效（服药治疗 3 周无效或改善不及 50%）6 例。在本组治疗的有效病例常在服药后的 6~12 天局部疼痛减轻，溃疡开始出现愈合。14 例治愈病例中，最短愈合时间为 36 天，最长 116 天，愈合后停药过早易致复发，故应嘱患者在愈合后应坚持服药 3 周以上，以期取得满意的疗效。6 例治疗无效的病例多与其病程过长、年龄偏大、同时患有其他疾病及体质差有关。[文贤军. 导赤散化裁治疗复发性口腔溃疡 32 例. 中医研究，1998，11（6）：35]

秦亮报道：以银翘导赤散治疗由霉菌感染而引起的小儿口腔黏膜溃疡，症见：牙龈、颊内及唇、口、舌部等处黏膜红肿溃烂，灼热疼痛，口渴，口臭，涎多而黏稠，伴有发热，饮食困难，甚则拒食，大便干结，溲赤短少，舌红苔黄腻，脉洪数。处方：金银花、连翘、焦山栀、生地黄各 10g，木通 4g，生甘草 2g，淡竹叶 20 片。口渴甚者加天花粉；咽红肿者加桔梗、山豆根；溲赤短少者加车前子；大便干结者加全瓜蒌。治疗 63 例，全部有效。其中治愈（临床症状消失，血象正常）61 例，占 96.8%；好转（临床症状减轻，血常规白细胞及中性粒细胞均较治疗前减低）2 例，占 3.2%。一般服药 1~4 剂即愈。[秦亮. 银翘导赤散治疗小儿口腔溃疡 63 例. 湖南中医杂志，1989，（1）：45–46]

陈五南报道：以导赤散加味，易散成汤，治疗小儿口疮 66 例，19 例伴鹅口疮，5 例伴泄泻，2 例伴营养不良，3 例伴肺部感染，25 例伴发热。发热及肺部感染者虽经西医治疗后热退或肺部炎症消失，但口疮未愈。药用：生地 5~15g，麦冬 5~12g，木通 3~9g，车前子（包）3~10g，鲜竹叶 5~6g，甘草梢 3~6g。加减：火热较盛者加山栀、连翘；便结者加大黄；兼有温热者加黄连、滑石；营养不良者加太子参。水煎频服，日服 1 剂，重者可日夜各服 1 剂。结果，全部治愈。一般服药 2~5 剂，平均服药 3 剂。[陈五南. 导赤散加味治疗小儿口疮 66 例. 江苏中医药，2003，24（1）：24]

8. 小儿溃疡性口腔炎 溃疡性口腔炎属中医学"口疮"范畴，若临床表现为口唇、舌尖、牙龈、咽部等多处有溃疡，边缘焮红，不欲食，多数患儿有发热、烦吵不安、小便短赤、流涎、大便干结，舌质红，苔黄，脉数等。辨证属心火上炎者，可用导赤散加味治疗。发热者加金银花、连翘；热甚者加生石膏、蒲公英；咽红肿者加桔梗、山豆根；热退津伤者加玄参、麦冬。朱氏等用本方加味治疗小儿溃疡性口腔炎 45 例，结果疗效优于应用西药抗生素静脉滴注加维生素口服组，平均病程缩短 3 天。[朱利军. 导赤散加味治疗小儿溃疡性口腔炎 45 例观察. 时珍国医国药，1999，10（4）：285]

9. 小儿疱疹性口炎 疱疹性口炎属于中医学"口疮"范畴，是婴幼儿常见的口腔黏膜病，病程长。临床主要表现为口腔黏膜、舌、口周疱疹，溃疡，伴有发热或不发热，面赤唇红，苔微黄，脉数，指纹青紫等。中医辨证均属心经热盛，脾胃积热，可用导赤散加麦冬、大青叶、赤芍等治疗。涂氏用加味导赤散治疗小儿疱疹性口炎 100 例，结果：治愈 94 例，占 94%；好转 4 例，占 4%；无效 2 例，占 2%，总有效率为 98%。[涂正君. 加味导赤散治疗小儿疱疹性口炎临床观察. 川北医学院学报，1999，14（2）：60]

任迅平报道：以导赤散加味和抗生素分组治疗 60 例疱疹性口炎患儿，结果服用导赤散加味方的患儿一般 2～3 剂即愈，疗效明显优于抗生素组。[任迅平. 导赤散治疗疱疹性口炎疗效观察. 中西医结合杂志，1987，（2）：118]

10. 磷毒性口腔病　磷毒性口腔病是一种与磷毒接触有关的职业病，临床主要表现为：早期鼻腔黏膜发干，咽喉刺痒、鼻衄、齿衄，进而产生鼻炎、喉炎、口腔黏膜溃烂，牙痛、牙松动和脱落，齿龈肿痛和脓肿，严重者可发展成为化脓性瘘管，导致下颌骨骨质疏松和坏死。本病属中医学"口疮"范畴，病机为心胃热盛，火热磷毒上熏。治以清心胃之火，利水通淋，凉血解毒。徐氏用本方合清胃散治疗磷毒性口腔病 30 例。药用生地黄 15g，黄连、升麻、淡竹叶、木通各 10g，当归尾、牡丹皮各 10g，甘草梢 8g，生石膏 20g。若大便秘结者加生大黄 10g；肌衄、齿衄、鼻衄者加白茅根 30g。每日 1 剂，水煎服，5 天为 1 疗程。嘱其服药期间多饮开水，以利磷毒排泄。结果：30 例中 25 例服 1 疗程痊愈，临床症状消失，1 年不复发；4 例服 2 个疗程痊愈；1 例无效（改变工种后服 1 疗程痊愈）。[徐邦. 导赤散合清胃散治疗磷毒性口腔病 30 例. 新中医，1993，（3）：24]

11. 小儿鼻衄　小儿鼻衄是耳鼻喉科常见病，有时来势较急。解剖上此期小儿鼻腔短小，黏膜血管丰富，没有鼻毛保护鼻腔，故易出现鼻衄。由于小儿为纯阳之体，脏腑娇嫩，一旦受邪，多从阳化热，热盛伤阴。临床多见口渴面赤，小便短赤，鼻黏膜干燥，克氏区充血糜烂有血痂。李氏运用导赤散加味治疗小儿鼻衄 60 例，并设西药组 31 例作对照。治疗方法：治疗组服用导赤散加连翘、白茅根、黄芩。每日 1 剂，水煎分 2 次，分上下午 2 次口服，3 天为 1 疗程。对照组用安络血针 8mg 肌内注射，每日 2 次；维生素 C 片 0.2g，口服，每日 3 次。结果：经 2 个疗程治疗，治疗组痊愈 42 例，占 70%；显效 13 例，占 22%；有效 5 例，占 8%，总有效率为 100%。对照组痊愈 15 例，占 49%；显效 12 例，占 39%；有效 4 例，占 12%，总有效率为 100%。两组总有效率的比较无显著差异，但痊愈率的比较有显著的差异（$P < 0.05$）。[李正虹. 导赤散加味治疗小儿鼻衄 60 例. 浙江中医学院学报，1997，21

某女，12岁，1998年6月初诊。左鼻腔反复出血1年半，加剧半个月，有时擤鼻及低头拾物时鼻孔即有滴血，伴口干尿黄，肤热掌灼。检查见左立特区血管扩张，黏膜糜烂，上盖以痂皮，舌边尖红，苔薄黄，脉细数。血小板计数及凝血时间等均无异常。诊断为鼻衄，证属心火亢盛，伤及鼻络。治以清心泻火，凉血止血之法。方用导赤散加味，处方：生地黄、牡丹皮各20g，淡竹叶、白茅根、赤芍、侧柏叶、黄芩各15g，木通、甘草各10g。每日1剂，水煎服。7剂后衄血已止，鼻腔检查仅见立特区轻度充血，舌有薄苔，脉细。改用养阴凉血之法，处方：阿胶、百合、生地黄、黄精、侧柏叶、白茅根、当归、赤芍各15g，甘草10g，每日1剂，水煎服。7剂后全愈，随访1年未复发。[王洪才，王莉．导赤散加减治疗耳鼻喉科疾病验案四则．中国民间疗法，2004，12（3）：23]

按语 小儿鼻衄系由小儿纯阳之体，稚阴未充，稚阳易旺，一旦受邪，多从阳化热而伤及血络，发生鼻衄。本案属心火上炎，伤及鼻络，迫血妄行之证。导赤散清心降火，白茅根凉血清心；牡丹皮、赤芍、侧柏叶凉血止血；黄芩苦寒，清上焦之热。二诊时火势已降，因火盛易伤阴，故热消火降之时，当予养阴，改用养阴凉血法，终以收功。

12. 小儿夜啼 夜啼是指小儿白天安静，饮食如常，入夜则啼哭不安，或每夜定时啼哭，甚至通宵达旦，多有规律的一种现象。多见于1岁以内的乳婴儿，以出生婴儿最为常见。本病非疾病或护理不当所引起。多由脾寒、心热、惊恐等所致。临床分为脾脏虚寒型、心经积热型、暴受惊恐型、痰湿阻络型等。刘盛昌报道：应用加味导赤散治疗小儿夜啼42例，病程最短5日，最长1个月。表现为夜间阵发性啼哭，烦躁不安，哭后安然入睡，尿短少，舌尖红，均排除因腹痛、饥饿等原因引起的夜啼。处方：生地黄5g，木通3g，黄芩3g，淡竹叶3g，蝉蜕3g，钩藤3g，麦冬10g，灯心草1.5g。加减：兼易惊不安者，加龙齿、茯神；心虚禀弱者，加太子参、龙眼肉；兼乳食积滞者，加麦芽、山楂；兼盗汗者，加龙骨、牡蛎；兼脾虚者，去生地黄、黄芩，加白术、山药。结果：痊愈（夜啼消失，1个月以上未复发）37例，占88.1%；好转（夜啼明显减少，或夜啼虽消失但1个月后复发）3例，占7.1%；无效（夜啼无明显减轻）2例，占4.8%。总有效率95.2%。[刘盛昌．加味导赤散治疗小儿液啼42例．河北中医，2000，（5）：331]

某男婴，4个月。患儿4天以来入夜哭啼不已，哭声响亮，面赤唇红，烦躁不安，大便干，舌尖红，指纹红紫，体温正常。此心经有热，扰动神明，治宜清心泻火。方用导赤散加减：生地黄、木通、淡竹叶各3g，黄连、生大黄（后下）、蝉蜕各2g，2剂。2天后复诊，夜啼已止，但大便清稀，仍以上方去大黄、黄连，加麦冬、茯苓各2g，2剂而愈。[罗蜀平. 小儿夜啼治验. 四川中医，1987，4：21]

按语 本案之小儿夜啼，为心经有热扰动神明所致，治以泻火清心之导赤散加味，辨证准确，用方精当，故收佳效。

13. 流行性腮腺炎 本病多起于感冒，症见发热头痛，两腮肿胀或睾丸肿胀疼痛，局部皮肤紧张发亮，咀嚼时加剧，口干苦，舌红，苔黄腻，脉滑数等。根据中医学"心其华在面"的理论，对属于心热上炎者，可用导赤散加味治疗。岳氏用本方加连翘、黄柏、板蓝根、栀子等，治疗24例流行性腮腺炎，结果全部治愈。1剂治愈者3例，2剂治愈者16例，3~4剂治愈者5例。[岳富雄. 导赤散加味治疗流行性腮腺炎24例. 陕西中医，1991，12（8）：368]

14. 支气管扩张 支气管扩张是较常见的慢性支气管化脓性疾病，大多是由于支气管感染和支气管阻塞而造成支气管壁的破坏，从而导致支气管持久扩张变形。临床主要表现为慢性咳嗽，大量脓痰和反复咯血。本病亦可从心热灼肺论治，盖因心肺上居上焦，用导赤散酌加清热化痰凉血之品治疗。郭兴旺报道：采用导赤散化裁治疗支气管扩张37例，痊愈（服药后症状及体征消失，停药半年未见复发者）29例，好转（服药后症状消失，但化验检查仍有轻度异常者）8例，全部有效。服药最多28剂，最少7剂，平均17剂。治疗除个别严重病例配合输液外，其余均服中药治疗。处方：生地黄12g，木通5g，淡竹叶10g，甘草6g，桑白皮15g，焦山栀9g，连翘9g，瓜蒌9g。加减：肝火犯肺者，加黛蛤散、冬瓜仁；燥邪犯肺者，加麦冬、火麻仁；气阴两亏者，加麦冬、五味子。每日1剂，水煎服，分早晚2次服，7日为1个疗程。[郭兴旺. 导赤散化裁治疗支气管扩张37例. 四川中医，1997，（8）：35]

15. 病毒性心肌炎 病毒性心肌炎大致属于中医学"心悸"、"怔忡"等范畴，是由病毒感染引起的心肌局灶性或弥漫性炎性病变，常波及到心脏传导系统，严重时可引起充血性心力衰竭，甚或发生阿斯综合征，危及生命。若近1~3周内有上呼吸道感染或肠道感染病史，临床出现胸闷、心悸、气急、心前区疼痛、头晕、口干、乏力、多汗、舌红、脉数等症，辨证属心经有热者，可用导赤散加味治疗。周端风等报道：应用导赤散为主方治疗病毒性心肌炎56例。处方：生地黄20g，木通6g，甘草梢6g，淡竹叶10g。加减：

胸闷者，加丹参、川芎、枳实；心悸者，加酸枣仁、茯神、远志；气急、乏力者，加万年青根、北五加皮、太子参；心前区痛者，加赤芍、三七、元胡、红花；早搏者，加大甘草剂量，可用至20g；身热、口干者，酌加金银花、连翘、板蓝根、玉竹、麦冬等。每日1剂，水煎，分2次服。3个月为1个疗程，可连用2个疗程。追踪观察6个月。2个疗程结束后，痊愈（6个月内症状、体征消失，心电图检查正常）42例，占75%；好转（6个月内症状、体征基本消失，心电图检查明显好转，但尚未完全恢复正常）11例，占19.64%；无效（6个月内未达到痊愈或好转标准）3例，占5.36%。总有效率为94.64%。[周端风，薛博瑜.导赤散加味治疗病毒性心肌炎56例.江苏中医，1998，（5）：16－17]

16. 带状疱疹　带状疱疹是由带状疱疹病毒感染神经节及神经根而引起的一种急性疱疹性皮肤病。其临床表现为在发病之初，往往有轻度发热或全身不适，同时局部神经痛，甚至可放射至整个受累神经支配区域。小儿患者疼痛较轻或不痛，但老年患者则疼痛较重，甚至皮损已退，痛仍不止，称为后遗神经痛。其皮疹沿一侧周围神经呈带状分布，为在红斑上发生群集性小水疱，内容澄清，围以红晕，可以干燥结痂，或形成糜烂面，但各群之间的皮肤正常。多发于肋间神经分布区，常为单侧，好发于春秋两季，成人较多见，病程一般为2～3周，脱痂而愈，可获免疫，极少复发。带状疱疹属于中医学"缠腰火丹"、"蛇串疮"范畴。其病机为：情志内伤，肝胆火盛，气滞湿阻，兼感邪毒等。临床分为肝胆火盛型、脾胃湿热型、气滞血瘀型等。

杨普选报道：应用导赤散合龙胆泻肝汤化裁，并外用药治疗带状疱疹76例。处方：柴胡10g，车前子（包煎）10g，木通10g，栀子10g，金银花10g，黄芩10g，赤白芍各12g，元胡30g，紫花地丁30g，板蓝根30g，甘草6g。加减：烧灼疼痛剧烈者，加川楝子15g，郁金12g；皮疹流水渗出多者，重用木通30g，加滑石20g；心烦甚者，加淡竹叶20g。每日1剂，水煎，分3次服。外用四黄五香治疱散调敷患处，干则易之。治疗76例，全部治愈。其中68例用内服药3剂，外用药3天而获痊愈；8例用内服药6剂，外用6天获痊愈。[杨普选.中药内服外敷治疗带状疱疹76例.陕西中医，1991，12（11）：497]

17. 急性泌尿道感染　急性泌尿道感染为泌尿系统最常见的疾病，属中医学"淋证"范畴。症见尿频、尿急、尿痛，伴畏寒发热，舌苔黄，脉弦数等，属于心移热于小肠者，可用导赤散加味治疗。若热结胃肠，大便秘结者，加生大黄；肝胆郁热，寒热往来者，加柴胡、黄芩；小便混浊者，加萆薢；血尿明显者，加小蓟、白茅根。潘北桂报道：以本方煎汤，加入琥珀末 2g 冲服，每日 1 剂，治疗急性泌尿道感染 100 例。症见尿频、尿急、尿痛，伴畏寒发热；体检见肾区叩击痛，脊肋点和输尿管点压痛；化验连续 3 天清晨中段尿定量培养见：含菌量 $> 10^5$，尿常规见 WBC（＋＋＋）或 5 个/HP，并见红细胞。结果 1 个疗程（12 天）后，治愈 82 例，好转 13 例，只有 5 例无效。

[潘北桂. 琥珀导赤散治疗急性泌尿道感染 100 例. 广西中医药, 1991,（3）: 14]

赵娟等报道：导赤散加味治疗急性泌尿系感染 124 例。药用：生地 20g，木通 20g，淡竹叶 20g，甘草 20g，金银花 20g，小蓟 10g，墨旱莲 10g，滑石 15g。连服 10 剂为 1 个疗程。结果：痊愈 112 例，好转 12 例。总有效率 100%，治愈率 90.32%。[赵娟, 徐世钊, 韦如文. 加味导赤散治疗急性泌尿系感染 124 例. 实用中医内科杂志, 2003, 2: 17]

18. 急性淋菌性尿道炎 急性淋菌性尿道炎是一种由淋病双球菌引起的泌尿生殖器官的传染病，属中医学"淋浊"范畴。临床表现均有不同程度的尿频、尿急、尿痛、尿道口红肿伴有脓性分泌物，重者尿道口有脓痂，部分病人有发热头痛，尿检有红白细胞及脓球菌、淋球菌。刘氏等以导赤散合八正散加减（金银花、蒲公英、瞿麦、萹蓄、滑石各 15g，黄柏、淡竹叶、木通、车前子、海金沙、生地、大黄、小蓟各 10g，甘草 6g），同时配合西药抗感染治疗急性淋菌性尿道炎 48 例。结果：治愈 38 例，占 79.38%；有效 8 例，占 16.66%；无效 2 例，占 3.96%，总有效率为 96.04%。[刘保春. 中西医结合治疗急性淋菌性尿道炎 48 例. 吉林中医药, 1997,（6）: 31]

19. 男性不育症 本病症见腰酸，尿道涩痛，小便可夹有白色分泌物，会阴部隐痛等，属中医学"淋证"范畴，辨证属心热下移小肠者，可用导赤散加赤芍、茯苓各 15～30g，牡丹皮、泽泻、丹参各 10～20g，黄柏 6～10g 为基础方治疗，若尿浊加萆薢；腰酸加续断；会阴部坠胀加白芍；前列腺液（或精液）中有红白细胞加女贞子、墨旱莲；夹有脓细胞加蒲公英、滑石；卵磷脂小体减少加何首乌、枸杞子。张氏用本方加味治疗因慢性前列腺炎、精囊炎引起的男性不育症 20 例，结果全部治愈，总治愈率为 100%。[张鲁余. 导赤散加味治疗男性不育症. 浙江中医杂志, 1988,（12）: 532]

20. 前列腺炎 前列腺炎是成年男性的常见病，病程迁延，缠绵难愈而为慢性，属中医学"淋浊"范畴。典型症状为尿频、尿急、尿痛、灼热、尿浊、会阴生殖区，下腹耻骨上区，腰、骶尾部疼痛不适，常伴有多梦、失眠、多虑等。治疗可从心经入手，用导赤散为主组方。何良新报道：应用导赤散为主组方，结合直肠指诊、化验检查进行综合分析，辨证加减用药，治疗慢性前列腺炎110例，疗效标准：症状消失、前列腺触诊正常或接近正常，前列腺按摩液镜检2次正常为近期治愈；症状大部分消失，触诊及前列腺按摩液镜检明显好转为显效；症状减轻，触诊及前列腺按摩液镜检较前改善为有效；触诊及前列腺按摩液镜检无改善为无效。近期治愈率36.4%，总有效率为91.0%。方法：导赤散加味治疗。处方：生地黄20g，木通6g，淡竹叶10g，六一散（包煎）20g，焦山栀10g，八月札10g，琥珀6g，炒川续断12g，白茅根30g。每日1剂，水煎服，7剂为1个疗程。加减：急性发作期：尿路刺激症加重，尿短赤，大便干结，肛门指诊前列腺肿大、压痛，按摩腺液见脓细胞者，加蒲公英、三叶青、大黄、金铃子散。瘀热重：尿道涩痛，少腹刺痛，睾丸牵痛，舌紫暗有瘀斑，前列腺体质硬或有结节，按摩腺液有红细胞者，加赤芍、桃仁、穿山甲、贝母。脾肾亏虚：小便频数不痛或失禁，腰酸乏力，会阴酸胀，阳痿怕冷，腺液卵磷脂小体下降者，去六一散、栀子，加黄芪、益智仁、淫羊藿；如胃纳差，大便溏者，加白术、车前草、凤尾草；如腹胀、尿浊者，加乌药、草薢。[何良新. 导赤散加味治疗慢性前列腺炎110例. 中国自然医学杂志，2000，2（4）：216]

21. 无菌性尿频－排尿不适综合征　无菌性尿频－排尿不适综合征可能与外用避孕药等化学物质过敏有关，大多数可能是焦虑性神经官能症的部分症状。其临床表现与泌尿系感染相类似，亦可将其归属于中医学的"淋证"范畴。临床表现为尿频、尿急，或尿道灼热感，尿液多呈赤色或乳白色，会阴部不适或会阴部下坠胀痛感。查中段尿细菌定量培养呈阴性，可排除尿路结石，尿路结核菌、真菌、厌氧菌等感染的可能。大多数病人都曾使用抗生素治疗，但症状未见改善或复发。根据心主神明及心与小肠相表里的理论，本病可用导赤散加味治疗。陈薇等报道：应用导赤散加味治疗无菌性尿频－排尿不适综合征。方药：生地黄20g，木通10g，淡竹叶9g，黄芪20g，女贞子15g，益母草12g，太子参15g，甘草6g。加减：脾虚者，加党参20g，茯苓15g；肾虚者，加杜仲15g，益智仁15g；偏于湿热者，加薏苡仁20g，蒲公英15g；情志郁结者，加白芍15g，柴胡12g。每日1剂，水煎服。治疗期间停用其他药物，14天为1个疗程。疗效标准：症状和体征消失，随访1年以上无复发者为治愈；症状和体征明显改善为有效；治疗2个疗程，症状和体征稍减又复发为未愈。治疗结果：治愈41例（占66.2%），有效18例（占29.0%），未愈3例（占4.8%），总有效率95.2%。[陈薇. 导赤散加味治疗无菌

性尿频–排尿不适综合征 62 例. 福建中医药, 2000, 31 (6): 38]

22. 尿路结石 症见烦躁不安, 面红, 口渴而干, 腰酸或痛, 尿赤淋痛, 舌赤有疮, 苔黄腻, 脉浮数等。萧氏用本方治疗尿路结石 9 例 (肾结石 2 例, 输尿管结石 6 例, 膀胱结石 1 例)。结果: 6 例结石排出; 2 例结石下移, 症状消退; 1 例无效。[萧嘉荣. 导赤散治疗尿路结石. 浙江中医杂志, 1983, (11): 493]

23. 产后尿潴留 产后尿潴留是产科常见的产后并发症, 属中医学"癃闭"范畴。主要病变在膀胱, 有虚实之分, 心与小肠相表里, 小肠有分清泌浊之功, 故可选用导赤散辨证与辨病结合加减治疗。气血两虚及第二产程延长者加北芪、当归以补气养血; 大便秘结者加大黄 (后下) 以通里攻下; 气促无汗者加麻黄 (后下) 以宣通水道; 肝气郁结者加柴胡以疏肝理气; 产后宫缩不良者加天花粉以增强宫缩力; 会阴撕裂或侧切缝合者加金银花、蒲公英以消炎止痛, 防止排尿引起伤口感染; 心理恐惧者加远志以通心安神。徐应彬报道: 应用导赤散治疗 52 例产后尿潴留患者。处方: 生地黄 25g, 木通 10g, 甘草梢 10g, 淡竹叶 8g。加减: 气血两虚者, 加黄芪 30g, 当归 20g; 大便秘结者, 加大黄 (后下) 10g; 气促无汗者, 加麻黄 (后下) 7g; 肝气郁结者, 加柴胡 10g; 产后宫缩不良者, 加天花粉 30g; 会阴撕裂或侧切缝合者, 加金银花 10g, 蒲公英 15g; 第二产程延长者, 加黄芪 30g, 当归 20g; 心理恐惧者, 加远志 10g。每日 2 剂, 水煎服, 拔导尿管后 30 分钟内服。疗效判定标准: 显效: 服药 1 剂自解小便。有效: 服药 2 剂自解小便, 尿量小于 40ml。无效: 服药 3 剂未能自解小便, 或配合其他疗法而自解小便。52 例中, 显效 47 例, 占 90.3%; 有效 5 例, 占 9.7%。总有效率 100%。[徐应彬. 导赤散对 52 例产后尿潴留的应用. 海南医学, 2001, 12 (7): 65 –66]

24. 外科感染 外伤感染一般属于中医学"外伤染毒"、"溃疡"、"疮疡"等范畴。其病理特点是气血瘀滞, 毒邪外侵, 经络阻塞, 肉腐成脓。后期则为气血两虚, 余邪滞留。临床分型有湿热型、火毒型、热毒型等。"诸痛痒疮, 皆属于心", 故外科感染 (疮疡) 可从心经有热论治。黄建报道: 以本方为主治疗疖、痈、丹毒、外伤感染等病。处方: 生地 15g, 木通、黄连、赤芍各 10g, 淡竹叶 5g, 生甘草 3g, 每日 1 剂, 水煎服。畏寒发热, 患处红肿疼痛加荆芥、金银花、连翘、黄柏、赤小豆、茜草各 10g; 口渴加天花粉 10g; 瘙痒加地肤子 10g, 蝉蜕 3g; 气虚加黄芪、党参各 10g; 血虚加女贞子、当归各 15g。共治疗 76 例, 结果痊愈 68 例, 好转 8 例。[黄建. 加味导赤散治疗外科

感染 76 例. 广西中医药, 1981, (3): 46]

25. 顽固性失眠 黄泽辉报道: 将顽固性失眠 122 例随机分为两组, 治疗组 62 例, 给予加味导赤散治疗; 对照组 60 例, 给予艾司唑仑、谷维素治疗, 观察治疗前后睡眠改善情况。治疗组处方: 生地黄 12g, 通草 3g, 淡竹叶、生甘草各 6g, 灯心草 5g, 牛膝、夏枯草各 10g, 酸枣仁、女贞子、柏子仁、夜交藤各 20g, 丹参 15g。结果: 睡眠改善总有效率, 治疗组为 80.65%, 对照组为 68.33%, 两组比较, 差异有显著性意义 ($P < 0.05$)。[黄泽辉. 加味导赤散治疗顽固性失眠 62 例. 新中医, 2007, 39 (3): 55]

26. 痤疮 痤疮是因性腺成熟, 内分泌增加刺激皮脂腺分泌过多, 使毛囊上皮增生, 而将毛囊口阻塞造成皮脂排泄不畅, 继发细菌感染而引起毛囊皮脂腺的慢性炎症。过食脂肪、糖类食物及消化不良也可为本病的诱因。主要发生于青年男女的面部, 患处为多形性损害, 早期典型皮损为位于毛囊口的粉刺, 分白头粉刺和黑头粉刺。在病变过程中, 可产生红色丘疹、脓疱、结节、瘢痕等。皮损散在分布或密集成片。自觉瘙痒或疼痛, 病程缠绵, 一般到 30 岁左右可逐渐痊愈。痤疮属于中医学"肺风粉刺"、"酒刺"等范畴。其病机为肺经血热, 或肺胃积热, 复感风邪, 化火生毒, 搏结颜面, 气滞血瘀, 阻于肌表而为病。临床分型有肺热型、热毒型、脾胃湿热型、血瘀型等。

李广文等报道: 用导赤散加味治寻常痤疮 75 例。基本方: 生地黄 15g, 淡竹叶 12g, 云木通 12g, 甘草 3g, 连翘 30g, 黄芩 12g, 牡丹皮 10g, 重楼 12g。辨证加味: 肺经热盛, 以颜面痤疮多于胸背部为主症, 加蝉蜕、桑叶、菊花、桑白皮; 痰湿中阻, 以胸背部痤疮多于颜面为主症, 加薏苡仁、法半夏、绿豆、土茯苓; 肝郁血虚, 以妇女月经前后痤疮多发为主症, 加柴胡、枳壳、当归。结果, 治愈 39 例, 好转 33 例, 未愈 3 例, 总有效率达 96%。[李广文, 管仕美. 导赤散加味辨治寻常痤疮 75 例疗效观察. 云南中医中药杂志, 2004, 25 (1): 24 - 25]

27. 眦角睑缘炎 眦角睑缘炎属中医学"睑弦赤烂"范畴。症见眦部红赤、糜烂, 皮肤裂口或见出血, 小便红赤, 心烦, 舌红, 苔黄, 脉数者, 可用导赤散加减治疗。郭氏用生地黄、木通、甘草、淡竹叶制成散剂, 每日 1 剂。治疗眦角睑缘炎和结膜炎 34 例, 结果 14 例服药 5 天后治愈, 20 例服药 20 天后治愈。[郭凌仙. 导赤散治疗眦角睑缘炎 34 例. 中西医结合眼科杂志, 1986, (1): 2]

【现代研究】

1. 抗病原微生物作用 方中君药木通对革兰阳性及革兰阴性细菌均有抑制作用，对某些真菌也有抑制作用。生地黄对多种真菌的生长也有抑制作用。甘草对金黄色葡萄球菌、结核杆菌、大肠杆菌、幽门螺旋杆菌、阿米巴原虫及滴虫均有抑制作用，同时具有广谱抗病毒作用，尤其能抑制艾滋病毒、单纯疱疹病毒、水痘－带状疱疹病毒的增殖；甘草多糖对水疱口炎病毒、Ⅰ型单纯疱疹病毒、牛痘病毒有抑制作用；甘草酸对柯萨奇病毒、腺病毒、合胞病毒抑制能力强，甘草酸单胺能灭活 HIV；而甘草甜素除抑制上述病毒外，还能抑制肝炎病毒。由此可见该方剂对真菌、单纯疱疹病毒等均有明显的抑制作用，因而可治疗口腔炎。张军峰等对导赤散及单味药的体外抗单纯疱疹病毒作用进行研究发现：导赤散及各单味药的细胞毒性较低，各单味药的细胞毒性的 TC_{50} 均大于导赤散，提示各单味药经过混合煎煮后细胞毒性明显增强。体外抗病毒作用结果显示：导赤散水煎剂具有明显的体外抗 HSV－1（人类单纯疱疹病毒Ⅰ）作用，而没有抗 HSV－2（人类单纯疱疹病毒Ⅱ）作用；生地黄、淡竹叶水煎剂对 HSV－1 和 HSV－2 均未有抑制作用；木通具有一定的抗 HSV－1 作用，而无抗 HSV－2 作用；甘草对 HSV－1 和 HSV－2 均有一定的抑制作用。体外抗病毒作用结果提示：导赤散抗 HSV－1 作用的有效成分可能来自木通和甘草，其中木通起主导作用。[张军峰，董伟，詹臻. 导赤散及拆方体外抗单纯疱疹病毒作用. 中国民族民间医药，2008，12]

2. 强心、利尿作用 君药木通有强心、利尿作用，同时使尿中的 K^+、Na^+、Cl^- 排出增加，其机制目前不十分清楚。臣药地黄也有强心、利尿作用，特别是对衰弱的心脏强心作用更强，其利尿作用可能与地黄能扩张肾血管有关。使药甘草所含黄酮则具有缩小急性心肌梗死范围及抗心律失常作用，甘草次酸具有血管紧张素ⅡAT_1受体的激动剂样作用；甘草能抑制血小板聚集，抑制血栓形成，降血脂，抗动脉硬化；甘草酸能减轻急性缺血再灌注肾损伤，甘草通过兴奋下丘脑－垂体－肾上腺皮质轴而具有皮质激素样作用，既有盐皮质激素作用又有糖皮质激素作用。生地黄可对抗地塞米松对垂体－肾上腺皮质系统的抑制作用，减轻由糖皮质激素对垂体－肾上腺皮质系统功能和形态的影响。盐皮质激素具有潴水、潴钠作用，这些作用看来彼此相互颉颃，但由于糖皮质激素具有允许作用，能协助其他激素发挥作用，因而这些作用可在糖皮质激素的调节下达到平衡，使体内水、电解质达到相应的平衡，因而可去除"心胸烦热、口渴面赤"。通过上述抗病原微生物作用及利尿作用可除去"小便赤涩刺痛"。

3. 抗炎、抗氧化及对免疫功能的作用 生地黄可通过减弱、阻断环磷酰胺及地塞米松的某些作用环节而起到保护机体免疫功能的作用，同时其所含多糖类有增强免疫功能的作用，提高 T 淋巴细胞的增殖反应，促进 IL－2 分泌；地黄提取液能诱生干扰素，提高其效价，同时对细胞免疫功能有明显增强作用；地黄水煎剂能明显增加血清 SOD、GSH－Px 活性，降低 LPO 及 MDA 水平，具有抗氧化作用。甘草酸可诱生干扰素，增强 NK 细胞的活性；甘草酸不仅有抗过敏作用，还可使脾脏及胸腺的重量增加，增强网状内皮系统的活性；甘草所含的甘草多糖可促进淋巴细胞增殖，提高网状内皮系统和单核细胞吞噬功能，甘草甜素能抑制肥大细胞释放组胺，增强 ConA 诱导的淋巴细胞分泌 IL－2 的能力；甘草次酸钠能升高淋巴细胞比率，β－甘草次酸是人补体经典途径的抑制剂；同时甘草还有氢化可的松样抗炎作用，对炎症的 I、II、III期均有抑制作用，对免疫性炎症也有抑制作用，又能清除自由基，抗脂质过氧化；甘草 Lx 可降低抗原量、抑制抗体生成而显示免疫抑制作用。淡竹叶有增高 SOD、GSH－Px 活性，清除超氧阴离子和羟自由基的作用。

4. 镇静作用 生地黄能显著加强阈下剂量戊巴比妥的催眠作用。甘草所含 FM100 对戊四唑引起的惊厥有一定的对抗作用，同时还具有镇痛、镇静和解痉作用，这是该方剂治疗小儿夜啼的机制。

5. 抗肿瘤作用 君药木通所含马兜铃酸有抑制肿瘤细胞生长的作用。臣药生地黄经体外筛选法和噬菌体筛选法均证明有抗肿瘤作用。甘草次酸的衍生物甘草钠对子宫癌、直肠癌、膀胱癌、骨髓瘤等均有明显的抑制作用，可能与甘草能增强细胞的解毒作用和抵抗力有关。

6. 导赤散不同配伍对关木通肾毒性的影响 实验结果表明，关木通确实对细胞周期产生了较大的影响，主要体现在 G_0/G_1 期，它可以使细胞周期停滞在 G_0/G_1 期。因此大剂量的关木通导致肾毒性的机制可能是影响了细胞周期的运行，使细胞周期停滞在 G_0/G_1 期，从而引发一系列的临床症状。空白组与关木通组比较，关木通组细胞在 G_0/G_1 期明显增多，而 S 期显著减少。导赤散组和 2 个配伍组与关木通组细胞相比，G_0/G_1 期细胞有所减少，S 期细胞显著增加，尤以导赤散组细胞改善明显。说明按照方剂组方理论合理的使用药物可以显著改善或者制约关木通的肾毒性。[吴建红，文辉，赵刚，等．导赤散及配伍组含药血清对人肾小管上皮细胞细胞周期的影响．中国实验方剂学杂志，2007，133（12）：70－72] 另有报道，观察导赤散中不同中药与关木通配伍后对关木通引起的小鼠肾毒性的影响，结果，关木通与生地黄、淡竹叶配伍组，血清肌酐、尿素氮、尿糖、尿蛋白含量均明显低于关木通组，肾组织损害较轻，组织结构基本完好。导赤散全方组，关木通配伍甘草组与关木通组肾组织损害程度相近。提示关木通与生地黄、淡竹叶配伍后，能明显改善肾功能及肾脏组织损害情况；大剂量甘草可能对关木通的肾毒性有协调作用。[杨蕾，李冀，肖洪彬，等. 导赤散中不同配伍对关木通致小鼠肾毒性影响的实验研究. 中医药信息，2005，22（6）：50-52]

【临证提要】导赤散全方的配伍大意，为清心与养阴两顾，利水并导热下行，共收清心养阴、利水通淋之效。本方无论是在药物选择还是在配伍上，都有其精妙之处，这一点无论从中医理论还是从西医学角度都可得到证实。尤其是生地黄与甘草、木通与甘草的配伍，更是独具匠心。现代药理研究证实生地黄对糖皮质激素引起的副作用有明显改善作用；甘草有糖皮质激素样副作用，配伍生地黄，可减轻其副作用。木通含钾盐，具有利尿及促使 Na^+、Cl^- 排泄的作用；甘草有抗利尿作用，两药作用相辅相成。淡竹叶清心，生地黄养阴，木通利水，甘草调和诸药，既防生地黄滋阴太过，又防木通利水伤阴，共达清心养阴、利水通淋之功效。

本方配伍特点为清热与养阴之品配伍，利水而不伤阴，泻火而不伐胃，滋阴而不恋邪。适合于小儿稚阴稚阳，易寒易热，易虚易实，病变迅速的病理生理特点，故本方最宜于小儿。这也是钱乙制方的本意。本方为清心利水的常用方剂。临证以心胸烦热，口渴，口舌生疮或小便赤涩，舌红脉数为证治要点。若心火较盛，可加黄连以清心泻火；心热移于小肠，小便不通，可加车前子、赤茯苓以增清热利水之功。本方现代临床常用于治疗口腔炎、鹅口疮、小儿夜啼等心经有热者；急性泌尿系感染属心经之热移于小肠者，亦可加减应用。

益 黄 散

【来源】源于宋·钱乙《小儿药证直诀·卷下·诸方》。

【组成】陈皮去白，一两　丁香二钱，一方用木香　诃子炮去核　青皮去白　甘草炙各五钱

【用法】上为末。三岁儿一钱半，水半盏，煎三分，食前服。

【功用】健脾和胃，调中止泻。

【**主治**】治脾胃虚弱，及治脾疳，腹大，身瘦。

【**方解**】本方为小儿腹痛吐泻，不思乳食及脾疳而设，证属脾胃虚弱。根据《素问·三部九候论》"虚则补之"，以及《素问·至真要大论》"散者收之"，"结者散之"，"寒者温之"的原则，并考虑小儿"脏腑柔弱，易虚易实，易寒易热"［《小儿药证直诀·序》］的生理病理特点，以健脾和胃，调中止泻立法。方中陈皮健脾行气助运，燥湿温中为君药，青皮破气消积，除胀满，为臣药。丁香温中行气降逆，诃子温胃涩肠止泻，甘草健脾补中，调和诸药。诸药相合，健脾和胃，调中止泻，故本方以益黄散、补脾散命名。

【**方论**】

吴昆："小儿脾虚不实，米谷不化，滑肠滞颐者，此方主之。胃主受纳，脾主消磨，故能纳而不能化者，责之脾虚。滑肠者，肠滑而飧泄也；滞颐者，颐颔之下多涎滞也，皆土弱不能制水之象。火能生土，故用丁香；甘能补土，故用甘草；香能快脾，故用陈皮；涩能去滑，故用诃子；用青皮者，谓其快膈平肝，能抑其所不胜尔。"（《医方考》卷四）

张璐："益黄不用补益中州，反用陈、青二橘辟除陈气，其旨最微。婴儿久泻连绵不已，乳食积滞于内，故需二皮专理肝脾宿荫，即兼诃子以兜涩下脱，丁香以温理中州，甘草以和脾气，深得泻中寓补之法。非洞达斯意，难与言至治也。"（《张氏医通》卷十五）

冉先德："本方主治呕吐泄泻，乃由中焦虚寒，脾胃不和，乳食积滞，升降失常所致。脾胃者，仓廪之官，以通为顺，故方中青、陈二桔为君，行气导滞，以通为用补；丁香为臣，温中止呕；诃子为佐，涩肠止泻；甘草为使，补脾和胃，调和诸药。合为调气和脾，温中止泻之剂。"（《历代名医良方注释》）

【**临床应用**】

1. 慢惊 东都王氏子吐泻，诸医药下之，至虚，变慢惊，其候睡露睛，手足瘛疭而身冷。钱曰：此慢惊也，与瓜蒌汤。其子胃气实，即开目而身温。王疑其子不大小便，令诸医以药利之，医留八正散等数服，不利而身复冷，令钱氏利小便，钱曰：不当利小便，利之必身冷。王曰：已身冷矣，因抱出。钱曰：不能食而胃中虚，若利大小便即死。久则脾胃俱虚，当身冷而闭目，幸胎气实而难衰也。钱用益黄散、使君子丸四服，令微饮食，至日午果能饮食。所以然者，谓利大小便，脾胃虚寒，当补脾，不可别攻也。（《小儿药证直诀》卷中）

2. 自汗 张氏三子病，岁大者汗遍身，次者上至顶下至胸，小者但额有

汗，众医以麦煎散治之不效。钱曰：大者与香瓜丸，次者与益黄散，小者与石膏汤，各 5 日而愈。(《小儿药证直诀》卷中)

3. 肺热 东都张氏孙九岁，病肺热，他医以犀、珠、龙、麝、生牛黄治之，一月不愈，其证嗽喘闷乱，饮水不止，全不能食。钱氏用使君子丸、益黄散。张曰：本有热，何以又行温药？他医用凉药攻之，一月尚无效。钱曰：凉药久则寒不能食，小儿虚不能食当补脾，候饮食如故，即泻肺经，病必愈矣。服补脾药 2 日，其子欲饮食，钱以泻白散泻其肺，遂愈。张曰：何以不虚？钱曰：先实其脾，然后泻肺，故不虚也。(《小儿药证直诀》卷中)

4. 内钓 一小儿忽干啼作泻，睡中搐，手足冷，此脾土虚寒，肝木侮之，而作发搐，乃内钓也。用益黄散一剂而安，用四君子加柴胡、升麻，乳食渐进而安。(《薛氏医案选·保婴撮要》卷三)

5. 胃气虚寒 一小儿手足常冷，腹中作痛，饮食难化。余谓胃气虚寒也，先用益黄散，二服痛止；次用六君子汤，数剂即愈。(《薛氏医案选·保婴撮要》卷九)

6. 贲门松弛症 李婴，女，30 天。患儿出生后第 3 天即呕吐频作，食入须臾即吐，口干欲饮，大便干燥，神情萎顿，形体瘦削，舌质淡红，苔薄。作消化道钡餐检查：见食道中下段轻度扩张，钡剂进入顺利。诊为贲门松弛症，Ⅲ度营养不良，予以输液及多潘立酮等治疗不效，请中医诊治。笔者认为久吐伤阴，胃气上逆，仿仲景麦门冬汤治之，药尽 3 剂，呕吐依然。后细思此小儿初受父母之气，脾胃运化不健，寒邪中胃，胃气上逆，故呕吐频作，即以钱氏益黄散温运脾胃，降逆止呕，稍佐益气养阴之品。处方：陈皮、青皮各 3g，太子参、诃子各 5g，丁香 1.5g。每日 1 剂，水煎服。药后呕吐即减轻，药尽 3 剂则呕吐偶作，上方加白术 3g，调治 10 天，呕吐未作。[徐尔山.益黄散治验举要.浙江中医杂志，1994，4：176]

7. 难治性腹泻 周某，女，3 岁。泄泻反复发作已 2 年，虽经多种中西药治疗，其效平平。诊见大便稀溏，日七八行，夹有泡沫黏胨，纳少肠鸣，形瘦面黄，前囟未闭。舌质淡，苔薄白腻。前医曾投益气健脾，清热化湿之剂。笔者初亦投以理中汤加升麻，泄泻依然。后思《小儿药证直诀》云："治吐泻多用益黄散"，以及江育仁教授"脾宜运不宜健"之说，投以益黄散加味，处方：陈皮、青皮各 5g，诃子 6g，丁香、甘草各 3g，秦皮 10g。3 剂后，大便次数减少，日行 4 ~ 5 次；又以前方加苍、白术各 3g，6 剂。大便成形，日一二行，嗣以香砂六君丸调治月余，随访 1 年，泄泻未作。[徐尔山.益黄散

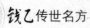

治验举要．浙江中医杂志，1994，4：176]

8. 中毒性肠麻痹 患儿，男，6个月，患中毒性肠麻痹，治以输液、禁食、补钾、胃肠减压术等治疗，腹胀暂得缓解，停胃肠减压腹胀又作，辨证为脾寒不运，气机郁滞，投益黄散加味。处方：陈皮6g，青皮6g，诃子6g，丁香3g，炙甘草3g，蝎尾1.5g。服2剂后，腹胀明显减轻，继以原方服3剂而愈。[徐尔山．益黄散治验举要．浙江中医杂志，1994，(4)：176]

9. 腹型癫痫 患儿，男，5岁，诊断为腹型癫痫，辨证属于顽痰风冷痹阻肠间，气滞痰阻，不通则痛。治疗：散寒运脾，理气止痛。处方：陈皮6g，丁香6g，元胡6g，青皮10g，诃子10g，郁金10g，炙甘草3g。每日1剂，水煎服。药进5剂，腹痛减，又以前方为散剂巩固，服药时腹痛未发作，做脑电图检查未见异常波形。[徐尔山．益黄散治验举要．浙江中医杂志，1994，(4)：176]

10. 婴幼儿腹泻 婴幼儿腹泻属于中医学"泄泻"、"下利"范畴。因为小儿脏腑娇嫩，形气未充，脾胃薄弱，凡喂养不当，饥饱无度，饮食生冷或不洁，或外感风、寒、暑、湿，均可导致脾胃运化失调，而引起腹泻。徐秋琼等应用益黄散治疗婴幼儿腹泻117例，经治疗后3天内止泻42例；3~5天内止泻42例；5~10天内止泻24例；未来复诊5例，无效4例。治愈(大便成形，全身症状消失，大便镜检无异常，病原学检查阴性)108例，平均疗程为5.3天。总有效率为92%。基本方：益黄散，主药：陈皮、青皮、木香(如有寒吐改用丁香)、甘草、煨诃子等。辨证加减，每日1剂，水煎服。[徐秋琼．钱氏益黄散加减治疗婴幼儿泄泻117例．上海中医药大学学报，2001，15(3)：26]

祝冬灿报道：中药治疗组62例，以本方加羌活、制大黄、车前子、藿香梗治疗；西药对照组54例，视轻重不同予乳酸菌素、消食药、小儿泻痢停、小诺霉素、复方磺胺甲恶唑片、氨苄青霉素，并纠正水、电解质平衡等对症治疗。结果：治疗组显效52例(83.9%)，有效6例(9.6%)，无效4例(6.5%)；对照组显效31例(57.4%)，有效9例(16.7%)，无效14例(25.9%)。两组显效率及总有效率均有非常显著的差异($P < 0.01$)。[祝冬灿．益黄散加味治疗婴幼儿腹泻的临床观察．中医药研究，1997，13(2)：42-43]

11. 小儿秋季腹泻 秋季腹泻属于中医学"泄泻"范畴。本病多由于小儿肺脏娇嫩，卫外功能差，易受外邪侵袭，脾常不足，运化力弱，则肠胃易成湿浊内蕴之变。加上秋冬时节冷热交替，感受外邪，与肠胃内蕴湿浊相合，导致升降失常，清浊不分，水反为湿，谷反为滞，合污而下，并走大肠而为泄泻。张威廉报道：应用益黄散治疗虚寒型小儿秋季腹泻 100 例。痊愈（治疗 6 天，腹泻、发热、呕吐、腹胀等症状消失，脱水纠正）100 例。治愈率 100%，平均止泻天数 2 天。处方：陈皮 4.5g，党参 3g，桂枝 4.5g，茯苓 6g，炒白术 6g，煨木香 3g，煨肉果 4.5g，藿香 3g，熟附片 3g，炮姜 4 片，板蓝根 6g，石榴皮 4.5g，神曲 6g，麦芽 6g，山楂 6g，炙甘草 3g。每日 1 剂，频服。同时控制进食量、补液及其他对症处理，3 天为 1 个疗程。[张威廉. 益黄散治疗虚寒型小儿秋季腹泻 100 例. 甘肃中医，1995，（4）：19]

【临证提要】本方出自宋·钱乙《小儿药证直诀》，该书卷下云："益黄散（又名补脾散），治脾胃虚弱，及治脾疳，腹大身瘦。"钱乙论治儿科疾病，以五脏辨证为纲领，立五脏补泻诸方作为治疗的基本方剂，本方即为补脾的代表方剂。钱氏重视调治脾胃，他不但对虚羸、积、疳、伤食、吐泻、腹胀、慢惊、虫症等疾病从脾胃论治，而且认为疮疹、咳嗽、黄疸、肿病、夜啼等疾病也与脾胃相关，可以从脾胃论治，这在本方中也有所体现。钱氏认为，本方能补脾、和脾、补胃、和胃、调气，可用于脾胃虚弱等十余证，如：肝病胜肺；日晚及夜间发搐；伤风手足冷；伤风自利；初生三日内吐泻，壮热，不思乳食，大便乳食不消或白色；初生三日以上至十日吐泻，身温凉，不思乳食，大便青白色，乳食不消；伤风吐泻身温，乍凉乍热，睡多气粗，大便黄白色，呕吐，乳食不消，时咳嗽；伤风吐泻，身凉，吐沫，泻青白色，闷乱不渴，哕气，长出气，睡露睛；夏秋吐泻，不能食乳，干哕等诸证；脾疳，体黄腹大，食泥土；胃气不和之面白，无精光，口中冷气，不思食，吐水；胃虚冷之面白色弱，腹痛不思食；气不和之口频撮；脾胃冷，食不能消化；胃怯汗，上至顶，下至脐等。本方的影响，已远超出儿科的范畴，如张元素在《医学启源》卷上的"五脏补泻法"中，就把益黄散列为补脾的标准方剂；《徐大椿医书全集·女科指要》卷三则将本方用量稍增，"治孕妇腹痛泄泻，脉紧者"。本方的类方主要见于儿科著作，所治略同，如《活幼心书》卷下之益黄散，以本方去青皮，治脾虚受冷，水谷不化，泄泻注下，盗汗等症；《痘治理辨》之益黄散，以本方丁、木二香并用，去诃子、甘草，治胃冷呕吐，脾虚泄泻，或因疮烦躁，渴饮冷水过多，致伤脾胃；《幼科类萃》卷五之益黄散，以本方去丁香，治小儿脾疳；《医方考》卷二之益黄散，丁香、木香并用，去甘草，治胃寒泄泻，脉迟等。

盖冬春伤风吐泻多因小儿腠理不密，脏腑嫩弱，风寒湿热乘虚而入，客于肠胃而成。实为表里同病之意。凡出现身凉肢冷，吐沫及白绿水，泻青白谷不化，哕气，长出气以及睡时露睛等里虚寒者，先用益黄散温中补脾，调气止泻，待脾阳复后再解表。凡出现身热多睡，吐泻频作，烦渴不止，乳食不进，大便黄水等里虚热者，先用白术散频服至足，勿兼汤水，以益胃生津，升阳降火，待泻止津复，脾健气实，再进发表之剂。凡出现外有身温，乍凉乍热，睡多气粗，咳嗽顿闷等风寒外束之表证，内兼呕吐腹泻，乳食不消，大便黄白等食滞湿阻之里证时，"此乃脾肺受寒，不能入食"之故，也即表寒夹食之证，此时也先服发散药，后用益黄散。益黄散的配伍特点是：以辛温香散为主，辅以酸涩收敛，兼顾行气、健脾、温中、消积、涩肠，寓补益于运化之中。适用于小儿脾胃虚弱及脾疳，以腹痛、吐泻、不思乳食为证治要点。若积滞较甚者，可加鸡内金、麦芽以消食化积；脾胃虚甚者，可加人参、白术以补气健脾。本方现代常用于小儿慢性胃肠炎、消化不良、贲门松弛，以及惊痫等属脾胃虚弱者。

泻黄散

【来源】源于宋·钱乙《小儿药证直诀·卷下·诸方》。

【组成】藿香叶七钱　山栀子仁一钱　石膏五钱　甘草三两　防风四两，去芦切焙

【用法】上锉，同蜜酒微炒香为细末。每服一钱至二钱，水一盏，煎至五分，温服，清汁无时。

【功用】泻脾胃伏火。

【主治】脾热弄舌。

【方解】方中石膏、山栀相配，石膏辛寒用以清热，山栀苦寒用以泻火，并能引热下行，从小便而解，具清上彻下之功，用为君药。防风味辛微温，在本方是为"火郁发之"而设。本方证由脾胃伏火而致，若只投苦寒清泻，其伏火难免抑遏不升，故于清热之中配以升散之品，以使寒凉而不致冰伏，升散而不助火焰，乃是清中有散，降中有升之法。藿香化湿醒脾，与防风相配伍，有振复脾胃气机之用，两药为臣。诸药合用，共奏其功。

【方论】

吴昆："脾家伏火，唇口干燥者，此方主之。唇者，脾之外候；口者，脾之窍，故唇口干燥，知脾火也。苦能泻火，故用山栀；寒能胜热，故用石膏；

香能醒脾，故用藿香；甘能缓脾，故用甘草；用防风者，取其发越脾气而升散其伏火也。或问何以不用黄连？余曰：黄连苦而燥，此有唇口干燥，则非黄连所宜，故惟栀子之苦而润者为当耳。又问曰：既恶燥，何以不去防风？余曰：东垣已言之矣，防风乃风药中之润剂也，故昔人审择而用之。"（《医方考》卷二）

汪昂："此是太阴、阳明药也。山栀清心肺之火，使屈曲下行，从小便出。藿香理脾肺之气，去上焦壅热，辟恶调中。石膏大寒泻热，兼能解肌。甘草甘平和中，又能泻火。重用防风者，取其升阳，能发脾中伏火，又能于土中泻木也。"（《医方集解·泻火之剂》）

徐大椿："火伏阳明，胃腑热炽，津液不能上荣，故口舌干燥，消渴不已焉。石膏清胃火之内炽，防风疏火伏之外淫，藿香快胃气以和中，山栀清三焦以降火，甘草泻胃火缓中气也。水煎药末入蜜以润之，使经腑两解，则肺胃肃清而津液得全，何消渴口燥之足患哉？此分解经腑之剂，为胃火郁伏消渴之专方。"（《医略六书·杂病证治》卷十九）

王旭高："栀子、石膏泻肺胃之火，藿香辟恶去臭，甘草调中泻热，重用防风者，能发脾中之伏火，又能于土中泻木也。诸药微炒香，则能皆入于脾，用蜜、酒调服，则能缓于中上。盖脾胃伏火，宜徐徐而泻去，非比实火当急泻也。脾中伏火，何以不用黄连？吴鹤皋谓恶其燥者，非也，乃恶其遏也。盖白虎汤治肺胃燔灼之火，身大热烦渴而有汗者；此治脾胃郁蒸之火，肌肉热烦渴而无汗者，故加防风、藿香，兼取火郁则发之义也。"（《王旭高医书六种·退思集类方歌注》）

【临床应用】

1. 小儿牙关紧闭 傅毓尚之子，潮热畏寒，医以羌、防、柴、葛之属，热愈甚，大汗淋漓，四肢怠惰，食已即饥。医者犹谓能食为美，见其潮热不退，更认为疟疾，复用柴胡、槟榔之属。其热如故，问其大便甚难，又加大黄、枳壳，便仍未通，乃至牙关紧闭，口中流涎，面唇俱白，大汗嗜卧，腹中欲食，口不能入。前医束手而去，始延余诊。问其初有潮热畏寒，继则大汗易饥便坚，四肢倦怠，后乃牙紧涎流，诊得诸脉弦小，惟两关洪大之至。细察此症，虽属三阳经病，但与太阳、少阳全无相涉，悉是阳明胃病。盖胃中伏火，为中消候也。以泻黄散加蒺藜、升麻、大黄与之。方中最妙防风、升麻有升阳泻木之用，所以能启发胃中伏火，不致清阳、邪火两遏其中，使之尽行舒畅；又有蒺藜诱之，石膏凉之，大黄泄之，栀子引之，甘草调之，蜂蜜润之，井井有法，诚为胃中伏热之妙剂也。下咽后熟睡一顷。牙关即开，流涎亦止，潮热亦退，更以搜风润肠之药频服而健。（《谢映庐医案》）

2. 口疮　朱某，男，3岁，2011年2月9日初诊。口舌生疮3天。症见：口腔黏膜、舌面、上颚等处多个溃疡面，周围红赤，疼痛拒食，哭闹不安，伴口臭，腹胀，无发热，大便干燥，小便短黄，舌红苔黄，脉滑数。中医诊为口疮，证属心脾伏热，熏蒸口舌，治以泻脾清心，方用泻黄散加减：藿香10g，苏梗10g，防风6g，生石膏20g，炒栀子10g，炒薏苡仁10g，焦三仙30g，炒莱菔子10g，甘草6g，浙贝母10g。4剂，日1剂，水煎服200ml，少量频服。二诊：服4剂后，溃疡面缩小，疼痛大减，稍能进食。原方加茯苓10g，继予6剂。三诊：溃疡愈合，能进食，二便正常。予保和散调理脾胃。[裴晓芬．泻黄散验案二则．河南中医，2011，31（11）：1320]

3. 流涎　夏某，男，15个月，2011年3月12日初诊。其母诉：患儿近半年来经常流涎不止，经前医治疗无效。症见：口涎自溢，涎液黏稠，面赤唇红，食欲不佳，二便尚可，舌红苔黄，脉滑数。证属脾胃积热，廉泉失约，治以清热健脾固涎，药用：藿香10g，防风6g，生石膏15g，炒栀子6g，焦神曲10g，焦麦芽10g，炒薏苡仁10g，甘草10g，桔梗10g，炒枳壳10g。3剂，日1剂，水煎服120ml，分次频服。药后流涎明显减少，再进2剂后，流涎止。[裴晓芬．泻黄散验案二则．河南中医，2011，31（11）：1320]

4. 汗症　患儿，男，10岁，2004年10月27日就诊。患儿于诊前1年起病，盗汗，夜晚汗出多，以头部明显，夜间磨牙，身热，口臭，形体较胖，小便色黄，大便干，舌质红，苔黄腻，脉滑数。平素喜食肥甘厚腻，辅助检查血常规、血沉、胸透均未见异常，PPD为阴性。该患儿辨证为汗症，乃湿热迫蒸所致，治以清热泻脾，固摄止汗之法，方用：藿香叶15g，山栀子15g，防风10g，薄荷5g，生石膏20g，麻黄根10g，糯稻根10g，生甘草5g，鸡内金10g，滑石15g。水煎服，配合用五倍子粉5g，醋调成糊状，每晚临睡前敷脐中，每天1次，连用7天，并嘱饮食上以清淡饮食为主。经治疗7天症状明显缓解，原方中去生石膏、滑石、麻黄根、防风，加用莱菔子15g，佛手15g，生地10g，牡丹皮10g。调其脾胃，连用10天而痊愈。[李香玉．泻黄散加减在儿科临床应用体会．社区中医药，2006，12（8）：49]

5. 针眼（麦粒肿）　陈某，男，6岁，1986年6月1日就诊。右下眼睑红肿如麦粒大，疼痛已3天，心烦吵闹，口干喜冷饮，饮食减少，二便正常，舌红苔薄黄，脉数有力。处方以泻黄散加减，用量略减，加：紫花地丁、郁金各 15g，连翘、牡丹皮各 10g，蜂蜜（临服数滴于药汁中），水煎服，忌辛辣燥热之物，2 剂。10 月 10 日偶遇询问，尽剂而愈。[李世平. 泻黄散治疗眼疾临症举隅. 安徽中医临床杂志，1999，4（11）：280]

6. 唇疮 某男，30 岁。患者在冬至前后，连续食火锅，以致下唇起疮，肿痛不止，口燥便结，食后腹胀，尿黄如茶色。服炎见宁、维生素 B_2 等未效。诊见舌质红，苔薄黄，脉弦数。辨证属燥邪引动脾火上冲，治以泻火润燥。拟泻黄散加麦冬 6g，每日 1 剂。药后大便通畅，唇肿痛均减，疮溢黄水，逐渐结痂，1 周后痊愈。[陈见军. 泻黄散用于口腔热证的体会. 广西中医药，1984，5：27]

7. 重舌 某女，65 岁。因食煎饼，当晚又感受风邪，出现舌中央有数个溃疡面，约花生米样大，舌下血脉胀起，状如小舌（约 1cm×3cm），色红有触痛，善食易饥，口干烦渴，疲倦烦热，小溲色黄，舌红苔黄中剥，脉细数。证属脾胃伏火，阴虚血结，风热内蕴。治宜清泻脾火，养阴行血，佐以疏风。处方：藿香 10g，栀子 10g，生石膏 30g，金银花 15g，麦冬 10g，穿山甲 6g，防风 12g，淡竹叶 6g，甘草 6g，每日 1 剂，水煎服。服药 1 周，舌中溃疡基本消失，舌下血肿隐退，触之无疼痛，病已愈。[陈见军. 泻黄散用于口腔热证的体会. 广西中医药，1984，5：27]

8. 带下 某女，44 岁。起病 3 个月，带下色黄而黏臭，四肢倦怠，伴有阴部瘙痒，坐卧不安，纳呆，胸闷，口苦黏腻而臭，苔黄腻，脉滑数。方以泻黄散合四妙散加味：藿香 10g，生石膏 15g，栀子 8g，防风 8g，甘草 5g，苍术 6g，黄柏 8g，川牛膝 10g，生薏苡仁 20g，白鲜皮 10g。服药 4 剂后自诉症状明显减轻，原方又进 4 剂后症状消失。[郭明敏. 泻黄散在妇科运用举隅. 中级医刊，1988，3：54]

9. 风赤疮痍 某男，5 岁。眼周皮肤红、肿、瘙痒、脱屑半月余。患者于半月前开始出现眼周瘙痒不适，继之局部发红、微肿、起点状皮疹，经西医对症治疗后病不见减，反日见加剧，红肿愈甚，皮疹此起彼伏，疹退后皮屑脱落。后经中药清热凉血、解毒化湿、祛风止痒等治疗，仍无明显疗效。刻诊：双眼睑红肿，表面疹屑交错，并波及上下睑缘亦红肿起疹，瘙痒不适，伴口臭口干喜饮，头晕，纳呆，尿黄，便结，舌红苔黄厚，脉濡数。诊为风赤疮痍，证属脾胃伏火，郁结于上，治拟泻脾胃伏火，利湿解毒消肿，方投泻黄散加味，药用：藿香 10g，山栀子、生甘草各 7g，石膏 30g，防风、蝉蜕、荆芥、通草各 8g，土茯苓、连翘、牡丹皮各 9g，大黄（后下）5g。水煎服，并以少许药汁外搽局部。服药 1 剂则瘙痒止，大便畅通，再进 2 剂，红肿痒疹全消而愈。[胡兆满．泻黄散儿科应用举隅．四川中医，1995，3：44]

10. 小儿发热 由于小儿冷暖不能自调，又为稚阴稚阳之体，肌肤嫩弱腠理疏松，卫外功能未固，故极易感受外邪。肺为娇脏，且小儿脾常不足，感邪之后常易夹痰、夹滞，形成脾胃伏热证，宜选用泻黄散加减治疗，既能清热退烧，又能化浊调和中焦脾胃，且解表之药能祛藩篱之邪，可使小儿很快康复。李氏用本方加青蒿、杏仁、射干等治疗小儿发热 250 例，其中温度最高者 40℃，最低者 37.5℃，发热时间 1～6 天，服 1 剂热退者 150 例，服 2 剂热退者 100 例，疗效甚佳。[李剑容．泻黄散治疗小儿发热 250 例．四川中医，1985，31（6）：36]

11. 舌痛症 舌居口中，口属脾胃。脾胃伏热，发为舌痛者，常用泻黄散治疗。黄颐玉报道：治疗 39 例舌痛症患者，均排除肿瘤、神经疾病引起的舌痛，并排除局部刺激因素，如牙齿锐利边缘、不良修复体、溃疡等。其中舌尖灼痛 29 例，全舌痛 3 例，舌麻木 5 例，舌痒 2 例，舌部无触痛和味觉异常，舌体活动自如。全部病例以泻黄散为基本方剂（生石膏 30g，栀子 10g，防风 30g，藿香 10g，甘草 6g）进行辨证加减。若兼见口苦咽干、胸胁胀满、月经不调，加柴胡、当归、白芍、香附；若兼见心烦易怒、小便短赤，加黄连、白茅根；若兼见夜寐不安、心悸易惊，加珍珠母、石决明、茯苓；若兼见大便干燥，加酒大黄、芒硝；若兼贫血者，去石膏，加当归、白芍、枸杞子、大枣；若兼患糖尿病者，加天花粉、葛根。结果：1 周内症状消失者 23 例，3 周内症状明显减轻者 12 例，效果显著。[黄颐玉．泻黄散在舌痛症治疗中的运用．中国医刊，2000，35（9）：55]

12. 剥脱性唇炎 剥脱性唇炎属中医学"唇风"范畴。皮损多见于下唇，亦可延及上唇，症见口唇及唇周干裂，皮肤色红，灼热疼痛，颌下淋巴结和扁桃体可肿大，病情可持续数月到数年不等，有顽固难愈的特点。本病多属脾胃蕴热，复因风邪外袭，热毒夹风上攻，搏结于口唇部而发，常用泻黄散加味治疗，配合黄连膏（《医宗金鉴》）外涂，每日 2～3 次。热盛加连翘、黄芩；痒甚加牛蒡子、僵蚕；便秘加生大黄；颌下淋巴结肿痛者加金银花、桔梗、浙贝母等。乔氏用泻黄散合增液汤治疗剥脱性唇炎 29 例，结果 29 例病人全部治愈，其中服药 3 剂症状消失者 18 例，占 62%；服药 6 剂症状消失者 11 例，占 38%。[李卫莉．泻黄散合增液汤治疗剥脱性唇炎．山东中医杂志，1998，17（9）：405]

杨桂芹等报道：应用泻黄散治疗剥脱性唇炎20例。服药2~7剂后均获愈，3剂后症状明显减轻，7剂后肿胀、糜烂消失，结痂脱落，黏膜恢复正常，随访3年未再复发。处方：藿香20g，栀子10g，石膏30g，甘草10g，防风10g，生地黄10g，知母15g，地骨皮15g，土茯苓10g，文火水煎3次，1~2煎内服，第3煎外洗口唇，每日1剂。[杨桂芹. 泻黄散治疗剥脱性唇炎. 中国民间疗法，2000，8（3）：41]

郭盾等运用泻黄散加减治疗剥脱性唇炎160例，并与158例采用西药治疗者做对照，对其临床疗效进行观察。治疗组处方：藿香叶10g，生石膏15g，防风15g，栀子12g，甘草6g。10天为1个疗程。口干渴者加石斛、沙参；大便秘结者加大黄。对照组：口服氯雷他定，外涂丁酸氢化可的松软膏。结果，治疗组治愈78例，好转82例，有效率为100%。对照组治愈11例，好转59例，无效88例，总有效率为44.3%。总有效率两组比较差异有显著性（$P <$ 0.01）。其中，对所有痊愈患者进行1年随访，治疗组78例中有5例复发；对照组11例中有7例复发。[郭盾，肖红霞. 泻黄散加减治疗剥脱性唇炎160例分析. 中国药物与临床，2004，4（1）：24]

患儿，女，12岁，因口唇痒痛1个月，于2003年4月5日就诊。患儿近3年每到春季出现口唇痒痛、红肿，风吹及进食后加重，平素挑食，喜食蛋糕、饼干等甜食，伴纳差，小便黄，大便干，舌质红苔黄，脉数。证属脾胃实火为本，虚火为标，治以清热泻火，滋阴生津，方用泻黄散加减：藿香叶15g，山栀子20g，防风10g，薄荷5g，生石膏20g，生地15g，地骨皮15g，知母15g，白鲜皮15g，生甘草5g。并配合外用黄连膏，在睡觉之前涂于唇部，并嘱饮食清淡，多食蔬菜，5剂，服药后诸症俱消，随访未再复发。[李香玉. 泻黄散加减在儿科临床应用体会. 社区中医药，2006，12（8）：49]

13. 口腔溃疡 口腔溃疡属于中医学"口疮"范畴。小儿口疮多由于心脾积热，复感邪毒，热邪循经上炎熏灼口腔而致，多伴有发热烦躁、便秘溲赤，舌红苔腻，脉数等。可用泻黄散加味治疗。李天萍报道：应用泻黄散加味治疗口疮61例，痊愈（临床症状消失，随访3个月无复发）57例，占93.5%；显效（治疗后症状消失，3个月内复发）3例，占4.9%；有效（治疗后溃疡面缩小，疼痛减轻）1例，占1.6%。总有效率为100%。处方：藿香21克，栀子3g，石膏15g，甘草90g，防风120g。随症加减：兼外感风热者，加金银花、连翘、板蓝根；兼湿热者，加滑石、石斛、生地黄；热甚伤津者，加玄参、石斛、知母。剂量根据年龄增减。水煎服，每日1剂。口服泻黄散时配合珠黄散外用，搽于患处，每日3～5次。[李天萍. 泻黄散加味治疗小儿口腔溃疡61例. 河北中医，2001，23（5）：340]

刘淑贤等报道：以本方加减：藿香6～10g，栀子6～10g，石膏10～15g，防风10～15g，甘草6～10g，茯苓15～20g，苍术10～15g，半夏6～10g，薏苡仁10～20g，黄芩10～15g，陈皮10～15g。治疗口腔溃疡31例，其中初发者8例，病程均在1周以内；反复发作者23例，病程1～5年者17例，5年以上者6例。结果：初发8例中治愈7例，1例无效；反复发作者23例中，治愈18例，无效5例；总治愈率为80%。其中最少服药2剂，最多服药9剂。[刘淑贤，安娜. 泻黄散加味治疗口腔溃疡31例. 内蒙古中医药，1993，12（3）：27]

吴文菊报道：泻黄散加味治疗脾胃湿热型口腔溃疡60例。药用：生石膏30g（先煎），栀子10g，防风10g，藿香10g，生甘草6g，黄连6g，苦参12g，牡丹皮10g，蒲黄10g（包煎）。结果：治疗3天后诸症皆减，其中57例服5～12剂而愈，3例因病情顽固，病程缠绵，服20剂许而愈。再用六味地黄丸善其后，随访半年均未见复发。[吴文菊. 泻黄散加味治疗口腔溃疡60例. 湖南中医杂志，2003，19（3）：49]

王琮本报道：以本方为基本方，若邪热较甚，溃疡面较大，疼痛剧者，加黄连、淡竹叶、生地；口臭、苔腻、口腔黏膜水肿者，加鸡苏散、车前子；大便秘结者，加大黄泡服；食欲不振者，加神曲、山楂；症状缓解后酌加麦冬、山药等养阴之品。治疗小儿口疮32例。结果：服药1～2剂后体温正常者23例（72%），服药3～4剂后体温正常者7例（22%），其余2例在服药6剂后体温恢复正常。溃疡平均消退愈合时间为治疗后5天。[王琮本. 钱氏泻黄散治疗小儿口疮32例. 湖北中医杂志，1989，（1）：24]

14. 过敏性紫癜　过敏性紫癜是由于某些过敏性因素引起的变态反应性疾病，病变以毛细血管为主，小血管亦受累。临床表现为皮肤紫癜，伴有胃肠道、关节及肾脏损害的症状。本病属中医学"血证"范畴，临床可从脾胃伏火外蒸，血络损伤论治。黄俊玉报道：以本方为主，兼风热者加金银花、连翘；咽红喉核赤肿加射干等；皮肤瘙痒加蝉蜕；血热者去藿香，加牡丹皮、赤芍、紫草、仙鹤草、寒水石等；阴虚者去藿香、防风，加生地、知母、麦冬；关节肿痛者合四妙散；伴胃脘疼痛者合丹参饮或失笑散，痛甚加乳香、没药；血尿者合地榆散或二至丸加减。治疗小儿过敏性紫癜38例。结果：痊愈27例（紫癜全退，诸症消失，1周无复发）；有效11例（皮肤紫癜消失或有小反复，终至控制，惟肾损害未能恢复者）。见效时间 2～10 天，一般在 2 周内紫癜全消，1 例伴消化道大出血休克的危重患者 21 天见效，治疗 88 天痊愈。[黄俊玉．泻脾散为主治疗小儿过敏性紫癜 38 例．四川中医，1993，11（9）：43]

吉建勋报道：用泻黄散为主治疗过敏性紫癜 40 例，结果：痊愈 16 例，有效 20 例，无效 4 例。总有效率 90%，疗效明显优于对照组（ $P < 0.05$ ）。[吉建勋．泻黄散为主治疗过敏性紫癜 40 例．四川中医，2003，21（2）：33－34] 许德军等报道：用泻黄散治疗过敏性紫癜 58 例。痊愈（皮肤紫癜、关节、胃肠道、肾损害症状完全消失，实验室检查正常）40 例；好转（紫癜基本消失，症状好转，但仍有复发，复发后治疗仍有效，尿分析或有异常）16 例。总有效率 96.6%。治愈患儿随访 6 个月～2 年，5 例失访，35 例均未见复发。处方：石膏 10～15g，栀子 10～15g，藿香 10～15g，防风 10～15g，紫草 10～15g，生地黄 20～25g，大黄 3～6g。其中热盛者，加生大黄且后入煎剂，紫癜颜色鲜红或伴有鼻衄、牙龈出血者，加大黄炭；病久反复发作、紫癜色紫暗者，用酒炙大黄。加减：紫癜密集、融合成片者，加牡丹皮；紫癜高出皮面或伴有瘙痒者，加秦艽、荆芥；手足背肿胀者，加白茅根、车前草；四肢关节胀痛者，加川牛膝、鸡血藤；腹部刺痛或绞痛者，加白茅根、仙鹤草，另吞琥珀末 0.5～1g，加三七粉 1～3g；蛋白尿者，加益母草、石韦；紫癜反复发作者，加生黄芪、干地龙。[许德军．泻黄散加减治疗过敏性紫癜．浙江中医杂志，1997，（6）：273]

患儿，女，7 岁，2002 年 3 月 16 日来诊。半月来腹痛拒按，无寒热、呕恶及头身疼痛，纳食减少，并于最近 4 日解黑便，每日 1～2 次。3 天前始见双下肢皮肤紫癜，色紫红，大小不等，两侧对称，高出皮肤，发痒不肿，精神较差，面色萎黄，舌尖红苔黄厚腻，脉滑。化验检查，尿蛋白阴性，但红细胞 4～8 个/高倍，血小板及出、凝血时间均正常。本例发病之初以腹痛黑便起病，当属"内斑"。为脾胃伏火，火毒伤及营血，斑毒由里达外。治以泻黄散加味：藿香 12g，石膏、地肤子各 20g，栀子、防风、黄连、生地、台乌、地榆炭、牡丹皮各 10g，紫草 6g，甘草 3g。煎服 4 剂，紫癜全消，腹痛明显减轻，大便颜色转黄，精神、食欲转佳。原方去黄连、地肤子，再服 3 剂。用药 10 天，症状全消。随诊 2 周无复发。[刘敏．泻黄散加减治疗小儿过敏性紫癜 25 例．中国医药指南，2008，23（6）：428－429]

15. 手足口病　小儿手足口病是由柯萨奇病毒 A16 型引起的一种自限性疾病。症见发热，口腔黏膜及掌趾皮疹等。证属脾胃伏火者，可用泻黄散加板蓝根、金银花、连翘、炒牛蒡子、荆芥、川连治疗，以清热解毒，疏散外邪。俞友根报道：应用加味泻黄散治疗手足口病58例，全部治愈。其中最少服药4剂，最多10剂，一般服药2~3剂热退，6剂疱疹逐渐干萎，9剂口腔溃疡逐渐愈合，皮疹消退仅见色素斑疹。处方：生石膏（打，先煎）15g，藿香8g，焦栀子10g，板蓝根10g，金银花10g，连翘10g，炒牛蒡子10g，防风6g，荆芥6g，川连2g，生甘草5g。加减：淋巴结肿大者，加夏枯草10g；扁桃体肿大者，加薄荷（后下）5g。每日1剂，水煎2次，数次分服。[俞友根. 加味泻黄散治疗手足及口病58例. 辽宁中医杂志, 1994, 21 (5): 218]

张颖报道：将本病60例患儿随机分为两组，治疗组36例，以泻黄散加味（处方：藿香、防风、甘草各20g，生石膏、生地黄、灯心草、牛膝各10g，淡竹叶6g，栀子3g）治疗；对照组24例以利巴韦林颗粒、维生素C治疗。结果：总有效率治疗组为91.7%，对照组为79.2%，两组比较，差异有显著性意义（$P < 0.05$）。[张颖. 泻黄散治疗小儿手足口病60例. 新中医, 2007, 39 (9): 75]

16. 小儿厌食症 郑珊等报道：60例厌食症患儿，辨证属于湿热内结型者，随机分为两组。治疗组以泻黄散为基础方加减治疗，对照组单纯使用锌剂口服治疗。治疗1个月后，观察疗效。结果：治疗组在临床症状、体重、治愈率方面明显优于对照组，经统计学处理，$P < 0.05$或$P < 0.01$。[郑珊, 雷碧华. 泻黄散治疗小儿厌食症湿热内结型30例临床疗效观察. 中医儿科杂志, 2006, 2 (2): 37 - 39]

17. 粉刺 寻常性痤疮是一种男女青春期常见的皮肤疾病，俗称"粉刺"。如伴有口疮、口臭、口干，大便干结或便秘，小便黄，舌红苔黄或黄腻，脉数或滑数者，可用泻黄散加味治疗。栾菁等报道：应用泻黄散治疗粉刺87例。治愈36例（皮肤损害消退，自觉症状消失）；好转47例（自觉症状明显减轻，皮损消退30%以上）；未愈4例（皮损及症状均无变化或消退不足30%）。有效率为95.4%。处方：藿香10g，栀子10g，防风10g，黄芩10g，生石膏25g，黄连6g，丹参15g，茵陈15g，薏苡仁30g，甘草3g。水煎服，每日1剂，每日2次。加减：心烦者，加灯心草、淡竹叶；便秘者，加大黄、桃仁；皮疹红肿痒痛或有脓疱者，酌加蒲公英、紫花地丁、地榆、金银花、玄参、生地黄、白花蛇舌草、连翘等。服药期间停用其他药物。1个月为1个疗程，一般治疗1~4个疗程。[栾菁. 泻黄散加味治疗粉刺87例. 辽宁中医杂志, 1998, (8): 359]

【现代研究】 现代药理实验研究表明，泻黄散具有抗炎作用。以本方的主症口疮与现代炎症相关为依据，以对巴豆油所致小鼠耳肿胀以及组胺所致的毛细血管通透性增高的抑制作用为指标，观察泻黄散以及防风的不同配伍对全方抗炎作用的影响。结果表明，单味药防风无明显抑制作用，但加入全方中则有明显的协同作用，用和不用防风，抗炎作用有显著差异。防风可增加方中石膏、山栀等药的抗炎作用，减去 4/5 的防风用量，未见全方抗炎作用显著减弱，但大剂量防风却能使抗炎作用减弱。提示防风的"升阳散火"在配伍中有重要意义，但其用量不宜过大。

于苏平利用泻黄散加减方研究小鼠镇痛、抗炎、胃功能方面的药效学机制。泻黄散加减方可以显著抑制醋酸引起的小鼠腹痛反应，对热刺激引起的小鼠足痛反应无明显影响；可以极显著抑制二甲苯所致小鼠耳肿胀；显著抑制胃液分泌，减少总酸排出；对胃蛋白酶活性及排出无明显影响；可以促进胃排空运动，为泻黄散治疗小儿厌食症提供了实验基础。［于苏平．泻黄散加减方对小鼠镇痛、抗炎、胃功能方面的药效学研究．成都中医药大学学报，2008，4（31）：65－67］

樊巧玲将本方药物按原书比例及炮制方法制成泻黄散（含生药30%，简称泻黄散Ⅰ），泻黄散去 4/5 防风（简称泻黄散Ⅱ），泻黄散去防风（简称泻黄散Ⅲ）以及单味防风（浓度同泻黄散Ⅰ中的防风含量）水煎液。观察其对实验性炎症的影响。①对巴豆油所致小鼠耳肿胀的影响：结果表明，泻黄散不同配伍对巴豆油性小鼠耳肿有明显地抑制作用（与生理盐水组相比 $P <$ 0.01），其中泻黄散Ⅱ的抑制作用强于泻黄散Ⅲ（$P < 0.05$），泻黄散Ⅰ的平均肿胀度略大于泻黄散Ⅱ，但无统计学意义。单味防风无明显抑制作用。②对组胺所致大鼠毛细血管通透性增高的抑制作用：结果表明，泻黄散及不同配伍对于组胺所致大鼠腹部皮肤毛细血管通透性增高亦有明显抑制作用，泻黄散Ⅰ、Ⅱ抑制作用均强于Ⅲ（$P < 0.01$），单味防风未见明显抑制作用。［樊巧玲．泻黄散及其不同配伍对实验性炎症的影响．南京中医学院学报，1986，(3)：50］

【临证提要】 泻黄散的配伍特点是：清泻为主，辅以升散，则清中有散，降中有升，寒凉而不致冰伏，升散而不助火焰，佐以甘润和中，以使泻脾而不伤脾。本方与清胃散同有清热作用，泻黄散泻脾胃伏火，主治脾热弄舌、口疮、口臭等；清胃散清胃凉血，主治胃热牙痛，或牙宣出血，颊腮肿痛者。前者是清泻与升发并用，兼顾脾胃；后者是以清胃凉血为主，兼以升散解毒，此为两方同中之异。本方为治脾热口疮之常用方，以口疮、口臭，舌红脉数为辨证要点。小儿"滞颐"属脾胃积热者，去藿香，加赤茯苓、木通以清热利湿；对脾胃郁热之口疮、弄舌，治以清热为主，无需重用防风；若口疮、口疳兼有血热者，可加生地、赤芍；口舌赤裂疼痛，可加黄连、黄柏；舌下肿痛，可加瓜蒌、贝母等。现代常用于治疗口腔溃疡、小儿鹅口疮等属心脾积热者。

泻黄散证辨证要点应为中焦湿热证。其中包括中焦湿阻，气机不畅，津不上承，枢机不利，传导失司之湿郁脾胃证；湿郁化热，或热伤津液之热盛与津伤之象；湿郁化热，热扰神明之神志证候。究其病因病机主要可归纳为：肝气不疏，横逆犯脾，脾气郁结，或饮食自倍，胃肠乃伤，运化失司，水湿停滞，久之化热，或过食肥甘，湿热壅脾，热扰心神，心火上炎。因此脾胃湿热为本，心火上炎为标。又"脾脉连舌本，散舌下"，"脾为心之子"，子病及母是其必然，"舌为心之苗"，故凸显口舌症状。临床所见，泻黄散证总是以舌痛、口疮等为首发症状，实际上其病理基础即是源于长期脾胃湿热郁伏而引发的心火上炎之标证。脾位于中焦，无任何出路与外界相通，故其热之发生，成郁伏之态。《内经》中说"火郁发之"，清泻脾热的方法也与其他脏腑不同。方中以辛味药物为主，正是发散郁热所必需的，超常规大剂量使用甘草、防风二药，是本方配伍特色之一。张山雷对此疑问甚大："甘草味甘，已非实热者必用之药；而防风实不可解，又且独重，其义云何？是恐有误。乃望文生义者，且曰取其升阳，又曰以散伏火，须知病是火热，安有升散以煽其焰之理？"盖甘草补中气而泻火，脾热用之并无不妥，防风升阳疏风，正合"火郁发之"之意，在方中建功最大。若疑其有误而改换其他药物，则顿失立方之意，疗效亦随之大减。总之，泻黄散可治疗中焦湿热、脾胃伏火而致的以舌痛、口疮等为首发症状的多种疾病。此外，原方虽能治疗小儿弄舌之证，但必须是脾热所致，对于先天不足、大脑发育不全所致的弄舌，症见舌质淡白，脉象沉弱而缓者，应绝对禁用。

白术散

【来源】源于宋·钱乙《小儿药证直诀·卷下·诸方》。

【组成】人参二钱五分　白茯苓五钱　白术五钱，炒　藿香叶五钱　木香二钱　甘草一钱　葛根五钱，渴者加至一两

【用法】上㕮咀。每服三钱，水煎，热甚发渴，去木香。

【功用】健脾止泻。

【主治】脾胃久虚，呕吐泄泻，频作不止。精液苦竭，烦渴躁，但欲饮水，乳食不进，羸瘦困劣质。

【方解】本方是在四君子汤基础上加葛根、木香、藿香叶而成。四君子汤益气健脾，恢复脾胃运化之职。葛根升阳止泻，生津止渴，藿香芳香化浊，木香行气温中止泻。诸药相合，共成健脾止泻之剂，治疗脾胃虚弱之呕吐泻利。

【方论】脾胃虚弱，纳运失司，津液不化凝聚成湿，湿阻中焦，升降失调，清浊不分，下趋则为泄泻。经曰：诸湿肿满皆属于脾……湿胜则濡泻……，故方用四君子汤健脾益气，以复运化之能，藿香芳香化湿，葛根升阳止泻，木香行气温中止泻，且藿香、葛根兼可解表，故对脾虚久泻兼外感者亦宜。

【临床应用】

1. 小儿夏季热 李某，男，4岁，1998年9月10日初诊。患者自7月中旬出现发热不退，体温在37.5℃～39.2℃之间，曾用西药治疗，疗效不佳。刻诊：发热，早重夜轻，面黄无华，口渴多饮，神疲乏力，倦怠嗜卧，食欲减退，尿频清长，大便溏薄。舌淡、苔黄白而腻，脉弱。诊断为夏季热。处方：太子参、葛根、麦冬各30g，茯苓15g，白术12g，藿香10g，木香6g，山药5g，金银花20g，淡竹叶、甘草各3g。服药6剂后，患儿食欲增加，精神体力增强，口渴、尿频、便溏明显减轻，发热亦减，舌淡红，苔薄黄，脉虚数。上方加青蒿12g，再服6剂，诸症消失而病愈。[曹志群.七味白术散临床应用举隅.浙江中医杂志，2003，10：29]

2. 小儿泄泻 张某，男，1岁6个月，1993年7月12日初诊。患者泄泻2个月，在县某医院诊断为结肠炎，曾用西药抗炎及中药治疗，虽见好转，但药停则即发病。症见：泄泻清稀如水样，色黄绿，内杂不消化食物，干呕欲吐，小便黄，面色黄而晦暗。舌质红，舌苔薄微黄，指纹淡滞。证属实热内蕴、脾虚失运，治以清热祛湿、健脾和胃。药用：党参5g，焦白术5g，茯苓5g，甘草2g，煨葛根10g，煨木香3g，黄连2g，藿香2g，肉豆蔻3g。每日1剂，水煎分服3次。服药2剂，诸症大减，续服2剂而愈。[卢训灏.运用七味白术散治疗小儿泄泻.中医函授通讯，1995，5：22]

3. 虚寒胃痛 李某，男，28岁，1995年8月5日就诊。患者有胃痛病史5年，曾在某医院作纤维胃镜及X线钡剂灌肠检查，诊断为十二指肠球部溃疡。近1个月来，胃痛复作，服中西成药效果不明显。症见：胃痛隐隐，空腹为甚，得食则缓，喜暖喜按，泛吐清水，纳食减少，神疲乏力，手足不温，大便溏，舌质淡，脉细弱。证属胃脘痛，脾胃虚寒型，治宜温中健脾，理气止痛。方用七味白术散加味：党参30g，白术15g，茯苓15g，木香10g，藿香10g，葛根15g，甘草10g，陈皮10g，法半夏10g，元胡15g，香附10g，郁金10g，高良姜10g。服上方2剂，胃脘疼痛明显减轻，纳食有加；服药1个疗程后，胃脘疼痛及临床症状均已消失，大便成形，续服1疗程以巩固疗效而告愈。[胡克强．七味白术散加味治疗虚寒型胃痛50例．中医研究，2011，3（14）：37]

4. 反复呼吸道感染　周某，男，3岁。首诊：形体消瘦，面色无华，汗出较多，容易感冒咳嗽，多次罹患呼吸道感染，胃纳不佳，大便溏泄，舌苔薄腻，脉细。证属肺脾气虚，卫外不固。治宜补气益脾，固表敛汗。处方：党参6g，炒白术、茯苓各9g，广木香3g，藿香、煨葛根各6g，防风5g，浮小麦20g，炙甘草2g。7剂，水煎服，每日2次，早晚分服。复诊：药后汗出减少，大便已调，舌脉如前。前法尚合，再予原方巩固疗效。处方：党参6g，炒白术、茯苓各9g，广木香3g，藿香、煨葛根、防风各5g，浮小麦15g，炙甘草2g。10剂。日后随访，患儿连续服药1个多月，面色转华，身体康健。

[蒋琴芳．七味白术散临床应用举隅．辽宁中医学院学报，2005，5（7）：472]

5. 餐后高血糖　某男性，71岁，糖尿病病史20余年。症见纳差，轻度腹泻，口渴不明显，多尿，形体偏瘦，舌质淡，苔薄白微腻，脉细。查空腹血糖12.3mmol/L，餐后血糖19.7mmol/L。曾用格列本脲及胰岛素等降糖治疗，效果不佳。予：七味白术散加黄芪20g，砂仁6g，山药15g，7剂后复查空腹血糖4.1mmol/L，餐后血糖7.2mmol/L。[邓艳繁．七味白术散加味治疗糖尿病餐后高血糖18例．中国民间疗法，2001，2（9）：40]

6. 轮状病毒肠炎　秋季腹泻主要是由轮状病毒感染引起的腹泻，发病者多见于3岁以下尤其是1岁半以内的婴幼儿，所以称为"小儿秋季腹泻"。秋季腹泻在我国多发生在10~12月，约占发病总数的80%，其次在3~5月份也有一个小的发病高峰期。秋季腹泻属中医学"泄泻"范畴。本病多由于小儿肺脏娇嫩，卫外功能差，易受外邪侵袭，脾常不足，运化力弱，则肠胃易成湿浊内蕴之变。加上秋冬时节冷热交替，感受外邪，与肠胃内蕴湿浊相合，导致升降失常，清浊不分，水反为湿，谷反为滞，合污下降，并走大肠而为泄泻。临床上分为：寒湿型、湿热型、食滞型、脾虚型、脾肾阳虚型。

杨冬梅报道：应用七味白术散加减治疗轮状病毒肠炎65例。治疗结果：

经治疗 3 天后，痊愈及显效（大便次数及性状完全恢复正常，实验室检查正常为痊愈；大便次数明显减少，减少至治疗前的 1/3 或以下为显效）58 例，占 89.23%；有效（大便次数明显减少，减少至治疗前的 1/2 或 1/2 以下，大便性状好转，实验室检查异常指标明显改善）5 例，占 7.69%；无效（不符合以上标准者）2 例，占 3.04%。总有效率 96.96%。处方：党参 9g，茯苓 9g，白术 6g，木香 6g，藿香 6g，葛根 6g，甘草 3g。加减：大便水分过多者，加肉豆蔻 3～5g；发热重者，加寒水石；呕吐重者，加姜半夏；脱水伤阴者，加乌梅；大便中夹不消化食物者，加炒建曲、炒麦芽、炒山楂；肛门灼热者，加黄连。以上诸药加水浓煎成 100ml 药液，每日 3 次，4～6 月患儿每次服 20ml，6 个月～2 岁患儿每次服 30ml。对脱水患儿给予口服补液，必要时静脉补液。连续治疗 3 天观察疗效。[杨冬梅. 七味白术散治疗轮状病毒肠炎的临床观察. 成都中医药大学学报，2002，2（25）：48－49]

7. 婴幼儿腹泻　婴幼儿腹泻属于中医学"泄泻"、"下利"的范畴。因为小儿脾胃薄弱，凡喂养不当，饥饱无度，饮食生冷或不洁，或外感风、寒、暑、湿，均可导致脾胃运化失调而引起腹泻。中医临床上分为：伤食泻、风寒泻、湿热泻、脾虚泻、脾肾阳虚泻等。李华应用七味白术散治疗婴幼儿非感染性迁延性腹泻病 15 例。结果：显效（服药 5 剂后，大便次数减少到每日 4 次以下，大便性状恢复正常）8 例，有效（服药 5 剂后，大便次数减少到每日 4 次以下，大便性状好转）5 例，无效（服药 5 剂后，腹泻次数每日仍多于 4 次，或形状无明显好转）2 例，总有效率 86.7%。处方：党参 9g，白术（炒）9g，茯苓 9g，炙甘草 3g，木香 3g，葛根 6g，藿香叶 5g。每日 1 剂，水煎服。加减：腹痛者，加砂仁 3g；水谷不化者，加干姜 2g；兼有食滞者，加焦山楂 9g，神曲 9g；脱肛者，加生黄芪 15g，炙升麻 3g；并有外感者，加荆芥 6g，防风 6g，桔梗 3g；若久泻不止，损及肾阳者，合用四神丸。[李华. 七味白术散治疗婴幼儿非感染性迁延性腹泻病 15 例. 陕西中医学院学报，2000，（4）：30]

8. 小儿厌食症　小儿厌食症是指小儿较长时期的食欲减退，甚至拒食的一种病证。小儿厌食症属中医学"厌食"的范畴。本病多因喂养不当、饮食失节或病后失调，损伤脾胃，脾胃受纳运化失调，从而产生了厌食。临床上分为：脾胃不和型、脾胃气虚型、脾胃阴虚型。杨嘉福应用七味白术散加味治疗小儿厌食症 120 例，取得满意疗效。治疗结果：治疗 1～2 个疗程后痊愈（食欲恢复正常，体重增加不少于 1kg）64 例，占 53.3%；好转（治疗 2 个疗程后食欲改善，主食量增加 0.5 倍以上，体重增加 0.5kg 以上）42 例，占

35%；无效（经2个疗程以上治疗，主食量及体重增加不明显）14例，占11.7%。总有效率为88.3%。治疗后食欲开始改善时间最早10天，最迟19天，平均13.21天。处方：太子参9g，炒白术9g，茯苓9g，藿香6g，葛根6g，木香3g，甘草3g，焦神曲10g，炒麦芽10g。加减：多汗，去藿香、葛根，加牡蛎20g；腹痛便溏者，加肉蔻霜5g；低热者，加胡黄连5g；夜寐不宁者，加银柴胡9g，莲子10g，去藿香、葛根；夜间磨牙者，加代赭石20g；腹胀便秘者，加炒枳实6g；舌苔厚腻者，加炒薏苡仁10g。水煎服，每日1剂。日服3~5次，饭前半小时或空腹服，连服2周为1个疗程，治疗1~2个疗程后统计疗效。[杨嘉福.七味白术散加味治疗小儿厌食症120例临床观察.云南中医中药杂志，1998，1：3]

邢某，女，5岁。初诊：食欲不振，已有数月，形体消瘦，面色萎黄，大便次多不化，舌淡苔薄腻，脉濡。证属脾胃气虚，纳运失司。治宜益气健脾助运。处方：党参6g，炒白术、茯苓、怀山药、扁豆各9g，藿香梗5g，广木香3g，煨葛根5g，炙鸡内金6g，甘草2g。7剂，水煎服，每日2次，早晚分服。复诊：药后食欲较振，大便已调，舌淡苔薄腻，脉濡。再予前方续进7剂。后经随访，患儿服药10余剂后纳食如常。[蒋琴芳.七味白术散临床应用举隅.辽宁中医学院学报，2005，5（7）：472]

9. 溃疡性结肠炎 溃肠性结肠炎又称非特异性或特发性溃疡性结肠炎，是一种原因不明的慢性结肠炎症性病变，主要限于结肠的黏膜，以溃疡病变为主。多累及直肠和乙状结肠，也可遍及整个结肠。本病可发于任何年龄，但以20~40岁为多见，男女发病率无显著差别。本病归属于中医学"泄泻"、"痢疾"、"便血"、"肠风"或"脏毒"等范畴。多因先天禀赋不足，或后天失养，或素体脾胃虚弱，或饮食不节，或忧思恼怒，致中土脾胃损伤，清浊混淆，湿热内生，蕴结肠腑，气机逆乱，脏腑失和，而致病情反复发作，缠绵难愈。中医临床上分为：下焦湿热型、热毒炽盛型、瘀阻肠络型、肝郁脾虚型、脾胃虚寒型、气阴两虚型、脾肾阳虚型。

徐俊报道：应用七味白术散加减治疗慢性非特异性溃疡性结肠炎48例，疗效甚佳。痊愈（临床症状消失，肠镜及X线钡灌肠示肠黏膜病变恢复正常或仅遗留瘢痕，随访1年以上不复发）2例，显效（临床症状消失或基本消失，肠镜及钡灌肠示肠黏膜仅遗留轻度炎症，或治愈后1年内又复发）23例，有效（临床症状明显减轻，肠镜及X线钡灌肠示肠黏膜病变有减轻）20例，无效（用药1个疗程后，临床症状无减轻）3例，有效率93.8%。本组病人最多服药 30 剂，最少 7 剂。处方：党参 21g，白术 12g，茯苓 15g，炙甘草 9g，生葛根 15g，木香（后下）6g，藿香 12g，白头翁 30g，秦皮 12g，佛手 12g。加减：如虚热灼津而见口渴、尿少、舌干者，可加沙参 12g，石斛 15g，以养阴生津；若见痢血多者，可加牡丹皮 10g，赤芍 10g，地榆炭 10g，以凉血止血；若腹痛剧烈者，可加白芍 15g，甘草 6g，以酸甘化阴，和营止痛。中药水煎取汁 250ml，分早晚温服，每日 1 剂，连服 14 天为 1 个疗程，酌情连服 1 ~ 4 个疗程。[徐俊. 七味白术散加减治疗慢性非特异性溃疡性结肠炎 48 例. 安徽中医临床杂志, 1998, (5): 287]

姜某，男，45 岁。1999 年 4 月 20 日初诊。溃疡性结肠炎病史 6 年余。现诊见：形体消瘦，神疲乏力，食欲不振，纳呆腹胀，下腹胀痛，大便黏滞，甚则泄泻，未见血便。舌淡苔薄白而腻，脉虚弱。乙状结肠镜检查：乙状结肠黏膜粗糙，呈颗粒感，肠腔内附有脓性分泌物。处方：党参、焦山楂、白芍各 20g，白术、茯苓各 30g，藿香梗 9g，木香 6g，葛根 15g，薏苡仁 45g，炒大黄、甘草各 3g。服药 10 余剂后腹泻消失。共加减服药 50 余剂，患者精神好转，体力增加，食欲增加，体重较前增加，病情稳定。[曹志群. 七味白术散临床应用举隅. 浙江中医杂志, 2003, 11: 29]

10. 糖尿病　糖尿病属中医学"消渴"的范畴。本病主要由于先天不足、饮食不节、劳逸失度、外感六淫、内伤七情等因素，耗伤肺、胃、肾之阴，导致阴虚燥热而发为消渴病。临床上一般分为阴虚热盛型、气阴两虚型、阴阳两虚型。邓艳繁应用七味白术散加味治疗糖尿病餐后高血糖 18 例，效果满意。治疗效果：本组经治疗全部获效，其中餐后血糖降到 8mmol/L 以下者 14 例，降至 8 ~ 12mmol/L 者 4 例。处方：人参 10g，茯苓 20g，白术 10 ~ 15g，藿香 10g，木香 10g，葛根 15g，甘草 3 ~ 6g。每日 1 剂，水煎服。加减：口渴明显者，加知母、石膏；多食易饥者，加栀子、黄芩；多尿者，加山药、黄芪。[邓艳繁. 七味白术散加味治疗糖尿病餐后高血糖 18 例. 中国民间疗法, 2001, (2): 4]

谭某，女，61 岁，1998 年 6 月 15 日初诊。患糖尿病已 8 年余，患者形体肥胖，渴不欲饮，胸腹痞满，食后尤甚，神疲乏力，夜尿增多，头晕蒙不清，大便自调。舌体胖大、质暗淡、苔白腻，脉濡滑。查：尿糖（＋＋＋），血糖 12.8mmol/L。处方：党参、茯苓、葛根、黄芪、麦冬各 30g，苍术、白术各 15g，山药 20g，藿香、木香各 9g，荷叶 12g。共加减服用 70 余剂，诸症消失，查尿糖（＋），血糖 6.8mmol/L，病情稳定。[曹志群. 七味白术散临床应用举隅.

浙江中医杂志，2003，11：29]

11. 肝硬化腹水 李晖观察七味白术散加减结合利尿剂治疗肝硬化腹水的疗效。选取 120 例住院肝硬化腹水病人，随机分为治疗组和对照组。对照组56 例，每日口服呋塞米 20mg，每日 2 次，螺内酯 40mg，每日 3 次，并常规予促肝细胞生长素、能量合剂等护肝治疗。治疗组 64 例，除上述对照组的治疗外，另加服中药七味白术散加减，1 剂/天。15 天为 1 个疗程，平均 3 个疗程。结果：肝硬化腹水患者治疗组在短期利尿作用、腹围减少、体重减轻及腹水消退时间上均优于对照组（$P < 0.01$），而且对于改善患者肝功能、提高白蛋白、降低球蛋白、纠正 A/G 倒置，也均具有相当的疗效（$P < 0.05$）。说明中药七味白术散加减对保护肝细胞、促进肝功能恢复有一定作用，而且有加强利尿的功能。[李晖. 七味白术散加减结合利尿剂治疗肝硬化腹水 64 例临床观察. 中医药导报，2005，5（11）：16-17]

【现代研究】 人轮状病毒（HumanRotavirus，HRV）是世界范围内婴幼儿秋冬季腹泻主要病原，杨波等发现七味白术散能提高 HRV 感染乳鼠血清IFN - γ 水平，表明七味白术散可能通过提高血清 IFN - γ 水平来调节 HRV 感染乳鼠机体免疫功能，以增强 CTL、NK 杀伤活性及单核巨噬细胞的抗病毒能力，达到机体清除 HRV 的目的。同时七味白术散通过下调血清 TNF - α 水平，来减轻 HRV 感染乳鼠的小肠黏膜损害。[杨波，伍参荣，唐小梅，等. 七味白术散对人轮状病毒感染乳鼠血清 IFN - γ、TNF - α 的影响. 中国中医药信息杂志，2005，12（3）] 同时，伍参荣等研究七味白术散对 HRV 感染乳鼠免疫机制的影响。在探讨七味白术散对 HRV 感染乳鼠的 NK、IFN - γ、IL - 4 影响的实验中，将乳鼠随机分成 4 组，正常对照组常规饲养，其余 3 组制成 HRV 感染模型，并分别灌服生理盐水、七味白术散、利巴韦林，连续 7 天。采用放射免疫法观察NK 细胞活性，ELISA 法观察 IFN - γ、IL - 4 含量的变化情况。结果七味白术散组的 NK 细胞活性、IFN - γ、IL - 4 值高于 HRV 乳鼠组，两组比较有统计学意义（$P < 0.01$），与利巴韦林组组间比较无统计学意义（$P > 0.05$）。说明七味白术散能提高 HRV 感染乳鼠 NK 活性，增强 IFN - γ、IL - 4 的表达。[伍参荣，谢朝晖. 七味白术散对 HRV 感染乳鼠 NK、IFN - γ、IL - 4 的影响. 中国中医药信息杂志，2002，4（9）：23-24] 伍氏等同时探究了七味白术散对 HRV 感染乳鼠胸腺细胞的程序性死亡和 IL - 2、IL - 2R 表达的影响。NIH 乳鼠经口感染 HRV建立感染模型后，采用 DNA 凝胶电泳、细胞形态学、ELISA 方法，观察处理对 HRV 感染乳鼠胸腺细胞凋亡以及 IL - 2、IL - 2R 表达的影响。七味白术散

100g/L 可明显抑制乳鼠胸腺细胞，药物干预 10 小时未出现明显的细胞凋亡梯带，处理各组胸腺细胞 24 小时均可见典型凋亡形态和 DNA 梯状带，而新鲜的胸腺细胞则无。七味白术散治疗组乳鼠血清中 IL－2、IL－2 表达上调。七味白术散能延缓 HRV 感染乳鼠胸腺细胞凋亡，促进 IL－2、IL－2R 的表达，显示出七味白术散一种新的免疫调节效应。[伍参荣，杨波．七味白术散对人轮状病毒感染乳鼠胸腺细胞的程序性死亡和 IL－2、IL－2R 表达的影响．湖南中医学院学报．2001，3（21）：8－10]

七味白术散对胃肠道有多方面的作用。陈显雄等报道：七味白术散袋泡剂 20g/kg 灌服，能降低 20％硫酸钠对小鼠 3 小时内的致泻率，随观察时间的延长给药组小鼠出现的腹泻率随之升高，观察到 8 小时给药组动物出现的腹泻率接近于对照组，提示本方降低硫酸钠所致的急性腹泻率，主要是延长小鼠出现腹泻的时间。本方还能抑制豚鼠离体肠、家兔在体肠自发活动，使其收缩频率减慢。波幅变小，张力下降。对乙酸胆碱、磷酸组织胺、氯化钡引起豚鼠离体回肠的强直收缩，本方亦均有颉颃作用，提示七味白术散对肠道的作用是多方面的。[陈显雄．七味白术散袋泡剂对胃肠作用的影响．湖南中医杂志，1992，（4）：46]

【临证提要】白术散，又名七味白术散，最先见于钱乙的《小儿药证直诀》，本方由人参、白术、茯苓、甘草、藿香叶、木香、葛根七味药物组成，为健脾益气的常用方剂。与参苓白术散比较，二方均含四君子汤益气健脾和胃，为治脾胃气虚证候的常用方，不同的是参苓白术散因有山药、扁豆、莲子、薏苡仁等，故补脾渗湿之力强，并可培土生金而能益肺；本方补脾渗湿之力稍逊，且因以葛根易桔梗，而专于治脾，但藿香、葛根兼可解表，故对脾虚久泻兼外感者亦宜。

钱氏将白术散放在《伤风吐泻身热》一篇，原文："多睡，能食乳，饮水不止。吐痰，大便黄水，此为胃虚热吐泻也。当生胃中津液，以止其渴，止后用发散药，止渴多服白术散，发散大青膏主之。"白术散中有葛根，具有健脾升津止渴作用，在临床上可以治疗脾胃久虚，呕吐泄泻，精液枯竭，口干口渴，兼外感者也可应用。《六科准绳》中本方主治："脾胃虚弱，呕吐泄泻频作不止"。《杂病心法》中本方主治："消渴，不食而渴，胃虚无热，兼之泄泻"。在《小儿药证直诀》中，本方主治三大证候：伤风下后余热，伤风吐泻身热以及诸疮。在《记尝所治病二十三证》中，钱氏留下了脾虚发热、心虚留热、误下太过皆用本方治愈的三则医案，且是一用再用，"使任其意取足服"，或"时时服之"。本方对后世影响颇深，金元时期李东垣即将本方收入《脾胃论·脾胃损在调饮食适寒温》中，明代薛凯、薛己父子特重本方，几乎将其发挥到了极致，在其合著的《保婴撮要》中，有49种病证都选用本方治疗，除发热、潮热、渴症、吐泻、积滞这些多从脾胃论治的疾病外，诸如惊搐、语迟、咳嗽、黄疸、肺痈肺痿、便血尿血、虚羸以及疮疡痘疹等，五脏六腑的疾病多囊括其中。白术散至今仍广泛用于临床，已不单单局限于治疗儿科疾患也。

甘桔汤

【来源】 源于宋·钱乙《小儿药证直诀·卷下·诸方》。

【组成】 桔梗二两　甘草一两

【用法】 上为粗末，每服二钱，水一盏，煎至七分，去滓，食后温服。加荆芥、防风，名如圣汤。热甚加羌活、黄芩、升麻。

【功用】 清肺泻火。

【主治】 小儿肺热，手掐眉目鼻面。

【方解】 本方源于《伤寒论》桔梗汤方。方中桔梗，味苦辛性平，归肺经，因其具辛散苦泄之功，故能开宣肺气而利胸膈咽喉，并有较好的祛痰作用，治咳嗽痰多，不论肺寒、肺热俱可应用，与甘草相配有排脓之效。甘草性平，归心、肺、脾、胃经，本品能润肺缓急，有一定止咳平喘之效，因其性平，故寒证、热证均可配伍应用，其还有良好的解毒功效，与桔梗相伍则加强排脓解毒之效，应用于痈疽疮毒，《珍珠囊》中评价桔梗："与甘草同行，为舟楫之剂"，舟楫者，有如船之载物上浮也，桔梗与甘草同用，可治疗上焦病证，与其他药配用可引药上行达于上焦病所，而上焦为肺之所居，故该方可治肺痈、胸痛、咳吐黏痰脓血等症。

【方论】

张山雷："方后加荆芥、防风，则惟风寒袭肺，闭塞已甚者可以暂投，已非方下肺热之治法，又谓热甚者加羌活、黄芩、升麻，则黄芩固能清肺，而羌活、升麻温升已甚，殊非热甚所宜。"（《小儿药证直诀笺正》）

【临床应用】

1. 肺痈　患者任用之，饮食起居失宜，咳嗽吐痰，用化痰发散之剂，时仲夏脉洪数无力，胸满面赤，吐痰腥臭，汗出不止。余曰，水泛为痰之证，而用前剂，是为重亡津液，得非肺痿乎。仍服前药，翌日果吐脓，脉数，左寸右寸为甚。始信，用桔梗汤一剂，脉数顿止，再剂全止。面色㿠白，仍以忧惶，余曰，此证面白脉清，不治自愈。又用前药一剂，佐以六味丸治之而愈。(《薛氏医案》)

2. 咽痛　徐某某，女，成年，工人。发热，咽喉疼痛3天，咽痛进食吞咽时更甚，咽部色红，扁桃体肿胀，表面有白色脓点，四肢酸痛，大便坚硬，苔薄黄，脉数。此乃邪热客于少阴之脉，结于咽喉，治宜清热解毒，利咽止痛。桔梗9g，生甘草3g，炒牛蒡子9g，薄荷3g，金银花15g，山豆根9g，全瓜蒌15g。服3剂后发热已除，咽痛亦缓，扁桃体肿胀及咽红皆减退，大便已通，苔薄白，脉微数。邪热已散，再拟解毒利咽，清润咽喉。方拟：桔梗9g，生甘草3g，生地9g，玄参9g，金银花9g，麦冬9g，3剂而愈。[朱成祥. 桔梗汤在喉科病中的应用. 浙江中医学院学报，1980]

【现代研究】齐云研究表明：甘草桔梗总皂苷具有确定的抗炎作用。在体内，对角叉菜胶、组织胺所致小鼠足肿胀、蛋清致大鼠足肿胀、二甲苯致小鼠耳廓肿胀、小鼠腹腔毛细血管通透性、角叉菜胶致大鼠急性胸膜炎等炎症模型均有良好的抗炎作用。甘桔总皂苷的抗炎机制与抑制多种组织源性炎症介质释放密切相关，它能明显抑制炎症组织中的组胺的释放，降低炎症渗出液中 PLA_2 及 PGE_2 活性或含量，降低致炎性细胞因子 IL-1 和 TNF-α 的活性与释放。[齐云，沈映君，王文魁，等. 甘桔汤总皂苷抗炎作用研究. 中华现代临床医学杂志，2004，2(6)：775]

甘草主要成分有甘草甜素、甘草次酸和多种黄酮等。其有效成分各地甘草有所不同。甘草的主要药理作用有：对抗乙酰胆碱、增强肾上腺素的强心作用、肾上腺皮质激素样作用、抗炎、抗变态反应、降低胃酸抑制溃疡病、解毒、降低血胆固醇、阻止动脉粥样硬化的发展、增强胆汁分泌，镇咳、镇痛、提高网状内皮系统吞噬功能和增强机体非特异性免疫反应等。桔梗根含皂苷，已知其成分有远志酸、桔梗皂苷元及葡萄糖，其药理作用主要有祛痰作用，祛痰作用主要由于其中所含的皂苷所引起。

【临证提要】钱氏用本方治疗肺热，小儿手掐眉目鼻面。《伤寒论》张仲景用桔梗汤治疗少阴咽痛证，皆因气闭于上，络脉壅滞所致。二药相配，有宣肺清热解毒之功，是治疗肺热疾病中的常用药对。钱氏甘桔汤亦即仲景桔梗汤，两方药味相同，惟药量稍异。仲景方中甘草倍于桔梗，重在泻热解毒，利咽止痛，兼以祛痰排脓，故可主治少阴病，咽痛不差，或肺痈咳唾脓腥诸症；钱氏甘桔汤则桔梗倍于甘草，重在开提肺气，宣泄肺热，故可主治小儿肺热，手掐眉目鼻面诸疾。钱氏甘桔汤加荆芥、防风者，加重其发散外邪之力；热重加羌活、黄芩、升麻者，升散之中兼以清热，但总以肺经感受风寒之因者为妥。《笺正》曰："方后加荆芥、防风，则惟风寒袭肺，闭塞已甚者可以暂投，已非方下肺热之治法，又谓热甚者加羌活、黄芩、升麻，则黄芩固能清肺，而羌活、升麻温升已甚，殊非热甚所宜。"可资临床参考。

桔梗汤源于《伤寒论》，后人又易名甘桔汤，通治咽喉口舌诸病。宋仁宗加荆芥、防风、连翘，遂名如圣汤。而王好古的《医垒元戎》载之更详，并随症加味，如："失音者加诃子，声不出加半夏，上气加陈皮，涎嗽加知母、贝母，咳渴加五味，酒毒加葛根……。"钱乙在论咳嗽时指出："咳嗽，有热证，面赤饮水，涎热，咽喉不利者，宜兼甘桔汤治之。"《太平圣惠方》论喉痹言："夫喉痹者，为喉里肿塞痹痛，水浆不得入也。人阴阳之气，出于肺，循喉咙而上下也。风毒客于喉间，气结蕴而生热，故喉肿塞而痹痛也，其脉沉者为阴，浮者为阳，若右手关上，脉阴阳俱实者，是喉痹之候也，桔梗一两，甘草一两生用，服后有脓出即消。而咽喉干痛者，可用甘桔汤加牛蒡子，甘桔汤亦治马喉痹，马喉痹者，谓热毒之气，结于喉间，肿连颊骨，微壮热，烦满而数吐气。"

《御药院方》载桔梗汤为桔梗、甘草、半夏、人参，治咽喉疼痛，如有物妨闷。《圣济总录》载治咽喉中如有物，妨闷，咯唾脓血，肺气上喘用桔梗汤，方为：桔梗锉炒一两半，甘草炙锉半两。在《居家必用》中治咽喉肿痛及疟腮，方用桔梗、皂荚刺、甘草各等份，日进三服而神效。《医方大成》对桔梗汤的加减应用可谓详甚："甘桔汤，治风痰上壅，咽喉肿痛，吞吐如有所碍，苦桔梗一两，甘草炒二两，右为末，每用三钱，水一盏，煎七分，食后温服。咳逆气者加陈皮；咳嗽者加知母、贝母；咳发渴者，加五味子；唾脓血者加紫菀；肺痿者，加阿胶；面目肿者，加茯苓；呕者，加半夏、生姜；少气者，加人参、麦冬；肤痛者，加黄芪；目赤者，加栀子、黄连；咽痛者，加鼠黏子、竹茹；声不出者，加半夏、桂枝；疫毒头肿者，加鼠黏子、大黄、芒硝；胸膈不利者，加枳壳；心胸痞者，加枳实；不能眠者，加栀子；发斑者，加防风、荆芥；酒毒者，加葛根、陈皮。"由此可见，桔梗汤自古为治咽喉疾病之良方；后人加减化裁沿用至今。

异 功 散

【来源】源于宋·钱乙《小儿药证直诀·卷下·诸方》。

【组成】人参切去顶 茯苓去皮 白术 陈皮锉 甘草各等份

【用法】上为细末，每服二钱，水一盏，生姜五片，枣两个，同煎至七分，食前，温量多少与之。

【功用】健脾益气，行气化滞。

【主治】吐泻，不思乳食。凡小儿虚冷病，先与数服，以助其气。

【方解】方中人参甘温，益气补中为君；白术健脾燥湿，陈皮行气健脾，使中焦气滞得除，二药合人参以益气行气健脾为臣；茯苓渗湿健脾为佐；炙甘草甘缓和中为使。本方乃四君子汤加陈皮而成，诸药合用，温而不燥，补而不峻，补中有行，使脾胃强健，中焦气滞得行，诸症得除。

【方论】

张山雷：此补脾而能流动不滞，陈皮一味，果有异功，以视局方四君子，未免呆笨不灵者，洵是放一异彩，仲阳灵敏，即此可见一斑。（《小儿药证直诀笺正》）

【临床应用】

1. 咳嗽 一产妇咳而胸满不食，涕唾，面肿气逆，此病在胃而关于肺，用异功散而愈。（《校注妇人良方》）

2. 喘 一小儿外感风邪，服表散之剂，汗出作喘，此邪气去而脾肺虚也。用异功散而汗喘止，再剂而乳食进。（《保婴撮要》）

3. 泄泻 一小儿患泻，乳食不化，手足指冷，服消乳丸，食乳即泻，余用五味异功散加木香，母子服之而愈。（《保婴撮要》）

4. 发热 一小儿发热，饮食少思，大便不实，常服芦荟等丸，视其鼻赤，此寒冷之剂复伤脾土而虚热也，用五味异功散，数剂而愈。（《保婴撮要》）

5. 小儿多涎 患者，女，4 岁，2000 年 5 月 3 日初诊。1 年前因进食生冷，脾胃受损，即发胃脘胀痛。经治疗而痛止胀消，尔后口流涎水（张口即出，闭口即止），白天加重，夜间减轻，持续不止，伴面色白，语气轻微，吐逆，舌质淡、苔白略腻，指纹色淡。诊为脾胃虚弱，气不摄津。治以补益脾气，摄津敛液。给予五味异功散加减方 10 剂，口流涎水消失，1 年后随访未

再复发。［孙晓洁. 五味异功散治疗小儿流涎. 中国社区医师，2003，18（3）：35］

6. 呼吸道感染后期（喉中痰鸣久治不愈） 陈某，女，2 岁。1 个月前患感冒发热、咳嗽，西医诊断为呼吸道感染，经输液服药后，大体痊愈，但喉中始终痰声漉漉，晨起及睡卧时尤重，咳吐痰色白，清稀，不欲饮食，大便稀溏，体较胖，面色少华，舌淡苔白，指纹淡。中医辨证为脾气虚弱，痰湿内生。治应健脾益气，燥湿化痰。处方：党参 10g，白术（炒）6g，陈皮 6g，法半夏 5g，川贝（冲兑服）3g，甘草 2g。服药 2 剂后，痰鸣明显减少，精神亦渐好。又服 3 剂并加强调理，病痊愈。［黄晓萍. 异功散儿科临床应用举隅. 四川中医，2007，25（11）：79 - 80］

7. 糖尿病 刘某某，男，16 岁，于 1986 年 8 月 20 日就诊。自述病起于 3 月份，始有多饮、多食、多尿症状，经本县两家医院及地区人民医院诊断为"糖尿病"，患者因不肯长期接受和依赖胰岛素治疗，而求治于李老。就诊时患者形体消瘦，食欲不振，食量很少，但仍多饮多尿，小便如油浮沫特多，闻之有烂苹果味，舌淡红，苔白腻、根部苔带黄，脉滑数。化验血糖 2410mmol/L，尿糖强阳性。拟异功散加味，处方：生晒参 16g，生黄芪 25g，炒白术 12g，茯苓 13g，淮山药 30g，石斛 10g，广陈皮 7g，苍术 10g，玄参 20g。水煎服，每日 1 剂，并嘱饮食清淡，忌食肥甘、辛辣食物。随症加减：尿甚多加山茱萸、覆盆子；饮甚多加麦冬、乌梅；血糖不降加肥知母、生石膏（且两者都要重用）；尿糖不降加天花粉、生地黄。此方服至半月余即能撤除胰岛素，1 个月后饮食增加，形体逐渐健壮，嘱其饮食不能太饱，再随症加减月余，诸症消失，尿糖阴性，血糖正常。随访 2 年余未再复发。［谭其祥. 李志安运用异功散经验 2 则. 江西中医药，1997，4（28）：8］

8. 小儿感染后脾虚综合征 小儿感染后脾虚综合征是指小儿在 1 次或多次急性或亚急性感染后不久产生的一组与"脾虚证"相似或以"脾虚证"表现为主的证候群。临床以厌食、乏力、多汗、口渴、大便失常、睡眠不良、异食、腹痛为主症。张丽霞应用异功散治疗小儿感染后脾虚综合征 38 例。治愈（诸症消除）31 例；有效（诸症减轻）6 例；无效（诸症无改善）2 例。处方：以异功散治疗，药用：人参、茯苓、白术、甘草、陈皮。加减：表虚自汗者，加黄芪、浮小麦、五味子固表止汗；口渴者，加沙参、麦冬生津止渴；大便秘结者，加决明子润肠通便；泄泻者，加山药健脾益气；睡眠不安者，加钩藤、蝉蜕安神定志；腹痛者，加木香、槟榔宽中行气。每日 1 剂，水煎 20 分钟，取汁 100ml，分 2 次服，用量多少依据患儿个体年龄、体重、

体质等情况而定。[张丽霞. 异功散治疗小儿感染后脾虚综合征 38 例. 湖南中医药导报，2002，8（5）：255]

9. 消化性溃疡 消化性溃疡，亦称胃及十二指肠溃疡，是指发生在胃和十二指肠的慢性溃疡，也可发生在食管下段、胃空肠吻合术后的吻合口周围及米克耳憩室。溃疡的形成和胃酸及胃蛋白酶的消化作用有关。95% 以上位于胃和十二指肠。十二指肠溃疡较胃溃疡多见；本病男多于女，发病年龄以青壮年多见。本病主要表现为上腹部疼痛，时发时止，疼痛主要为长期性和节律性，一般局部限于上腹中央，多为钝痛或灼痛，且和饮食有关。本病属于中医学的"胃脘痛"、"心痛"、"吞酸"、"嘈杂"等范畴。有寒邪客胃、肝气犯胃、肝胃郁热、气滞血瘀、胃阴不足、脾胃阳虚、饮食停滞之分。辛丽嘉等报道：应用异功散加减治疗消化性溃疡 110 例。痊愈（症状及体征消失，胃镜检查原有溃疡面愈合，钡透提示原有溃疡龛影消失）80 例；好转（主要症状及体征基本消失，胃镜或钡透所见原有溃疡面明显缩小）24 例；无效（主要症状及体征无明显变化或恶化，胃镜或 X 线钡透无明显改善者）6 例。处方：党参 20g，香附 15g，陈皮 20g，白术 15g，元胡 15g，丹参 20g，白及 35g，砂仁 15g，蒲公英 20g，甘草 7.5g，海螵蛸 25g，茯苓 15g。加减：虚寒型者，加黄芪 25g，高良姜 15g；寒重者，加附子 10g，干姜 10g，去蒲公英 20g；气滞血瘀型者，加柴胡 10g，枳壳 15g，白芍 20g；偏血瘀者，加五灵脂 20g，蒲黄 20g；兼郁热者，加黄连 10g，栀子 7.5g；气阴两虚者，去香附 15g，加麦冬 15g，当归 15g，石斛 20g。水煎服，每日 1 剂。[辛丽嘉. 异功散加减治疗胃脘痛 110 例. 中医药学报，1995，（2）：24]

10. 异位性皮炎 异位性皮炎也称遗传过敏性皮炎，发病与遗传过敏体质有关，患者往往有免疫功能的异常，常自婴儿或儿童期发病，冬春较重，病程较长。瘙痒剧烈、出汗及精神紧张时瘙痒加剧，临床症状随年龄的增长而有显著的变化。一般分为婴儿期、儿童期、成人期，随年龄不同，病变的形态和好发部位也不同，除婴儿期外，皮疹多干燥，易呈丘疹、痒疹、苔藓样变。中医学认为本病病因为体质不健，饮食失节，脾湿健运，内湿困脾，外湿侵肤所致。治疗原则为健脾利湿，养血祛风，活血润燥。李丰报道：用异功散治疗儿童异位性皮炎 14 例。临床治愈（用药 1 个疗程时，昼夜无明显痒感，皮疹消退，留有色素沉着）4 例；显效（痒感明显减轻，皮疹基本消退）6 例；有效（痒感减轻，皮疹大部分消退）3 例；无效（症状无明显改善）1 例。处方：太子参 10g，茯苓 10g，山药 10g，半夏 10g，陈皮 10g，焦三仙

30g，漏芦 10g，秦艽 10g，乌梢蛇 6～10g，黄连 5g，白鲜皮 15g，当归 10g。水煎服，每日 1 剂。加减：舌红少苔者，去太子参，加银柴胡、地骨皮；皮疹发红或有渗出者，去太子参、当归，加车前子、地肤子。2 周为 1 个疗程。

[李丰. 异功散合秦艽丸治疗儿童异位性皮炎 14 例. 北京中医，2003，22 (5)：34]

11. 病毒性肝炎 肝炎相当于中医学"黄疸"、"胁痛"、"癥瘕"、"积聚"等范畴。其病理特点为：湿热蕴结，气机阻滞，肝脾不和，肝失疏泄，脾失健运。程立秀等报道：应用异功散加减治疗慢性迁延性肝炎 70 例。治愈（主要症状消失，肝脾肿大恢复正常或明显回缩，无压痛或叩痛，肝功能检查正常）52 例；显效（主要症状消失，肝脾肿大回缩或稳定不变，无明显压痛或叩痛，肝功能检查基本正常或轻微异常）11 例；好转（主要症状改善，肝脾肿大稳定不变，肝功能检查好转）5 例；无效（主要症状及肝功能检查无好转）2 例。处方：党参、白术、当归、白芍、茯苓、柴胡、虎杖、垂盆草、陈皮、甘草。水煎服，每日 1 剂。加减：舌苔黄腻，小便黄赤者，加炒枳壳、鸡内金；肢酸乏力，大便溏薄者，减当归用量，加薏苡仁、木瓜；右胁隐痛，头目晕眩者，加橘络、牡蛎；若见舌质红、苔少或光剥者，柴胡、鳖甲炒用，加入玉竹、生地黄；舌紫或紫暗夹有瘀斑者，桃仁、红花、郁金均可随证选用；肝脾肿大者，鳖甲、土鳖虫、三棱、莪术亦可伍用。[程立秀. 归芍异功散加减治疗慢性迁延性肝炎 70 例. 吉林中医药，1994，(4)：20]

12. 肝炎后综合征 肝炎后综合征是急性肝炎治愈后，患者仍然有肝区疼痛和消化道症状的综合证候群，临床极为常见。郁万先报道：应用柴胡疏肝散和异功散治疗肝炎后综合征 100 例。痊愈（右胁疼痛及消化道症状完全消失）62 例；好转（临床症状缓解或偶有胁痛者）32 例；无效（症状无改善）6 例。处方：柴胡 9g，香附 9g，枳壳 9g，陈皮 9g，川芎 9g，党参 12g，茯苓 12g，白术 12g，白芍 15g，炙甘草 6g。加减：右胁疼痛较剧者，加木香、元胡；湿热重者，去川芎，加栀子、茵陈；瘀血较著者，加当归、桃仁；阴虚者，加生地黄、麦冬、玄参；失眠多梦者，加合欢皮、夜交藤。水煎 400ml，早晚分服，每日 1 剂。[郁万先. 柴胡疏肝饮合异功散治疗肝炎后综合征. 江苏中医，1995，16 (9)：9]

13. 肝硬化 本病属中医学"鼓胀"、"单腹鼓"、"癥积"范畴。主要为肝、脾、肾受病，气滞、血瘀、水蓄而成。饮食不节、嗜酒过度、黄疸日久、感染蛊毒等均可致肝脾内伤。肝郁气滞，脉络瘀阻而成癥积；脾虚不运，水湿内停而成鼓胀；脾病及肾，肾阳虚衰而水湿不行，鼓胀日重。本病为本虚标实，虚实夹杂。治宜标本同治，攻补兼施，行气、化瘀、消水以治其标，调肝、健脾、补肾以治其本。魏贻宁应用异功散治疗肝硬化早期门脉高压症30例。对改善症状，恢复肝功能有效率达85%；对降低门脉内径有效率达70%。处方：党参15g，白术9g，茯苓15g，甘草6g，陈皮9g，鸡血藤15g，鸡内金9g，丹参10～15g。加减：脾大者，加香附9g；腹水者，加茯苓皮15g，大腹皮15g，车前子15g。水煎服，每日1剂，疗程3个月。[魏贻宁. 肝硬化早期门脉高压症的中西医结合治疗初探福建中医学院学报，1997，7（1）：14]

14. 原发性肝癌 原发性肝癌属于中医学"肝积"、"癥瘕"、"积聚"、"鼓胀"、"肝积"、"黄疸"等范畴，其病理特点是情志抑郁，气血瘀滞，湿热蕴结，肝肾阴虚，正气虚衰等。谭志强等报道：应用异功散加减治疗原发性肝癌效果良好。处方：黄芪30g，太子参30g，白术15g，麦芽15g，苍术15g，茯苓15g，甘草6g，陈皮10g，枳壳12g，白茅根12g。加减：黄疸、口苦者，加茵陈12g，泽泻12g；尿少者，加泽泻30g，薏苡仁30g；上消化道出血者，加仙鹤草30g，紫草12g，云南白药1.5g；呕吐者，加制半夏10g；舌苔白腻者，加藿香10g，砂仁6g；舌苔黄者，加茵陈15g，龙胆草8g。水煎服，每日1剂。[谭志强. 异功散加减为主治疗Ⅲ期原发性肝癌28例. 四川中医，2000，18（11）：23]

15. 小儿厌食症 小儿厌食病变脏腑在脾胃，病机关键为脾失健运。临床辨证须详细询问病史，治疗原则以和为贵，以运为健，开胃运脾为基本法则。宜以轻清之剂解脾气之困，拨清灵脏气以恢复转运之机，使脾胃复健，则胃纳自开。郭玉明等应用异功散加味治疗小儿厌食症368例，痊愈（食欲与食量均恢复到正常水平）295例；显效（食欲明显恢复，食量恢复到正常水平的3/4）40例；有效（食欲有改善，食量有所恢复，但未达到正常量的3/4）16例；无效（食欲、食量均无改善）8例。总有效率为97.8%。处方：党参15g，茯苓12g，白术12g，陈皮10g，使君子10g，槟榔10g，川楝子10g，山楂18g，麦芽18g，谷芽18g，甘草3g。加减：厌食甚者，加鸡内金、山药；腹痛者，加白芍、香附；腹泻甚者，加肉豆蔻、诃子；面黄肌瘦者，加黄芪、黄精；夜啼者，加生龙齿、白芍；烦躁不安者，加莲子心、麦冬。每日1剂，水煎，分2次服。同时配用自拟的四神食疗方：芡实15g，茯苓15g，山药15g，莲子肉15g，咸橄榄1粒，猪小肚（即猪膀胱）1个或猪瘦肉适量（注意不可放食盐入汤）炖服，2～3天1次。[郭明玉. 异功散加味治疗小儿厌食症368例. 江西中医药，2001，12（32）：43]

张某，女，1.5岁，2001年8月10日初诊。不思饮食半月，半月来进食依赖少量母乳及饮料。诊见：精神疲惫，面色萎黄，舌淡苔薄，脉濡。证属脾胃虚弱。治宜健脾助运，和胃消食。处方：党参6g，白术6g，茯苓6g，甘草2g，陈皮6g，砂仁4g，鸡内金6g，麦芽6g。服3剂后，饮食逐渐恢复至正常。[东野长新.异功散加味治疗小儿厌食症40例.河南中医，2004，11（24）：58]

16. 小儿慢性腹泻　小儿腹泻是由于不同病因引起的消化道综合征，如喂养不当、肠道外或肠道内感染、气候因素等。包括急性腹泻、慢性腹泻、迁延性腹泻。一般多见于3岁以下小儿。表现为大便稀薄，次数增加，每日数次至十余次。大便成水样或夹有不消化食物及少量黏液。重型腹泻则大便每日数十次至三四十次。常伴有呕吐、发热及明显脱水症状。慢性腹泻是指连续腹泻在2个月以上者，其病因多与营养不良或急性期未彻底治疗有关。小儿慢性腹泻属于中医学"泄泻"、"下利"等范畴，其病理特点是外感时邪、内伤乳食、脾胃虚弱等。慢性腹泻患儿要注意饮食调养和护理，以增强体质。马一帆应用异功散加味治疗婴儿慢性腹泻56例。显效（治疗5天内粪便性状及次数恢复正常）48例；有效（治疗5天内粪便性状及次数明显好转）6例；无效（治疗5天时粪便性状及次数无好转）2例。处方：党参3~6g，白术3~6g，茯苓6g，陈皮3g，炙甘草1.5g，诃子3~5g，炮姜3~5g，肉豆蔻3~5g，五味子1.5~3g。浓煎20~30分钟，分4~6次温服，每日1剂。[马一帆.异功散加味治疗婴儿慢性腹泻56例疗效观察.宁夏医学杂志，2001，23（1）：52]

刘某，男，4岁。半年前因过食生冷不洁食物后腹泻，水样便，经补液抗炎治疗后病愈，但大便始终不实，次数每日5~6次，饮食稍有不慎更甚。症见患儿精神差，体瘦，纳差乏力，大便清稀，完谷不化，舌淡苔薄，脉缓。此病属中医脾虚泄泻。治以健脾益气，益胃补中，用异功散加味：党参12g，白术（炒）10g，茯苓15g，陈皮8g，山药10g，扁豆（炒）10g，焦山楂10g，麦谷芽（炒）各10g，甘草2g。服3剂后，大便次数减少，质稠。后续服数剂病愈。[黄晓萍.异功散儿科临床应用举隅.四川中医，2007，25（11）：79-80]

17. 斑秃　斑秃属于中医学"油风脱发"范畴，民间俗称"鬼剃头"，认为本病往往与精神紧张、外界刺激以及创伤等因素有关，起病突然，患者头发迅速成片脱落，呈圆形或不规则形，头皮平滑光泽。此多系肾阴不足，不能上济心阴，血虚不能荣养肌肤，腠理不固，风邪入侵，风盛血燥，发失所养而致。肾其荣在发，发为血之余。故采用滋补肝肾、养血宁心、祛风生发的方法治疗，同时佐以心理治疗，疗效较佳。马建国等报道：应用异功散加味治疗斑秃 50 例。治愈 41 例（脱发区毛发全部长齐，随访 2 年未见复发者）；好转 5 例（部分脱发区毛发不能全部长齐，或长齐后在短时间内又有脱发现象者）；无效 4 例（用药 3 周后，脱发区无任何变化者）。处方：黄芪 45g，陈皮 6g，甘草 9g，党参 15g，白术 12g，茯苓 12g。加减：舌质红绛者，加墨旱莲 30g；舌苔白腻者，加藿香 9g；脱发区瘙痒、有麻木感者加鸡血藤 19g，天麻 9g，熟地黄 20g；伴头晕、耳鸣、失眠，苔薄舌淡，脉细等症状者，属肝肾不足之证，加何首乌 15g，当归 12g，枸杞子 12g，怀牛膝 12g；伴头痛，胸胁疼痛，舌有瘀斑，脉象沉细等症状，且病程较长者，属气滞血瘀，加赤芍 12g，川芎 15g，桃仁 15g。每日 1 剂，水煎取汁 600ml，分 2 次服用，一般都在饭前 1 小时服用。另用 50% 酒精 1000ml 将上述原方浸泡 1 周后，取汁兑入 5% 斑蝥酊，外搽脱发区，每 70ml 异功散酊兑 30ml 5% 斑蝥酊，每日 2 次。[马建国. 异功散加味治疗斑秃 50 例疗效观察. 河北中医，1998，20（1）：37]

【现代研究】曾庆祥探讨异功散及其加味方治疗小儿脾虚证的临床疗效，并检测其对免疫功能的影响。方法：112 例分为两组，1 组服用异功散，2 组服用异功散加味方，治疗前后测定唾液分泌型免疫球蛋白（SIgA）、血浆纤维连接蛋白（PFN）、周围血淋巴细胞（LC）与健康组对照。结果：治疗前两组 SIgA、PFN 明显高于健康组（$P < 0.05$ 或 $P < 0.01$）；治疗后 45 天，1 组的免疫指标继续升高。而 2 组则明显下降；治疗后 90 天，两组的 3 项免疫指标均恢复正常。说明异功散加味方能显著改善脾虚证患者临床症状和免疫功能，具有较好的双向免疫调节作用。[曾庆祥. 异功散及其加味方对小儿脾虚证患者临床疗效及免疫功能的影响. 中医杂志，2003，3（44）：197－198]

黄福群探讨加味异功散健脾补血的生化机制，对脾虚治疗组、脾虚组和对照组小白鼠全血 Zn、Fe 含量进行动态观测。结果显示：加味异功散明显提高脾虚治疗组小鼠全血 Zn、Fe 含量，为该方健脾补血的机制提供一定依据。[黄群福. 加味异功散对脾虚小白鼠全血 Zn、Fe 的影响. 广东微量元素科学，1995，6（2）：57－59]

【临证提要】异功散由人参、白术、茯苓、甘草、陈皮五味药组成，是在《太平惠民和剂局方》四君子汤基础上加入一味陈皮而成，功在健脾、益气、和胃，有温而不燥、补而不滞等特点，故有异功之名。钱氏被后世称为"儿科圣手"，他提出了以五脏为纲的儿科辨证方法和以柔润为要、补泻同施的治疗原则，并强调治病不应拘泥古法，而须善于化裁古方，创制新方。异功散治疗呕吐泻下、脾胃虚弱而兼气滞、不思饮食诸症有很好的疗效。本方较之四君子汤更增行气和胃之功，补气而不滞气，健脾和胃之力益佳，适宜于脾胃气虚兼胸脘痞闷等气滞征象者。症见：饮食减少，大便溏薄，胸脘痞闷不舒，或呕吐泄泻等。现用于小儿消化不良属脾胃气滞者。异功散是钱氏健脾调气法的代表方剂。方中陈皮一味，意在利气宽胸，可使补而不滞，临床用本方治疗脾胃虚弱，呕吐泄泻，不思饮食，少气乏力等症确有较满意的效果。

三黄丸

【**来源**】源于宋·钱乙《小儿药证直诀·卷下·诸方》。

【**组成**】黄芩半两，去心　大黄去皮，湿纸裹煨　黄连去须各一钱

【**用法**】上同为细末，面糊丸，绿豆大或麻子大。每服五七丸至十五丸、二十丸，食后，米饮送下。

【**功用**】清热解毒。

【**主治**】诸热。

【**方解**】此方由《伤寒论》大黄黄连泻心汤化裁而来，系苦寒退热之剂。因小儿稚阴未充，阳易偏旺，热结之证甚多，故方用黄芩味苦性寒，主归肺与大肠经，功以清热燥湿，泻火解毒，对于肺经热邪蕴积，常为引经药物；黄连味苦性寒，主归心经，功以清热燥湿，泻火解毒以泻心经实火见长；大黄味苦性寒，主归脾胃大肠经，主以泻下攻积，清热泻火，常用于火毒之邪结聚，大便闭结不通者。故火毒之邪充斥三焦者，黄芩清肺热以泻上焦之热，黄连清心火以泻中焦之火，而大黄有泻下之功，以泻代清，釜底抽薪，使热邪从粪门而走。三黄清泻之力较峻，故丸以缓之，且丸中又有面粉，送服用米饮，可顾护胃气，制约三黄苦寒之性，从而达到邪热去而不伤正的目的。

【**方论**】

张山雷："方为实热而设。盖小儿稚阴未充，阳易偏旺，热结之症甚多，此方清泄，其力虽峻，而所服无多，用之得当，亦不嫌大黄之荡涤，吾乡习惯小儿初生，必以此三物蒸取浓汁，三朝内日饲二三茶匙，以大便黑粪转黄为止，可免胎毒，颇有经验，威而不猛，洵是良法。"（《小儿药证直诀笺正》）

【**临床应用**】

1. 鼻衄　某男性患者，近1周鼻腔间断出血不止，在附近医院"电烙"服药治疗，效果不佳。自述：近3年来，每至夏日就发此病，入秋后缓解。

颊面潮红，身体强壮，大便数日未解，两目赤丝缕缕，舌红苔黄厚而欠津，脉洪大滑数，辨为血热火盛证。处方：生大黄10g，黄芩10g，黄连10g，白茅根10g，怀牛膝10g，3剂煎服。第4天患者诉大便通，鼻腔出血明显减少，3剂尽，出血止，诸症悉除，舌转淡红苔薄白，脉亦平缓。随后又处凉血泻火之剂而告愈，随访至今未犯。［陈宝明．大黄黄连泻心汤的应用．中医临床经验集锦，2005，4（9）：346］

2. 呕血　张某，男，32岁，工人，1985年10月13日就诊。以消化性溃疡、上消化道出血入院治疗，入院前1天上午饮酒，于下午4点觉胃脘部不适，恶心，遂呕血两口约30ml，色暗红，夹有黏液及食物残渣，伴胃脘胀痛，口渴欲饮，心慌烦躁，小便短赤，大便干呈黑褐色。舌红苔黄腻，脉洪数，大便潜血阳性，胃镜报告："胃窦及小弯处溃疡，有出血点"。中医诊断为呕血（上消化道出血），证属湿热内蕴，胃络受伤，治以清泻胃热，方用泻心汤加味：黄连10g，黄芩10g，生大黄6g（研细末，分2次吞服），黑地榆15g，参三七3g（研细末，1次吞服），生黄芪30g。服药3剂，自觉症状好转，未再呕血，胃痛减轻，食欲增加，大便色转黄，续用原方3剂，诸症消失，大便潜血转阴。［谢长彦．泻心汤加味治疗血证．实用中医内科杂志，1990，4（4）：38］

3. 肝性血卟啉病　仲某，女，38岁，因咽干、呕吐、腹胀痛、便秘、小便呈浓茶色3天，曾用阿托品、普鲁本辛治疗无效，于1979年11月23日入院。血压17.3/12kPa，痛苦面容，皮肤黏膜无溃破，两手背有紫黑色斑，咽微充血，两侧扁桃体一度肿大、充血，有少许脓性分泌物，尿卟胆原试验阳性。诊断为肝性血卟啉病混合型急性期，急性化脓性扁桃体炎，曾予补液，口服乙烯雌酚、氯丙嗪、泼尼松、维生素C，肌内注射青霉素治疗，当晚出现兴奋、躁动，腹痛阵发性加剧，次日又出现幻觉，舌苔黄腻，脉弦数。停用西药，予大黄黄连泻心汤加味：大黄（后下）10g，黄连6g，黄芩10g，枳实10g，陈皮10g，木香10g，元胡10g，泽泻10g。3剂，每日1剂。患者要求出院会按时服药。11月25日追访，谓24日大便已通，腹痛明显减轻，躁动已减少。11月30日临床症状消失，来院复查：尿卟胆原试验阴性。本病为湿热阻滞，脏腑功能失常而发病，选用此方清热化湿以通腑，使湿热之邪有所出路。结合西医学，卟啉病由于血卟啉代谢障碍所致，本方可能使卟啉及其代谢产物排出体外，以驱除引起各种症状的有害物质而达到治疗目的。［张红兵．大黄黄连泻心汤加味治疗肝性血卟啉病报告．中医杂志，1984，6：47-48］

4. 滴虫性肠炎　戴某，男，61，1993年9月4日就诊。腹痛1年余，大便每日 2～3 次，或夹有褐色黏液，曾多处治疗，症状时轻时重，久服黄连素、氟哌酸，静脉滴注庆大霉素，均无满意效果。粪便检查：脓细胞（＋），滴虫（＋＋）。给服灭滴灵片治疗后粪便仍查有滴虫（＋），遂改用中药治疗。患者泄泻日久，日行 3～4 次，稀溏，或夹黄褐色，屡治不愈，面色萎黄，形体消瘦，肢软乏力，纳谷不香，口微渴。舌淡苔淡黄，脉缓无力。此乃脾胃虚弱兼夹湿热之象，药用：党参 10g，茯苓 15g，炒白术 10g，山药 15g，木香 10g，黄芩 6g，熟大黄 5g，黄连 3g，炒山楂 10g。7 剂后腹泻渐止，精神转佳。守方继服半月后，诸症全消。再以健脾益胃之剂调理，粪便检查 2 次均未发现滴虫，病获痊愈。[孙建军. 三黄汤加味治疗滴虫性肠炎 32 例. 江苏中医，1996，17（1）：16]

5. 脚癣　孙某，男，28 岁，2005 年 7 月 20 日就诊。患脚癣 2 年之久，双脚底及脚趾间缝起小水疱，溃破、糜烂流水，每到冬天症状转轻，夏季糜烂化脓感染，局部皮肤红肿疼痛，行走不便，晚上瘙痒难忍，心烦失眠。曾用中西药及克霉唑软膏治疗无效，经用三黄汤加冰片 15g，治疗 5 天后，糜烂、渗出液减少，溃烂部收敛，红肿消退，瘙痒减轻。又继用 3 天，溃烂已愈，疼痛消失，皮肤恢复正常，诸症悉除。随访 2 年，未再复发。[于莎丽. 三黄汤治疗脚癣 268 例. 四川中医：2007，25（12）：96]

6. 新生儿黄疸　余喜红报道：临床选取新生儿黄疸 80 例，其中男 46 例，女 34 例，随机分为对照组和治疗组各 40 例，对照组给予单独使用蓝光照射。治疗组在对照组的基础上加用三黄汤，配合有效的护理。两组病例均在治 72 小时采取静脉血测定胆红素值，记录肉眼观察皮肤黄疸消退时间。对照组 40 例患者中，显效 15 例，有效 20 例，无效 5 例，总有效率 87.5%。治疗组 40 例患者中，显效 20 例，有效 18 例，无效 2 例，总有效率 95.8%。结果表明：三黄汤结合蓝光照射治疗新生儿黄疸配合精心的护理，较单独使用蓝光照射治疗，血清胆红素水平下降速度快，皮肤黄疸消退时间短，值得推广使用。[余喜红. 三黄汤结合蓝光照射治疗新生儿黄疸的疗效观察与护理. 中国医药指南，2011，9（23）：158－159]

7. 糖尿病酮症　王志同报道：糖尿病酮症门诊患者 36 例，其中男 19 例，女 17 例。辨证分为四型：肺胃热盛，热毒内蕴型（4 例）、阴虚热盛型（13 例）、气阴两虚兼血瘀型（9 例）、脾虚痰浊内蕴型（10 例）。采用"三黄汤"随证加减，水煎服，每日 1 剂。结果显示：所有患者经 3～9 剂中药治疗，尿酮体全部转阴。"三黄汤"清热解毒、泻火兼滋阴益气，对糖尿病酮症疗效满

意。[王志同，王璇．三黄汤治疗糖尿病酮症36例，济宁医学院学报，32（2）：141]

8. 带状疱疹 谭志平报道：36例带状疱疹患者中，男24例，女12例。外用三黄洗剂及阿昔洛韦软膏，交替使用，10～20天全部治愈，本疗法能够减轻带状疱疹症状，缩短疗程，取得了较好的效果。[谭志平，张鸥，罗国辉．三黄洗剂治疗带状疱疹疗效探讨．中国实用医药，2009，4（16）：46－47]

9. 口疮 李细春报道：以三黄丸加减（大黄3g，黄芩3g，黄连6g，五倍子5g，大青叶6g，淡竹叶3g）治疗儿童急性口疮33例，全部患儿均表现为不同程度的发热，舌边尖、颊黏膜、唇内侧、牙龈、咽峡部均有不同程度的糜烂溃疡，表面覆有黄白色假膜，溃疡周边绕有红晕，口痛拒食或吮乳困难，口臭多涎，烦渴，唇红面赤，便秘溲赤，舌红苔黄，脉数。2～5天内愈合25例，5～7天内愈合8例，取得满意疗效。[李细春．大黄黄连泻心汤治疗小儿急性口疮33例．湖南中医杂志，1988，4：44]

王某，男，28岁。患急性过敏性舌炎5天，经西药抗炎、抗过敏治疗效果较差。现口舌生疮，灼痛不已，言语艰难，心烦易怒。余令其张口而观，见舌体大片糜烂，表面脓苔，舌质红绛。询其病因述："病发于心烦之事，且有3天未解大便，小便短赤。"切其脉数。综合分析，此乃内热实火之证而源于肝，以清热泻火兼以疏肝解郁，拟三黄泻心汤加味。处方：大黄10g（后下），黄连6g，黄芩10g，枳实10g，白芍10g，香附10g，甘草6g。每日1剂，水煎服。3剂后舌痛诸症明显缓解，二便通畅，续服3剂而告痊愈。[史成龙．三黄泻心汤临床应用举隅．吉林中医药，2006，26（9）：59－60]

【现代研究】 三黄汤的主要药理作用有：①抗病原微生物作用；②对心血管系统及血液系统的影响（抗凝血、降压、改善高脂血症、改善血液黏稠度）；③止血作用；④降血清氮质作用；⑤抗炎作用；⑥对胃黏膜的保护作用。[蒋爱品．三黄泻心汤的药理研究概况．北京中医，2001，5：45－46]

现代研究表明大黄、黄芩、黄连三味药煎剂在抗菌、导泻、抗消化系统溃疡、增强机体免疫功能、解热、镇静、抗惊厥、抗凝血等方面都有一定的作用。三药煎剂体外能明显抑制金黄色葡萄球菌、溶血性链球菌、痢疾杆菌、大肠杆菌及变形杆菌，其中对大肠杆菌的抑菌圈与链霉素相同，对金黄色葡萄球菌的抑菌圈与青霉素相似；煎剂灌胃能使实验性大鼠大便次数明显增多，粪质变稀软状；泻心汤提取剂100mg/kg对五肽胃泌素和2－去氧葡萄糖引起大鼠胃酸分泌有明显抑制作用。其提取剂＞50mg/kg能明显抑制阿司匹林和乙醇致实验性大鼠胃损伤。当提取剂用量在100～300mg/kg下能明显抑制牛磺胆酸盐引起的胃黏膜损伤，其抑酸和抗溃疡机制可能与其增强胃黏膜的前列腺合成功能有关；三药浸渍剂和煎剂能增加实验性小鼠抗体滴度、增强巨噬细胞吞噬能力并使末梢血中白细胞总数明显增加。该方提取剂能对抗类固醇致大鼠免疫器官胸腺、脾脏及肾上腺重量减轻，可见该方对机体细胞免疫和体液免疫均有增强作用；加味煎剂能明显降低内毒素致实验性发热大鼠体温，其退热时间持续 4 小时左右。［秦增祥．大黄黄连泻心汤药理与应用．中成药，1995，17（12）：39－40］

【临证提要】 钱乙精研伤寒之学，故其治病多用经方化裁。钱氏三黄丸一方是从仲景大黄黄连泻心汤脱化而来，其药味虽与仲景原方无别，但在药量与剂型上略有变更。方中重用黄芩，用量为其他各药之五倍，目的在于着重清泄三焦实热，而非专事攻下；剂型用面糊为丸，服法以米饮送下，亦全在顾护胃气，制约苦寒，从微从缓，清泻而不伤正为目的。热邪为患，最易弥漫三焦，上焦有热，攻冲眼目赤肿，头项肿痛，口舌生疮；中焦有热，心膈烦躁，不思饮食；下焦有热，小便赤涩，大便秘结。五脏俱热，即生痈疡、疔疖、疮痍，及致五般痔疾，粪门肿痛，或下鲜血，小儿积热，不知言语，但见诸症即可用之。此方李东垣曾用于治疗小儿、男、妇三焦积热，目赤肿痛，口舌生疮，烦躁便秘以及五脏俱热之痈、疖、疮、痔疾、肛裂诸病，颇有心得，而被收入《脾胃论》一书。

三黄为方加减化裁治疗诸热症，历来为众多医家所喜爱，在《御药院方》、《王氏集验方》、《南北经验方》、《袖珍方》、《永类钤方》、《拔粹方》、《世医得效方》、《严氏济生方》等方书中均详加注释，纵观历代医家使用三味药，或以三味为主进行加减者多矣，如《金匮要略》中的泻心汤由黄芩、大黄、黄连三味药组成，主要用于治疗火毒为患的血症、黄疸、口疮或外科疮疡，或有心胸烦热，大便干结者；《外台秘要》中的黄连解毒汤则是以黄连、黄芩、黄柏、栀子组方，当见大便秘结者加大黄，主治一切实热火毒，三焦热盛之证。《幼科发挥》中三黄枳朴丸中黄芩、黄连、黄柏各三钱，大黄五钱，枳实、厚朴、槟榔各二钱，以清热燥湿，通腑导滞，主治湿热痢疾，并有食积者。《妇科玉尺》中三黄解毒汤为黄芩、黄连、黄柏、大黄、黑山栀，功专清热泻火，主治实热。《金匮要略》中泻心汤在《奇效良方》中称为三黄泻心汤，组成为大黄、黄连、黄芩，功以苦寒清泄，降火止血，治疗邪热炽盛，迫血妄行，吐血衄血，烦渴面赤，舌红苔黄腻，脉数有力者，诸如此类不胜枚举。

现代医家应用三黄制剂治疗支气管扩张咯血，止血迅速，见效快。此外在外科疮疡治疗中，三黄也以其不同剂型而得以广泛应用，可见此方治疗三焦火毒之邪，不失为一剂良方，而钱氏针对小儿服汤药不方便将此制为丸剂备用，易为小儿接受，且其量小，使用之时便于掌握剂量，以量小儿大小虚实而下之，颇为巧妙，足资后人学习。

捻头散

现行本《太平圣惠方》虽未见金铃子散，但钱乙《小儿药证直诀》中的方剂："条理秩然，几还其旧，疑当时全部收入，故无大佚也"。因此，笔者认为捻头散可能是钱乙在宋代当时对《太平圣惠方》中金铃子散记载的还原。故将金铃子散的传统功用与现代研究附于此。

【来源】源于宋·钱乙《小儿药证直诀·卷下·诸方》。

【组成】元胡　川苦楝各等份

【用法】上同为细末，每服五分或一钱，捻头汤调下，量多少与之。如无捻头汤，即汤中滴油数点，食前。

【功用】苦泄下降，通利小便。

【主治】小便不通方。

【方解】此方元胡、川楝子疏肝泄降，活血止痛，用捻头汤调下是取其温中益气，润肠通便。《保命集》金铃子散与此方药味相同，不用捻头汤而用酒调下，功能清热疏肝，行气止痛，为治心腹胁肋诸痛之方，扩大了该方的应用范围，为临床所效法。

【方论】

张山雷："延胡苦楝，皆以泄降见长。捻头者，古时寒具之别名，然寒具乃乾糇之类，古虽谓其可利大小便，其实粉面所制，以油煎之，亦非真能利二便者，此当以病理求之。虚实寒热，万有不齐，决非一个呆方，可以概治者也。"（《小儿药证直诀笺正》）

【临床应用】

1. 胃脘痛　马某，女，30岁。主诉：胃脘胀痛数年，加重1个月。患者素有"十二指肠球部溃疡"病史，每于饮食不慎或情志所伤而致胃脘胀痛。2个月前因精神刺激，而发作脘痛而胀，嗳气泛酸，知饥纳少，大便少，舌淡红苔薄黄，脉细弦。先投理气止痛诸方，如四逆散、逍遥散等加减，初尚有效，继则复痛如故，并见口苦口干，后改用金铃子散加味。处方：川楝子、元胡、白芍、乌药、郁金各15g，淡鱼古、石斛、佛手各12g，白术10g。服3剂，痛胀减轻大半，继服4剂愈。后改投金铃子散合四君汤调理，随访5年未再发。[黄其红. 金铃子散的临床应用. 实用中医内科杂志，2000，12（2）：12]

2. 痛经　赵某，女，18岁。患者13岁初潮。2年后经期准，但痛经。每次月经来潮前3~4天，开始即阴道及少腹牵拉样疼痛难忍，直到经期结束方缓解。经行不利，有瘀块，伴心烦失眠，喜叹息，头痛欲呕，口苦，大便干少，舌质稍暗略干，苔薄白，脉弦细。曾服活血化瘀、疏肝解郁之剂未见效。证属肝胃失和，气血郁热。治以疏肝泄热，兼理气血。拟金铃子散加味。处方：川楝子、元胡、白芍、枳实各15g，益母草、川牛膝各12g，丹参、桃仁10g，吴茱萸5g，水煎服。服2剂，阴道、少腹牵拉疼痛减轻，再服3剂而诸症消失。以后每次月经来潮前3~4天，服上方3剂，连续服用5个月，痛经治愈。[黄其红. 金铃子散的临床应用实用. 中医内科杂志，2000，12（2）：12]

3. 漏肩风　邓某，女，35岁。左肩臂疼痛1个月余。患者因与人口角，以致愠怒情郁，次日即感左肩臂疼痛，活动受限，疼痛有时放射至手指，呈阵发性加剧。查：患侧局部皮肤无红肿，但高举、前展、外旋、后伸诸功能明显受限。X线摄片示：颈椎肩关节未见异常。患者并见胸胁串痛，少寐多梦，哭笑无常，小便短黄，舌质红干苔少，脉弦涩。此因郁怒惊恐而致气血凝滞不行，络脉失畅，遂成漏肩风之证。治以疏导气机，通络止痛。处方：川楝子、元胡、乌梢蛇各15g，鸡血藤、老桑枝、宽筋藤各20g，白芍、合欢皮各12g，田七10g（先煎）。5剂，药后疼痛大减，活动自如，依前方继服4剂以巩固疗效。[黄其红. 金铃子散的临床应用. 实用中医内科杂志，2000，12（2）：12]

4. 头痛　王某，男，60岁。5年来经常头晕头痛，血压在25.3~19/14.7~11kPa之间，伴胸闷胸痛，经中西药治疗，仍有反复。诊见头痛，两侧为甚，伴眩晕、耳鸣、心烦易怒、寐差、口苦，大便较干结，舌红苔薄黄，脉弦细。Bp 24/14.7kPa，脑血流图示：脑血管弹性减弱。眼底检查：属Ⅱ级眼底。证属久病入络，伤及肝阴。治以养阴清热，利气凉血。药用：川楝子、元胡、天麻、勾藤、白蒺藜、茯神木、生地各15g，石决明30g，牡丹皮10g。连服7剂，头痛头晕减轻，睡眠较好，血压降至20/12.7kPa。前方去牡丹皮，加白芍15g，再服7剂，血压稳定在18.7~17.3/10.7~12kPa之间，夜能安眠 7 小时左右，头痛已微，除脑血流图及眼底检查无变化外，诸症消失，舌淡红苔薄白，脉细弦。再服 5 剂，头痛止。随访 2 年未见复发。[黄其红. 金铃子散的临床应用. 实用中医内科杂志, 2000, 12 (2): 12]

5. 慢性盆腔炎 张某某，35 岁，工人，已婚，2004 年 9 月 2 日就诊。患者诉 2003 年 4 月曾患急性盆腔炎，现腰腹痛不能坚持工作，喜温热。腹部触诊：耻骨联合上可触及鸡蛋大无活动性硬块，边界不清，凹凸不平，压痛明显。妇科检查：外阴阴道已产式，子宫体后位，大小不清与盆腔包块粘连成拳头大肿物，表面凹凸不平，压痛明显，双侧附件有抵抗、拒按，后穹窿触痛明显，宫颈糜烂 II 度。诊断：慢性盆腔炎；慢性宫颈炎。脉沉细，舌质淡边有齿痕、苔薄白。辨证属偏寒型。患者曾用大量青霉素、链霉素治疗，疗效不显。于 2004 年 9 月 2 日开始服用加味金铃子散加炮姜、小茴香。服药 1 个疗程时，症状好转，继用原方 1 个疗程后，妇科检查：子宫后倾后屈，边界清楚，大小正常，质较软，活动欠佳，双侧附件变软，轻度压痛，原耻骨联合上的硬块已缩至乒乓球大小，表面仍凹凸不平，质中等硬度，轻度压痛。又继续服用 1 个疗程，于 2004 年 10 月 26 日复查，自觉症状消失，腹部、盆腔未见异常。疗效判定为痊愈。[陈淑萍. 加味金铃子散治疗慢性盆腔炎 192 例. 江西中医药, 2007, 38 (8): 27]

6. 血栓性外痔 患者，男，62 岁，退休干部，1994 年 5 月 6 日初诊。肛门口突然肿痛 2 天，疼痛呈持续性，活动及排便时加剧，无便血，无发热，大便每日 1 次，易解出。局部检查右位肛缘皱襞皮肤突起约 4cm×3cm 肿块，皮肤水肿触痛明显，质地中等，舌苔薄，脉弦滑。诊断右位血栓性外痔。治以消肿止痛、凉血化瘀。用上方坐浴外洗治疗 1 疗程，肛周疼痛解除，肿块消失。[冯瑛. 金铃子散坐浴熏洗治疗血栓性外痔 50 例. 浙江中医学院学报, 1996, 20 (6): 28]

【现代研究】 朱爱江等采用角叉菜胶诱发大鼠足肿胀和大鼠背部气囊模型、巴豆油混合致炎剂诱发小鼠耳肿胀模型，以及鲁米诺化学发光法测定多形核白细胞（PMN）的发光强度。大鼠气囊炎性渗出液中 PGE_2、IL-26 和大鼠血清皮质醇用放射免疫法测定，NO 用硝酸还原酶法测定。结果显示：金铃子散对大鼠足肿胀、小鼠耳肿胀有显著抑制作用，能明显减少气囊炎性渗液中 PGE_2、IL-26、NO，对气囊模型大鼠血清皮质醇含量无明显影响，金铃子散药物血清和延胡索乙素能明显抑制激活的 PMN 化学发光。金铃子散有明显的抗炎作用，其抗炎作用机制部分在于抑制 PGE_2、NO、IL-26 的产生，抑制 PMN 产生氧自由基，但与影响下丘脑－垂体－肾上腺皮质轴无关。［朱爱江，方步武，吴咸中，等．金铃子散的抗炎作用研究中药药理与临床，2008，24（3）：1－3］

【临证提要】捻头散以特殊的煎服法名方。因用法中有"捻头汤调"而名，捻头汤，俞景茂先生云："捻头又名寒具。其制法是以糯米粉和面，搓成细绳，盘曲如环形，入油煎之，可以久藏，功能温中益气，润肠利便。捻头汤即用寒具煎成的汤。"可资参考。

乌 药 散

【来源】源于宋·钱乙《小儿药证直诀·卷下·诸方》。

【组成】天台乌药　香附子破用白者　高良姜　赤芍药

【用法】上各等份为末，每服一钱，水一盏，同煎六分，温服。如心腹疼痛，入酒煎。水泻，米饮调下。无时。

【功用】行气疏肝，温中止痛。

【主治】乳母冷热不和及心腹时痛，或水泻，或乳不好。

【方解】方中香附，味辛微苦甘性平，归肝、三焦经，功以疏肝理气，调经止痛，其味辛能散，微苦能降，微甘能和，性平而不寒不热，善于疏肝解郁，调理气机，具有行气止痛之功；乌药味辛性温，归肺、脾、肾、膀胱经，功能行气止痛，温肾散寒，主治寒性疼痛；赤芍味苦微寒，归肝经，可清热凉血，祛瘀止痛，善清血分郁热，与其他药物相配可起反佐作用；高良姜味辛性热，归脾胃经，具有温中止痛作用，善于温散脾胃寒邪，止痛止呕。本方药物寒温并用，各循其经，行气疏肝，温中止痛，此方温而不热，气血共调，故为调节冷热不和之良方。

【方论】

张山雷："腹痛泄泻，中寒气滞为多。温中行气，固痛泻之良方，入酒同煎，亦无非温而行之。"（《小儿药证直诀笺正》）

【临床应用】

痛经　王某，女，20 岁，学生，2004 年 7 月 20 日初诊。自诉13 岁初潮，周期 4~5/（28 天），量中，末次月经 2004 年 6 月 23 日。2 年前入大学军训时淋雨后即出现经行腹痛，经色暗，有块，小腹胀痛拒按，受热后胀痛稍能减轻，发作时腹痛剧烈，有时需急诊就医，未系统诊治。本次月经有3天将至，已感到小腹胀痛，吃冷饮后胀痛加重，遂提前就诊。查：舌质淡暗，脉细弦。诊断为原发性痛经，证属气滞血瘀寒凝，治宜行气化瘀，散寒止痛。方用乌药散加减：乌药、香附、巴戟天各9g，郁金、元胡、泽兰各10g，枳壳15g，白芍12g，木香、小茴香、炙甘草各6g，三七粉3g（冲服），5剂，同时当日药渣外敷下腹部1次，于经后复诊时述此次行经腹痛明显减轻，于第二次行经前再服5剂，药渣装入布袋外敷下腹部，疼痛完全消失，随访4个月未见复发。[汤春琼，史红颖. 乌药散加味内服外敷治疗痛经70例. 陕西中医，2008，29（7）：777 - 778]

【临证提要】本方以乌药、香附、高良姜温中散寒，理气止痛，赤芍有散瘀止痛之功，故治寒凝气滞的腹痛，用酒同煎，亦取其温散行气止痛之功。方名下说："或乳不好"，是指儿母体质虚寒，乳汁清稀，婴儿吃上述母奶，易致脾虚腹泻或腹中寒痛。

古代非常重视乳母的饮食调摄，乳母冷热不和或患疾病都会影响小儿的健康，在《千金方》中谈到："夏不去热乳，令儿呕逆，冬不去寒乳，令儿咳痢；母新房以乳儿，令儿羸瘦，交胫不能行；母有热以乳儿，令变黄不能食；母怒以乳儿，令喜惊发气疝，又令上气癫狂；母新吐下以乳儿，令虚羸；母醉以乳儿，令身热腹满。"在《圣惠方》中提到："凡为乳母，皆有节度，如不禁忌，即令孩子百病并生，如是自晓摄调，可致孩子无疾长寿……"若冷热不调，气息不定，乳儿者，必能杀儿。母乳是婴儿重要的饮食来源，而乳汁的形成是妇女分娩后脾胃化生的精微，除保证供应母体的需要外，另一部分则随冲脉与阳明之气上行化生乳汁以养胎儿。傅青主对乳汁形成描述为："夫乳乃气血之所化而成也，无血固不能生乳汁，无气亦不能生乳汁，然二者之中，血之化乳，又不若气之所化为尤速……"可见气血调畅则乳汁充足，气血不畅则影响乳汁分泌。若乳母冷热不和，伤脾碍胃，致脾胃中寒，则会有心腹时痛或水泻，如此必定影响乳汁质量，而肝主调畅气机，脾胃主运化精微，乌药散中诸药主归肝脾胃经，乳母饮之，则会收行气疏肝、散寒止痛、理气和血之功，共奏佳效。

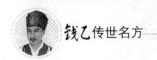

葶苈丸

【来源】源于宋·钱乙《小儿药证直诀·卷下·诸方》。

【组成】甜葶苈^{隔纸炒} 黑牵牛^炒 汉防己 杏仁^{炒去皮尖各一钱}

【用法】上为末,入杏仁泥,取蒸陈枣肉和捣为丸,如麻子大,每服五丸至七丸,生姜汤送下。

【功用】泻肺平喘,利水消肿。

【主治】治乳食冲肺,咳嗽,面赤,痰喘。

【方解】葶苈丸为治小儿痰喘之方,其中葶苈子辛、苦,性大寒,归肺与膀胱经,功以泻肺平喘,利水消肿,用于痰涎壅滞,咳嗽喘促的肺实证,因肺气闭塞之水肿、小便不利,单用本品即可奏效,张仲景之葶苈大枣泻肺汤,即以本品配大枣,治疗咳逆痰多,喘息不得平卧,一身面目浮肿等症。黑牵牛,味苦性寒有毒,归肺、肾、大肠经,有泻下逐水,去积杀虫之效,对于水饮停蓄、水肿、腹胀,牵牛子既能泻水,又能利尿,使水湿从二便解除。在《千金方》中单用牵牛子研末服之,可治水肿,以利小便为度。此外用于痰饮喘咳,多与葶苈子、杏仁、厚朴等同用,但本品易大泄元气,虚弱之人须忌用。汉防己味苦、辛,性寒,归膀胱、肾、脾经,功以祛风除湿,利水消肿,在本方中助葶苈子、黑牵牛利水消肿。杏仁味苦,性温有小毒,归肺与大肠经,功以止咳平喘,润肠通便,与其他三味药同用有佐助之功。而大枣甘温,可补中益气,养血安神,缓和药性;生姜辛温,可温中止呕,发汗解表,温肺止咳。大枣、生姜在此方中一者可调和药性,防止苦寒泄气败胃;二者生姜、大枣共用可调和营卫,使汗而不伤阴,泄而不伤阳。诸药合用,共奏其功。

【方论】

张骥:"此手足太阴经药也,痰食乳积,上冲于肺,肺气不能通调而成咳嗽痰喘之证。方用葶苈、杏仁以泻肺而化痰湿,牵牛、防己以利脾而消乳积,推行未免过峻而丸以枣肉,则峻中有缓,此本仲景葶苈大枣泻肺汤之法变化而出也,也平妥极矣。"(《小儿药证直诀注》)

张山雷:"肺有停饮,气闭痰喘面赤者,肺有郁热之徵,是宜泻肺涤饮,枣肉捣丸,亦良法也。"(《小儿药证直诀笺正》)

【临床应用】

小儿重症肺炎　患者，男，54 天。因呛咳气喘 3 天，加重 1 天，于 2001 年 11 月 12 日收住本科。入院后确诊为：毛细支气管炎合并心衰。先心病（室缺、房缺）。经 CPAP 机吸氧、抗感染、强心、利尿、血管活性药物治疗 2 天后，患儿心衰症状改善不理想，心率一直在 160～180 次/分，即给：葶苈子、二丑、防己、炒杏仁、党参、五味子、麦冬、木香各 2～3g，水煎服，每日 1 剂，连服 2 剂后，症状明显减轻，心率一直稳定在 130～140 次/分，后经治疗症状消失出院。[汪贤昀. 葶苈丸合生脉散治疗小儿重症肺炎的临床观察. 中国社区医师，2004，20（11）：42]

【临证提要】钱乙论咳嗽篇中曰："夫嗽者，肺感微寒。八九月间，肺气大旺，病嗽者，其病必实，非久病也。其症面赤、痰盛、身热，法当以葶苈丸下之，若久者，不可下也……若伤风咳嗽五七日，无热证但嗽者，亦葶苈丸下之，后用化痰药……。"肺主气司呼吸，主通调水道，主宣发和肃降，肺病则肺失宣发而致咳喘，肺的通调水道功能减退则可发生水液停聚而生痰成饮，甚则水泛为肿，只有肺气降，水道通，才能呼吸畅，咳喘平，否则咳喘日久，水肿泛溢，影响至心，则心悸喘满而成重候。八九月间为金令，肺应于秋亦旺于秋，故病嗽者，多为实证。外感热邪，或风寒之邪化火入里，灼津成痰，证见咳嗽痰多，气火上升，肺气不宣，故发热面红目赤。因痰贮于肺，肺气不降，故钱氏用葶苈丸下之。葶苈丸由葶苈大枣泻肺汤变化而来，治疗痰食乳积，上冲于肺，肺气不能通调而成的咳嗽痰喘之证。方中葶苈子、杏仁泻肺化痰；牵牛子、防己利脾消积，牵牛子药性峻猛，但直驱病源，足见钱乙用药之大胆；同时为避免作用过峻而伤正气，以枣肉和捣为丸，则峻中有缓，并以生姜汤服下，进一步缓和药性，消乳食而不伤胃气。

后世医家治咳喘肿满，多采用葶苈为主组方。在《圣惠方》中治小儿咳嗽喘粗，不得睡卧，用甜葶苈散：甜葶苈、桂心、贝母；而小儿咳嗽喘粗，胸背满闷，坐卧不安，用葶苈散：甜葶苈、麻黄、贝母、甘草、杏仁。在《圣惠方》治小儿腹胀中曰："治小儿水气，通身肿满，心腹烦闷，坐卧不安，宜服甜葶苈丸。"《直指小儿方》中用葶苈散治小儿水气肿满，《圣济总录》治小儿水气肿满有葶苈煎方，诸方组成大同小异，均可资参考。

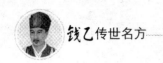

<h1 style="text-align:center">生犀磨汁</h1>

【来源】源于宋·钱乙《小儿药证直诀·卷下·诸方》。

【组成】生犀磨汁

【用法】用生犀磨浓汁，微温，饮一茶脚许，乳食后，更量大小加减之。

【功用】清热解毒，凉血止血。

【主治】疮疹不快，吐血衄血。

【方解】犀角具有凉血清热解毒之功，而清热凉血独胜，故能治血热妄行之吐衄下血。因疮疹热邪壅盛，化火上升，迫血妄行，而有吐血衄血之症。犀角一味磨汁，清热凉血，又能解毒，实为治血热妄行的良药。

【方论】

张山雷："此热甚而痘不能透，火焰上涌，致为血溢，故以清心泄热为主。《聚珍本》谓消毒气，固亦指痘疹热毒言之，其意可通。"（《小儿药证直诀笺正》)

【现代研究】

1. 对心血管系统的影响 ①强心作用：10%犀角水煎剂对在位或离体蟾蜍心及离体兔心均有强心作用，能使心脏收缩力加强，振幅加大，心率增加，每分钟输出量增多。剂量加大，则使离体蟾蜍心脏表现强心作用后，很快就表现为中毒现象，最后停止于收缩期。犀角的热浸液对因毛果芸香碱而致功能衰弱的蛙心脏，有使心搏明显加强，使之恢复原状的作用。犀角的强心作用主要是由于直接兴奋心肌的结果。②对血管的作用：用10%的犀角煎剂对蟾蜍下肢血管灌流，在短时内见血流比正常减少，而后逐渐增加，超过了正常流量，提示其对下肢血管是先收缩而后扩张。③对血压的作用：犀角煎剂对麻醉犬、家兔静脉注射，其血压先上升，后下降，然后持续上升，其降压作用与迷走神经关系不大，其血压先略升高而后下降的现象，可能和其先收缩血管而后扩张有关。当血压恢复后又连续增高，可能是因其对心脏的兴奋作用此时超过了血管扩张的作用，或此时血管扩张作用已经消除的原因。

2. 解热作用 犀角对大肠杆菌发热之家兔无解热作用。但有报道认为，静脉注射犀角的生理盐水浸煮液对大肠杆菌引起的发热家兔，能使体温降至正常。对用温热刺激法或肾上腺素脑内注射引起发热的家兔，静脉或皮下注射犀角浸液无解热作用。

3. 镇惊作用 有报道认为,犀角有一定的定惊作用,其对中枢神经的作用点可能主要是在脊髓。实验证明:用犀角混悬剂给小鼠灌胃(3g/kg 体重),连续 3 天,对戊四氮和咖啡因的作用无明显影响,但对士的宁的作用,似可延长反应的潜伏期和动物生存时间,动物反应率和死亡率也有所下降,同时可延长戊巴比妥钠组动物的睡眠时间。

4. 其他作用 对健康家兔静脉注射犀角注射液,能使白细胞总数呈短暂的急剧下降后,而后出现持续较长时间的上升。亦能使凝血时间缩短,血小板增加。

【临证提要】犀角原为常用中药,功能清热解毒,凉血止血,镇痉定惊,用于温热病的壮热火炽、神昏谵语、惊厥抽搐及血热妄行的各种出血等症。后世配用犀角的著名方剂甚多,如:犀角地黄汤、清营汤、神犀丹、安宫牛黄丸、紫雪丹、至宝丹等,是中医治疗急危重症的重要药品。由于资源奇缺和禁用,犀角入药已成历史。因此,必须寻找犀角的代用品,水牛角作为药用也有一千多年的历史。《名医别录》记载:水牛角能"治时气寒热头痛";《大明本草》称:"煎汁,治热毒风及壮热。"现代科技工作者对水牛角做过许多研究,据林乾良《中药》一书介绍:上海、北京等地的药研单位测定,犀角和水牛角均含有 17 种氨基酸,并对所含氨基酸类有机物质和无机物进行光谱半微量分析比较,发现两者基本相似。目前水牛角已替代犀角广泛应用于临床,一般来说,水牛角的用量应该是犀角的 8 ~ 10 倍,方能收到较好的疗效。

败毒散

【来源】源于宋·钱乙《小儿药证直诀·卷下·诸方》。

【组成】柴胡洗,去芦 前胡 川芎 枳壳 羌活 独活 茯苓 桔梗炒
人参各一两 甘草半两

【用法】上为末,每服二钱,入生姜、薄荷煎,加地骨皮、天麻,或哎咀,加蝉蜕、防风。治惊热可加芍药、干葛、黄芩;无汗加麻黄。

【功用】益气解表,疏风散寒。

【主治】治伤风、瘟疫、风湿,头目昏暗,四肢作痛,憎寒壮热,项强睛

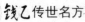

疼，或畏寒咳嗽，鼻塞声重。

【方解】本方主治正气素虚，又感风寒湿邪所致的气虚外感病证。故方以疏风散寒祛湿，益气解表为主，培其正气，败其邪毒，故名"败毒散"，又因使用人参扶助正气，故又名"人参败毒散"。方中羌活、独活为君，羌活入太阳而理游风，独活入少阴而理伏风，辛温发散，祛湿除痛，通治一身上下之风寒湿邪。川芎行气祛风，柴胡疏散解肌，散热生清，协川芎和血平肝，并为臣药，助羌活、独活散外邪，以除头晕目痛。前胡、枳壳降气行痰，协桔梗、茯苓以泄肺热而除湿消肿；甘草和里而发表；人参辅正以匡邪，疏导经络，表散邪滞。诸药合用，共奏其功。

【方论】

喻昌："伤寒病有宜用人参入药者，其辨不可不明。盖人受外感之邪，必先发汗以祛之。其发汗时，惟元气大旺者，外邪始乘药势而出；若元气素弱之人，药虽外行，气从中馁，轻者半出不出，留连为困，重者随元气缩入，发热无休，去生远矣。所以虚弱之体，必用人参三、五、七分，入表药中，少助元气，以为祛邪之主，使邪气得药，一涌而去，全非补养虚弱之意也。"（《寓意草》）

赵羽皇："东南地土卑湿，凡患感冒，辄以"伤寒"二字混称。不知伤者，正气伤于中，寒者，寒气客于外，未有外感而内不伤者也。仲景医门之圣，立法高出千古。其言冬时严寒，万类收藏，君子固密，不伤于寒。触冒之者，乃名伤寒，以失于固密而然。可见人之伤寒，悉由元气不固，而肌腠之不密也。昔人常言伤寒为汗病，则汗法其首重矣。然汗之发也，其出自阳，其源自阴，故阳气虚则营卫不和而汗不能作；阴气弱则津枯涸而汗不能滋。但攻其外，不顾其内，可乎？表汗无如败毒散、羌活汤。其药如二活、二胡、芎、苍、辛、芷，群队辛温，非不发散，若无人参、生地之大力者居乎其中，则形气素虚者，必至亡阳；血虚挟热者，必至亡阴，而成痼疾矣。是败毒散之人参与冲和汤之生地，人谓其补益之法，我知其托里之法。盖补中兼发，邪气不致于流连；发中带补，真元不致于耗散。此古人制方之妙也。"（《古今名医方论》卷二）

张璐："盖时疫之发，或值岁气并临，或当水土疏豁，种种不侔，然必入伤中土，土主百骸，无分经络，毒气流行，随虚辄陷，最难叵测，亟乘邪气未陷时，尽力峻攻，庶克有济。其立方之妙，全在人参一味，力致开阖，始则鼓舞羌、独、柴、前各走其经，而与热毒分解之门；继而调御津精血气各守其乡，以断邪气复入之路，与桂枝汤中芍药护营之意不殊。如桂枝人参汤、小柴胡汤、参苏饮，未常不用人参以协济表药成功也。但其所主，惟天行大头，乃为合辙。……而先哲尝借以治寒疫汗后余热，往往获效者，以非时之邪，混厕经中，屡行疏表不应，邪伏幽隐不出，非借人参之大力不能载之外泄也。逮至疫痢昏热口噤，亦宜此方加陈仓米引领入胃，则毒随药化，得非人参辅佐之力欤？独怪近世医流，偏谓人参助长邪气，除去不用，专行群队攻发，鼓激壮火飞腾，不至竭绝真阴不已。兹录同学质问，因祖述以政。"（《张氏医通》卷十六）

汪昂："此足太阳、少阳、手太阴药也。羌活入太阳而理游风；独活入少阴而理伏风，兼能去湿除痛；柴胡散热升清，协川芎和血平肝，以治头痛目昏；前胡、枳壳降气行痰，协桔梗、茯苓以泄肺热而除湿消肿；甘草和里而发表；人参辅正以匡邪。疏导经络，表散邪滞，故曰败毒。"（《医方集解·发表之剂》）

徐大椿："时疫之发，入伤中土，土主阳明而湿热蕴蓄，故发热、昏迷、下利不止焉。羌活散太阳之邪，独活散少阴之邪，柴胡疏少阳之邪，前胡疏太阴之邪，则阳明之蕴蓄，不攻而自解。枳、桔开提肺气，芎、草活血和中，茯苓渗湿气治痢下也。加生姜以温胃散邪，用人参以养胃扶元，力助诸药分解之势，则邪尽去而经腑清和，胃气自化，发热下痢有不止者乎！此调内解外之剂，为疫邪发热下痢之专方。"（《医略六书·杂病证治》卷二十五）

吴瑭："暑湿风寒杂感，寒热迭作，表证正盛，里证复急，腹不和而滞下者，活人败毒散主之。此证乃内伤水谷之酿湿，外受时令之风湿，中气本自不足之人，又气为湿伤，内外俱急。立方之法，以人参为君，坐镇中州，为督战之帅；以二活、二胡合川芎从半表半里之际，领邪外出，喻氏所谓逆流挽舟者此也；以枳壳宣中焦之气，茯苓渗中焦之湿；以桔梗开肺与大肠之痹，甘草调和诸药。乃陷者举之之法，不治痢而治致痢之源。痢之初起，憎寒壮热者，非此不可也。若云统治伤寒、瘟疫、痹气则不可。凡病各有所因，岂一方之所得而统之也哉？此方在风湿门中，用处甚多，若湿不兼风而兼热者，即不合拍，奚况温热门乎？世医用此方治温病，已非一日！吾只见其害，未见其利也。"（《温病条辨》卷二）

费伯雄："此不过寻常固本治标法耳。用之于虚人感冒则可，若表里俱实，则不增剧为幸，尚望病之轻减乎？伤寒用人参，仲景本有成法，并非以人参助元气，为祛邪之主也。岚瘴则湿毒为多，亦非感冒可比。至疬疫之气，中人更烈，阳毒则有发热、烦躁、斑疹等症，阴毒则有面青、腹痛、下利等症。若有此方治阳毒，既无清火解邪之功；以之治阴毒，又无回阳急救之力，均未见其可。予于喻西昌先生最为服膺，岂敢轻议，但谓表药中有用人参之法则可，若谓表药中用人参更为得力，则不敢阿私所好也。"（《医方论》卷一）

张秉成："凡时邪疫疬，皆天地异气所钟，必乘人之虚者而袭之。故方中必先以人参为补正祛邪地步，然后羌活走表，以散游邪；独活行里，以宣伏邪；柴胡、桔梗散热升清；枳壳、前胡消痰降气；川芎芳香，以行血中之气；茯苓淡渗，以利气中之湿；甘草协和各药，使之不争；生姜辟秽祛邪，令其无滞。于是各建其长，以收全功，皆赖人参之大力，驾驭其间耳。至于治痢用此者，此喻氏逆流挽舟之法，以邪从表而陷里，仍使里而出表也。"（《成方便读》卷一）

【临床应用】

1. 疟痢两作 云岫钱某，忽因冒雨，当夜遂发寒热，头身并疼。吾衢士俗，怕有醒醒所染，即以揪刮当先，第三朝始延医治。医见寒热交作，遂以小柴胡汤加消食之品，不但未效，更增面浮痛痢，合家惊骇，来邀丰医。脉形浮缓兼弦，舌苔白泽，此风湿由表入里，疟痢两兼之候也。当用嘉言先生逆流挽舟之法，加木香、荷叶治之。服二剂，寒热顿除，痛痢并减矣。（《时病论》卷三）

2. 疮疖 某男，39 岁，干部。患皮肤病，遍体生疮疖，终年此愈彼起，并患顽癣。于1970年春季就诊。视其疮疖，项部为多，顽癣则腰、腹部及大腿部丛生，粘连成片如掌大，时出黄水，奇痒难熬，久治不愈。曾用过内服、外擦的多种方药，迄无效果。诊其脉虽稍数而中露虚象，舌边有齿痕，因予人参败毒散作汤用：党参 9g，茯苓 9g，甘草 6g，枳壳 6g，桔梗 4.5g，柴胡 6g，前胡 6g，羌活 9g，独活 6g，川芎 6g，薄荷 1.5g，生姜 6g，嘱服数剂，半月后复诊，察顽癣有收敛现象，嘱再服半月后，察大腿部顽癣痂皮脱落，露出鲜红嫩肉，腰腹部者脓汁亦减少。因令他长期服用，3 个月后，只腰部之癣疾未愈，而频年惯发之疮疖从未发生。1972 年冬季追询，腰部顽癣仍存在，而疮疖则终未再发。（《岳美中医案集》）

3. 带下 某女，31 岁，上环 2 个月以来，白带量多如注，兼见头晕腰酸，肢体困重乏力，舌淡，苔薄白，脉细滑。证属脾气虚弱，湿浊下注，治宜益气、化湿、止带。以败毒散去桔梗、前胡、甘草，加荆芥、椿根皮、白果，2 剂带下得止，继服补中益气汤 3 剂而瘥。［许鉴奎．渗败毒散临床应用举隅．

江苏中医杂志，1985，11：31]

4. 小儿病毒性上呼吸道感染 邵某，女，5 岁，时幼儿园流行病毒性上感，就诊时高热 2 天，体温维持 39℃以上，头痛，无汗，肢体酸楚，咳嗽，服用阿莫西林、巴米尔等，咽部充血，咽壁疱疹，双肺未闻及干湿啰音，血常规：WBC 6.5×10^9/L，N 0.46，L 0.54，胸透心肺阴性，诊断病毒性上感。证属风寒袭表，郁于腠理，治宜益气解表，祛风散寒。予人参败毒散 2 剂。首剂头煎服后即微汗，头痛肢酸楚缓解，至二煎后体温开始下降，3 剂后体温正常，精神好转，能进食稀饭，但仍有阵咳，喉中有痰，以宣肺化痰止咳法善后。[钱玉凡. 败毒散治疗小儿病毒性上呼吸道感染 37 例. 陕西中医，1999，20（7）：197]

5. 流行性感冒 王某，男，68 岁，退休干部，2002 年 3 月 2 日就诊。患流感 1 周，经输液，服抗感冒西药效不显，现症见畏寒发热，体温 39.4℃，咳嗽，身酸痛，乏力。予中药人参败毒散主之，2 剂，水煎温服，日 2 次，痊愈。[谈世水. 人参败毒散治疗流行性感冒. 安徽中医临床杂志，2003，15（2）：154]

6. 反复发热不退 杜某，女性，22 岁，学生，2007 年 6 月就诊。主诉：发热。现病史：患者 4 月感受空调冷气，不久即见畏寒发热，时腋下体温约 39℃余。在校医务室和某省级医院治疗不见好转，反复发热不退。每 4 小时用 1 次退热西药，服药后体温稍有下降，尔后又上升。患者现体温 38.4℃，体倦乏力，四肢困重，头晕沉痛，目眩，口微苦干。舌体胖大，苔薄白，脉浮数，触之无力，重按尤甚。面部微有红色丘疹，如粟粒大小。辨为气虚感冒，证属风寒夹湿，治宜扶正解表。方用人参败毒散加味：红参 10g，羌活 10g，独活 10g，柴胡 10g，前胡 10g，枳壳 10g，桔梗 10g，川芎 10g，茯苓 10g，甘草 5g，葛根 20g，生姜 6 片（后下），薄荷 4g（后下）。服药后 4 小时言满面弥漫红色丘疹，背部及颈部、胸前、大腿散在分布红色丘疹，感觉较有精神，眼睛仍沉重，睡之而难入眠，体温降为 38℃。第 2 日上午体温降为 36.8℃，精神大为好转，头微沉重，红疹未见消退。嘱守方续服 1 剂。再 1 日，除头微沉重及红疹未消退外，其他皆正常。原方去生姜、薄荷，加荆芥 15g，防风 10g，牡丹皮 12g，葛根改为 30g。嘱服 1 剂。红疹消退大部分，体温正常，精神如常。嘱多喝水，停药休养。患者共服药 6 剂，红疹渐渐消退，不出数日全部消退。[张少聪. 人参败毒散加减治疗反复发热不退 1 例分析. 中国中医急症，2009，18（4）：647－648]

7. 腰椎间盘突出症 某中年女性患者，确诊为腰椎间盘突出症中央型半个月。症见：双腿疼痛难忍，不能久立，夜间尤甚，辗转艰难，表情苦楚，面色欠华，四肢清冷，舌胖边有齿痕，苔白微腻，脉濡细。辨证为寒湿所困，经脉不利。治宜祛寒化湿，舒筋活络，佐以益气活血。方用人参败毒散加减：党参、羌活、茯苓各15g，荆芥、川芎、当归各12g，独活8g，枳壳、防风各12g，桔梗、甘草各5g，柴胡6g，大枣5枚，生姜3片。每日1剂水煎服。同时，给予患者卧床牵引每日6小时，治疗1个月而诸症除。[董卫国. 人参败毒散临床新用. 家庭中医药，2003，11：49]

8. 慢性盆腔炎　某中年女性患者，确诊为慢性盆腔炎4个月。症见小腹部坠胀疼痛，带下量多、清稀色白，月经期短、量少色淡，头晕目涩，面色少华，四肢乏力，舌淡苔薄白腻，脉细滑。辨证为病久脾虚，阳虚寒湿困遏胞中，冲任脉气不得畅通。治宜温阳化湿，运脾建中。方用人参败毒散化裁：党参、川芎各12g，荆芥炭、枳壳、乌药、白果、杜仲各10g，羌活、独活各8g，柴胡6g，生甘草、薄荷各5g，茯苓18g，大枣7枚，生姜2片。每日1剂水煎服，患者服4剂后，带下明显减少，小腹痛减轻。原方去薄荷、枳壳，再进4剂，患者小腹痛除，带下止，精神佳。[董卫国. 人参败毒散临床新用. 家庭中医药，2003，11：49]

9. 病毒性脑炎　某青年男性患者，确诊为病毒性脑炎半个月。症见：头额部重痛，时恶心，昏睡，稍咳，两手清冷，面色苍白，舌质淡，苔薄白腻，脉细弦。此系寒湿困遏，清阳被蒙，中焦胃气失于和降。治宜祛风散寒，化湿开窍，佐以益气助阳。方用人参败毒散加减：人参（另煎兑入）、柴胡各6g，桔梗、羌活、独活、枳壳、荷叶各10g，川芎、葛根各12g，石菖蒲15g，生甘草6g。每日1剂水煎服，患者服40剂后痊愈。[董卫国. 人参败毒散临床新用. 家庭中医药，2003，11：49]

10. 小儿外感咳嗽　呼吸系统的感染是小儿咳嗽最常见的原因，并因此引起免疫系统的反应。常见的病因有病毒、呼吸道球菌，一些患者因反复使用抗生素、抗病毒药物以致出现病毒、细菌的耐药性。本病属中医学"咳嗽"范畴。病机主要为风寒束肺、风热袭肺或寒邪入里化热、肺阴不足等所致。临床分型有风寒咳嗽、风热咳嗽等。

王明寿运用人参败毒散（人参、桔梗、枳壳、川芎、甘草、茯苓、羌活、独活、前胡、柴胡、防风、荆芥、连翘）治疗小儿外感咳嗽病例52例，年龄最大14岁，最小1岁，病程最长达一个半月，最短1天。临床上以脉浮紧，流鼻涕，咳声重浊，咽部痒痛等症状为诊断外感咳嗽的主要依据。腹胀者，倍茯苓，加怀山药、扁豆；潮热多睡，呕吐，乳食不消者，倍茯苓，加白术、山药、藿香；伤风多泪、胁痛目肿者，倍柴胡，加白芍、青皮；口苦面赤，汗流而喷涕者，倍独活，加连翘；若面黄唇肿，少食恶心者，加神曲、山楂、麦芽；对于久咳不愈者，加入止咳药如紫菀、款冬花、百部、杏仁等。结果：治愈率87%，好转率92%，取得了较好疗效。[王明寿.人参败毒散治疗小儿外感咳嗽52例报告.云南中医药杂志，2002，23（1）：46－47]

11. 急性上呼吸道感染 急性上呼吸道感染一般属于中医学"伤风"、"冒风"、"冒寒"、"伤寒"、"感冒"、"外感发热"等范畴，其发病机制主要是腠理不密，卫外失固，外邪乘虚侵袭而发病。中医常根据正气是否虚损及感受外邪的性质将感冒分为风寒感冒、风热感冒、暑邪感冒、正虚感冒等。败毒散原为小儿外感而设，故对辨证属外感风寒湿邪之表证者，常用本方加减治疗。常新华报道：应用人参败毒散加减治疗小儿外感发热，以本方为主，畏寒重者，加荆芥、防风；发热重者，加金银花、连翘；口渴烦躁、内热者，加石膏；抽搐者，加蝉蜕、钩藤；恶心呕吐者，加半夏、陈皮。每日1剂，水煎服。治疗小儿外感发热136例，年龄6个月~12岁，病程1~7天，其中完全用中药治疗者79例，先用抗生素疗效不佳而改用中药者36例，合并感染加用抗生素者21例，结果：3天内热退治愈125例，3天后热未退更方治疗9例，2例无效。总有效率91.9%。[常新华.人参败毒散加减治疗小儿外感发热136例.陕西中医，1994，15（8）：347]

段灵芳报道：以加减荆防败毒散治疗上呼吸道感染104例。基本方：荆芥15g，防风15g，前胡10g，桔梗10g，枳壳10g，蝉蜕10g，僵蚕15g，法半夏15g，陈皮10g，茯苓15g，竹茹10g，甘草3g。风热型加黄芩、桑叶、连翘、青黛；风寒型加柴胡、细辛、羌活。7天为1个疗程，可连用2个疗程。对照组104例用乙酰对氨基酚、罗红霉素片及利巴韦林片。结果：治疗组治愈64例（61.5%），好转36例（34.6%），无效4例（39%），总有效率为96.1%；对照组治愈32例（30.8%），好转56例（53.9%），无效16例（15.3%），总有效率为84.7%。治疗组疗效明显优于对照组（$P < 0.05$）。[段灵芳.加减荆防败毒散治疗上呼吸道感染104例.大理学院学报，2007，（6）：186]

12. 哮喘 本病常咳喘并作，呼吸急促，喉中有哮鸣声，胸膈满闷如塞，痰多，咯吐不爽，病人不论病程多久，都有背冷、咽痒、喷嚏和畏寒等表证症状，故可从外感风寒，内有痰湿论治，用败毒散加味治疗，若痰多清稀加姜半夏、陈皮，并重用茯苓；久病（10年以上）四末欠温加制附片、桂枝；

气短懒言，身倦乏力加重人参用量；脾虚纳少便溏加白术、砂仁；脉细舌红，痰黄黏稠等伤阴见症，加沙参、生地、麦冬。任氏报道：以人参败毒散加味治疗哮喘 33 例，远期效果满意。[任辉.人参败毒散治疗寒哮.实用中医内科杂志，1990，4（3）：26]

白海涛报道：将 100 例支气管哮喘患儿随机分成 2 组，治疗组 50 例服用人参败毒散煎剂，缓解期口服小量金水宝胶囊；对照组 50 例用抗生素及激素，缓解期口服酮替芬。2 组病例经 7~10 天治疗后，临床主要症状及体征均有不同程度缓解。治疗组痊愈 42 例，显效 4 例，有效 2 例，无效 2 例，痊愈率为 84%；对照组痊愈 33 例，显效 5 例，有效 2 例，无效 10 例，痊愈率为 66%。治疗组优于对照组（$P < 0.05$）。[白海涛.人参败毒散治疗小儿支气管哮喘 50 例疗效观察.天津药学，2008，20（4）：54－55]

13. 病毒性肝炎 急性病毒性肝炎发病早期可出现畏寒、发热（可达 39℃），头痛、咳嗽等呼吸道症状，继之见倦怠乏力，纳呆，厌油，呕恶，溲黄，巩膜渐见黄染（或无黄染而呈碧黄色），因此急性病毒性肝炎早期可从外感风寒湿邪论治，运用败毒散治疗。黄晓玲报道：应用人参败毒散治疗急性病毒性肝炎 152 例。临床痊愈 139 例，占 91.4%；无效 13 例，占 8.6%；HBsAg 转阴 34 例，占检出的 29%。处方：党参 9g，茯苓 9g，枳壳 9g，桔梗 9g，柴胡 9g，前胡 9g，川芎 9g，羌活 9g，独活 9g，甘草 9g，薄荷 3g，生姜 3 片。水煎，每日 1 剂，分 2 次温服，4 周为 1 个疗程。加减：黄疸型者，加茵陈 30g，金钱草 30g，秦艽 9g；无黄疸型者，加蒲公英 30g，败酱草 30g；有热感者，加黄芩 9g，栀子 9g；呕吐者，加半夏 9g，竹茹 9g；胸闷者，加全瓜蒌 30g；腹胀者，加厚朴 9g，大腹皮 9g；腹泻者，加苍术 9g，黄连 6g；大便干燥者，加大黄 3~9g；口舌干燥者，羌活、独活减至 3~6g，加天花粉 9g。每日 1 剂，水煎服。[黄晓玲.人参败毒散治疗急性病毒性肝炎 152 例.国医论坛，1992，7（5）：27]

14. 五更泻 五更泻是指黎明前后的腹泻，又称黎明泻、晨泻、鸡鸣泻。因其多属肾虚，故又称肾泻。临床常表现为晨起肠鸣，腹痛即泻，泻后痛减。中医分为脾肾阳虚型、寒湿遏阻型、瘀血内阻型等。本病相当于西医学的慢性肠炎、过敏性结肠炎及肠结核等。刘级三应用加减人参败毒散治愈命门火衰型五更泻 1 例。处方：党参 15g，茯苓 15g，独活 15g，柴胡 15g，枳壳 15g，桔梗 15g，防风 15g，荆芥 15g，补骨脂 15g，吴茱萸 15g，生姜 15g，川芎 15g，甘草 10g，羌活 10g，大枣 10 枚。每日 1 剂，水煎 2 次，分 2 次服。[刘

级三. 加减人参败毒散治疗鸡鸣泻. 吉林中医药，1978，（3）：22]

15. 小儿腹泻　小儿腹泻是由不同病因引起的消化道综合征，包括急性腹泻、慢性腹泻、迁延性腹泻等。本病多见于 3 岁以内小儿，可因喂养不当、肠道外或肠道内感染、气候因素等导致。临床表现为大便稀薄，次数增加，每日数次至十余次。大便呈水样或夹有不消化食物及少量黏液。重型腹泻则大便每日数十次至三四十次。常伴呕吐、发热及明显脱水症状。小儿腹泻属于中医学"泄泻"、"下痢"等范畴。其病机为外感时邪，内伤乳食，脾胃虚弱等。临床分型有外感型、伤食型、湿热型、暑热型、风热湿滞型、寒湿型、脾虚型等。本病除有 1 日数次至十余次的蛋花样稀水便外，还常有畏寒发热等全身表证之症状，故亦可用败毒散"逆流挽舟"。席行旺报道：采用人参败毒散加减治疗婴幼儿腹泻132 例，痊愈 117 例，其中 1 剂痊愈者14 例，2 ~ 3 剂痊愈者79 例，4 剂痊愈者24 例，无效者 15 例。总有效率89％。处方：人参、茯苓、甘草、枳壳、前胡、桔梗、柴胡、羌活、独活、川芎、薄荷（后下）、生姜。加减：表邪较重者，加荆芥、防风；咳嗽痰多者，加陈皮、半夏；呕吐者，加竹茹、半夏；伤食者，加焦麦芽；脾虚久泻者，加白术、扁豆；湿重者，加苍术、薏苡仁；脾胃虚寒者，以炮姜易生姜。风寒型以汤剂为主，脾虚型以散剂为主。每日 1 剂，水煎服。[席行旺. 人参败毒散治疗婴幼儿腹泻132 例. 浙江中医杂志，1989，24（1）：15]

16. 急性细菌性痢疾　急性细菌性痢疾又称杆菌性痢疾，简称菌痢，是由痢疾杆菌所引起的急性肠道传染病，以结肠弥漫性炎症为主要病变。本病终年均有发生，但多流行于夏秋季节，病人有不洁饮食史或菌痢接触史，病菌通过大便污染的手、苍蝇和用具传播。人群对本病有普遍易感性，幼儿及青壮年发病率较高，尤其是中毒性菌痢比较集中发生于儿童。临床以发热、腹痛、里急后重，大便频数、夹有黏液及脓血为主要表现。重者可伴呕吐、酸中毒及脱水现象。急性痢疾只要及时正确治疗，预后一般良好。急性细菌性痢疾一般属于中医学"肠癖"、"滞下"、"赤白痢"、"痢疾"等范畴。其病理特点为外感湿热疫毒，气血凝滞，化为脓血，结于肠道。有报道：应用人参败毒散治疗痢疾 2 例，均于盛夏之际，过食生冷所致。用人参败毒散 1 剂后汗出，外症悉解，下痢次数亦减，再服 2 剂而愈。[陈朗清. 人参败毒散治疗痢疾之我见. 江苏中医，1962，（8）：40]

17. 接触性皮炎　接触性皮炎是因接触某些物理、化学、生物等刺激而引起的皮肤炎症，多发生在皮肤裸露部位。临床表现为接触部位或扩展到身体的其他部位肿胀、瘙痒、红斑、丘疹、烧灼感及胀痛，甚至起水疱或大疱，以至坏死溃疡等，有的伴有无力、头痛、头胀等全身症状。中医学认为本病系风毒袭表，湿热内蕴，热毒壅遏，气血失和而成。李嘉会应用人参败毒散加减治疗敌敌畏接触性皮炎1例。服药1剂后，瘙痒好转，再服1剂后，全身已无痒感，夜能安然入睡，头面、四肢、胸腹背瘙痒随红疹之渐出而渐止。处方：党参15g，羌活18g，独活18g，柴胡18g，前胡18g，土茯苓18g，川芎9g，枳壳12g，桔梗12g，金银花20g，连翘20g，蜈蚣2条，全蝎6g，甘草6g。每日1剂，水煎服。［李嘉会. 人参败毒散治愈滴滴畏接触性皮炎. 四川中医, 1990, (4)：44]

18. 口腔炎　口腔炎症属于中医学"牙痛"、"牙宣"等范畴。其病机为脾胃积热，循经熏口，口受热灼而为病。临床分型有脾胃热盛型、心脾积热型、虚火上炎型等。河培报道：应用荆防败毒散治疗口腔急性炎症123例，其中牙槽脓肿23例，急性冠周炎49例，急性牙周炎38例，牙龈炎13例，并发间隙感染21例。123例病人中痊愈68例，占55.3%；显效38例，占30.9%；有效14例，占11.4%；无效3例，占2.4%。总有效率97.6%。处方：荆芥、防风、羌活、独活、桔梗、柴胡、前胡、茯苓、枳壳、川芎、甘草。煎药时另加葱白5根，老姜3片，每日1剂，3次煎后混合分为3次服用。治疗中除配合局部处理及使用漱口剂外，其他药物及治疗均不使用。［河培. 荆防败毒散治疗口腔急性炎症123例临床观察. 贵州医药, 1997, (2)：100]

19. 扁平疣　扁平疣是由于病毒感染所导致的一种皮肤赘生物，好发于青少年，尤其以青春期少女最为多见，故又名青年扁平疣。好发于面颊、手背、前臂等处。多突然出现，皮损为散在的扁平丘疹，呈浅褐色，直径约1～5mm，边缘清楚，呈圆形或多角形，表面光滑或略粗糙，较陈旧者色素加深。数目多少不一，可满脸密集存在，也可发散分布。有时呈条状排列。可能与搔抓自家感染有关。偶可自愈，不留痕迹。一般无自觉症状，有时微痒。若瘙痒加重，往往疣突然增多，色红、鼓起，不久即可脱落。扁平疣属于中医学"疣目"、"鼠乳"等范畴。其病机为风热湿毒客于皮肤，搏结于肌表，阻塞气机，肌表气血瘀滞而成。临床分型有脾虚气血不足型、肝郁血瘀型、肝胆湿热型、肺卫郁热型、风热湿型等。

罗齐民等采用荆防败毒散加苍术治疗扁平疣45例，始终坚持一病一方，不辨证、不增减药物。处方：荆芥9g，防风9g，羌活9g，独活9g，柴胡9g，前胡9g，枳壳9g，茯苓9g，桔梗9g，川芎9g，苍术30g，甘草6g。小儿用量按年龄递减。每日 1 剂，水煎服。7 天为 1 个疗程。服药期间，忌食鱼虾和辛辣食物。疗效判定标准：扁平疣症状、体征消失，随访 1 年无复发者为痊愈；治疗前后症状、体征无改变者为无效。结果：服药 1 个疗程，痊愈 7 人；服药 2 个疗程，痊愈 26 人；服药 3 个疗程，痊愈 8 人；无效 4 人。痊愈率为 91.1%。[罗齐民.荆防败毒散加苓术治疗扁平疣 45 例.新疆中医药，1998，(3)：24]

20. 慢性化脓性腮腺炎　本病常发生于感冒、急性传染病、较大手术、外伤、心情不舒畅和情绪低落等原因之后，机体抵抗力降低，导致细菌感染腮腺，属中医学"慢性发颐"范畴。病人一般有腮腺区反复肿胀、疼痛史；腮腺区肿胀不适，口内有咸味黏稠的液体流出；腮腺轻度肿大，压痕不明显或轻度压痛；导管口轻度红肿，有脓液或混浊黏稠分泌物排出。可从元气不足，外感风湿痰毒论治，用败毒散加减治疗。黎文德报道：应用人参败毒散加减治疗慢性化脓性腮腺炎 36 例，结果痊愈（临床症状、体征消失，随访 3 个月未复发）25 例，有效（临床症状、体征消失，但在感冒时偶感腮腺部位不适，但无腮腺炎的临床症状和体征）11 例，无效（治疗后临床症状和体征均无变化）0 例。处方：人参 30g，柴胡 15g，前胡 15g，羌活 12g，独活 12g，桔梗 12g，茯苓 12g，薄荷 9g，甘草 9g，昆布 9g，桃仁 9g，枳壳 9g。加减：气虚甚者，加黄芪 30g；腮腺肿胀甚者，加牡蛎 12g，玄参 12g，红花 3g；脓液多者，加白花蛇舌草 12g，半枝莲 9g。每日 1 剂，水煎服。[黎文德.人参败毒散加减治疗慢性化脓性腮腺炎 36 例.成都中医药大学学报，1997，(2)：26]

王某某，46 岁，工人，1977 年 10 月 29 日初诊。患者自述 3 年来每年左腮部肿痛 2～3 次，于 10 月 11 日在四川医学院附属口腔医院经 X 线摄片确诊为慢性化脓性腮腺炎，患者不愿意注射青、链霉素，要求中医治疗。刻诊：畏寒发热，头痛无汗，咳嗽有痰，面黄浮肿，左耳下前方肿大，波及左眼，左眼睁开困难，左眼小于右眼，脉浮紧，舌色淡白，舌质浮胖有齿痕，苔厚白滑。诊断：慢性化脓性腮腺炎。治用人参败毒散加减。药用：党参、黄芪、柴胡、前胡各 15g，独活、桔梗、昆布各 12g，金银花 30g，荆芥、甘草各 9g。二诊：述服上方 2 剂后，左腮腺肿大已有缩小。原方去荆芥，加活血逐瘀、软坚散结之品。药用：党参 30g，黄芪 24g，柴胡、前胡、薄荷、甘草、枳壳、昆布、桃仁各 9g，羌活、独活、玄参、陈皮、茯苓、牡蛎、桔梗各 12g，红花 3g。三诊：服上方 2 剂，左腮部肿痛已消，舌边齿痕消失，苔不厚，脉和缓。再加健脾扶正、清热解毒药以防复发。药用：党参、黄芪各 30g，白术、白花蛇舌草、玄参、当归各 12g，茯苓、藿香、赤芍、昆布各 15g，广木香、红花、川芎、半枝莲、砂仁各9g。再服此方2剂以巩固疗效，随访2年未复发。

21. 登革热 本病传染性强，流行范围广，在其初起或二三日内，畏寒重，重裘不温，壮热无汗，体若燔炭（体温多在40℃以上），头痛如劈，面赤睛痛，项强拘急，骨楚如被杖，腰脊痛如折，心烦，微渴，脉浮洪而数，舌不绛不燥，苔白或黄欠润，此属卫气同病，表寒盛而里热方炽，用人参败毒散加减，能顿挫病势，缩短病程。病者服药后三四小时，即溱溱汗出，周身轻快，热亦随降；与用西药退热剂汗出病不减，偶尔复热者迥然不同。[何炎燊.试论登革热证治.新中医，1987，19（5）：1]

22. 闭合性损伤 闭合性损伤是指受钝性暴力损伤而外部无创口者，是骨伤科临床的常见病、多发病之一。可由于受到直接外伤致使皮肤、肌肉、肌腱、神经和血管等组织发生解剖位置和病理改变而致局部气血运行障碍，经脉瘀阻，临床表现为损伤的局部有肿胀、疼痛、功能障碍、皮下瘀血青紫等，并可伴有发热、口苦、尿赤、便秘等。闭合性损伤属于中医学"伤筋"范畴。其主要病机为邪客肌肤，气滞血瘀等。临床分型有：风寒束表型、气滞血瘀型、瘀结不散型等。张光前等报道：朱福生善用荆防败毒散加减治疗新伤，尤其是闭合性损伤。认为该药具有消瘀止痛、减轻症状的功效，可提高疗效，缩短病程。药物以荆芥、防风、羌活、独活为主，以柴胡、川芎、桔梗、枳壳以及桃仁、红花、当归尾、赤芍、生地黄、乳香、没药等药为辅，并随症加减。一般骨折常加自然铜、骨碎补、五加皮；脱位者常加松节、续断；血气攻心，憎寒壮热者，常加连翘、黄连、黄柏、黄芩、大黄、山栀、石膏、知母等清泻之品，并重用柴胡外解内清。据受伤部位不同，选用不同的引经药。伤于上部加蔓荆、白芷，重用当归、川芎；伤在中部加秦艽、黄芪、白术、陈皮、黄荆；伤于下部选木瓜、牛膝、独活、苏木、紫荆皮、海桐皮之类；伤于上肢用桂枝、桑枝、细辛、羌活。均以童便兑服，取得较好临床疗效。[张光前，李青.荆防败毒散在伤科中的运用体会.中医正骨，2001，（11）：14]

23. 落枕 李家健报道：以本方加减，水煎温服，药渣用毛巾包好趁热敷患处，治疗本病62例。结果治愈（颈项疼痛、酸胀消失，压痛点消失，颈部活动功能恢复正常）49例，好转（颈项部疼痛减轻，颈部活动改善）9例，未愈（症状无改善）4例，总有效率为94%。[李家健.败毒散加减治疗落枕62例.广西中医药，2008，31（1）：37]

24. 带状疱疹后遗神经痛 马连成报道：该病是一种慢性疼痛综合征，时间长短、轻重因人而异，年轻人疼痛较轻，中老年人疼痛较重，而且持续较长，虽然带状疱疹能较快消退，但局部疼痛难以消除，因而在治疗上往往效果欠佳。马连成等用本方治疗8例，临床症状基本消失5例，好转2例，无效1例。[马连成，王艾青．败毒散治疗带状疱疹后遗神经痛．河南中医学院学报，2008，23（1）：62]

【现代研究】

1. 抗炎作用 本方君药羌活挥发油及水提取物有明显的抗炎作用，水提取物还能明显抑制肉芽组织增生，降低毛细血管通透性，减轻渗出，其所含苯乙基阿魏酸酯、异欧前胡内酯都具有抗氧化作用。独活挥发油的抗炎作用明显而持久。臣药柴胡所含柴胡皂苷通过刺激肾上腺素，促进肾上腺皮质系统功能，对毛细血管通透性、炎症、介质的释放、白细胞游走和结缔组织增生等许多炎性过程均有影响，其抗炎强度与泼尼松龙相似。柴胡的抗肉芽肿增生比抗渗出作用更强。川芎嗪能明显抑制纤维细胞的生成和增殖，因此对结缔组织增生性疾病有治疗作用。佐药桔梗具有显著的抗炎作用，对炎症引起的毛细血管通透性增强、渗出、水肿及棉球肉芽肿有显著的抑制作用。枳壳中所含的橙皮苷和柚皮苷具有维生素 P 样活性，能降低毛细血管的通透性和脆性，因而可抑制炎性渗出。茯苓所含新型羟甲基茯苓多糖对炎症有较强的抑制作用，同时能改善炎症的全身症状。桔梗皂苷有抗炎作用。甘草通过其类糖皮质激素样作用对炎症的毛细血管通透性亢进、渗出、水肿及肉芽组织增生等炎症的 I 、II 、III 期均有抑制作用，对过敏性炎症也有抑制作用；甘草酸及甘草次酸有清除自由基作用，抑制脂质过氧化反应。人参对急慢性炎症均有显著的抑制作用，能抑制炎性细胞因子 IL－1、IL－6、IL－8 的分泌，降低炎性组织中羟脯氨酸浓度；人参能清除自由基，增强 SOD、GSH－Px 活性，对抗脂质过氧化反应。生姜对炎症的早期、晚期均有明显的抑制作用，同时生姜能清除氧自由基和羟自由基，抑制脂质过氧化作用，抑制 H_2O_2 所致溶血。薄荷含有多种抗炎成分，对炎症有明显的抑制作用。综上所述，该方剂具有明显的抗炎作用，且作用于炎症的不同过程。罗氏报道：人参败毒散能抑制蛋清所致大鼠足肿胀；抑制二甲苯所致小鼠耳廓肿胀；能提高大鼠肾上腺中胆固醇含量，对维生素 C 含量也有升高趋势；能使大鼠血浆中醛固酮和皮质醇含量下降；能抑制腹腔毛细血管通透性。[罗齐民．荆防败毒散加苍术治疗扁平疣45例．新疆中医药，1998，16（3）：24]

2. 解热、镇痛作用 方中君药羌活所含挥发油有明显降低体温、显著的解热作用，能提高痛阈，具有镇痛作用。独活煎剂有明显的镇痛及镇静和解痉作用。臣药柴胡注射液及其煎剂可通过减少体温调节中枢神经元 cAMP 合成和释放而发挥显著的解热作用，其所含柴胡粗皂苷具有明显的镇痛作用和镇静作用。川芎挥发油对大脑活动有抑制作用，川芎嗪具有明显的镇痛作用。佐药桔梗也有解热、镇痛及镇静作用。佐药茯苓有明显的镇静作用。生姜所含姜蜡醇等均有解热镇痛作用。薄荷可扩张皮肤血管，具有发汗解热作用。甘草的退热作用在于其类糖皮质激素样作用，其所含 FM100 具有镇静和镇痛作用。富氏报道：将人参败毒散的各药味共同煎煮提取（合煎）给酵母致热大鼠灌胃，服药后 3 小时能明显解热。但将组成方剂的各药味分别煎煮（分煎），然后混合，以相同剂量给予动物，未见解热作用。醋酸扭体法实验结果表明，人参败毒散无论是合煎或分煎，均具有明显的镇痛作用，但以合煎的作用为强。［富杭育．南朝鲜中药方剂实验研究概况．国外医学·中医中药分册，1986，8（4）：11］

3. 抗病原微生物作用　体外实验表明君药羌活挥发油对痢疾杆菌、大肠杆菌、伤寒杆菌、铜绿假单胞杆菌、金黄色葡萄球菌等均有不同程度的抑制作用。独活除对上述细菌有抑制作用外，还对变形杆菌、枯草杆菌、蜡样芽孢杆菌、霍乱弧菌、人型结核杆菌、布鲁菌有明显的抑制作用；独活煎剂对人型结核杆菌有抑制作用。臣药柴胡除对上述部分细菌有抑制作用外，还对流感杆菌、肺炎双球菌等有明显的抑制作用，同时对肝炎病毒、Ⅰ型脊髓灰质炎病毒、牛痘病毒、流行性出血热病毒、流感病毒有很强的抑制作用，对疟原虫、钩端螺旋体有阻止其发育的作用。川芎对多种革兰阴性菌如大肠杆菌、痢疾杆菌、变形杆菌、铜绿假单胞杆菌、伤寒及副伤寒杆菌、霍乱弧菌及皮肤真菌均有明显的抑制作用。佐药前胡煎剂对流感病毒有抑制作用，前胡所含伞花内酯及紫花前胡内酯有抗菌、抗真菌作用，对金黄色葡萄球菌及大肠杆菌等有抑制作用。茯苓对金黄色葡萄球菌、大肠杆菌、变形杆菌均有抑制作用，并能杀死钩端螺旋体。甘草对艾滋病毒、水痘、单纯疱疹病毒Ⅰ型、带状疱疹病毒、肺炎病毒、腺病毒Ⅲ型、牛痘病毒均有明显的抑制作用；甘草酸抗柯萨奇病、腺病毒、合胞病毒能力强，甘草酸单胺能灭活 HIV，甘草多糖能抑制单纯疱疹病毒Ⅰ型、牛痘病毒、水疱口炎病毒；甘草热水提取物对华支睾吸虫也有杀虫作用。甘草对上述部分细菌均有抑制作用，此外对阿米巴原虫及滴虫、幽门螺旋杆菌、枯草杆菌等均有抑制作用。生姜对上述大部分细菌、真菌有抑制作用，并能抑制沙门菌，颉颃 HBsAg。薄荷除对上述部分细菌有抑制作用外，还对支气管包特菌、黄细球菌、蜡样芽孢杆菌、藤黄八叠球菌等有抑制作用；同时对白色念珠菌、青霉菌属及多种真菌有抑制作用，并有驱蛔虫作用，对孤儿病毒及单纯疱疹病毒有抑制作用。综上所述，败毒散对多种细菌、真菌、原虫、病毒等均有抑制和杀灭作用，因此该方剂可用于病毒感染或继发性病毒感染性疾病。

综上所述，败毒散主治气虚外感证，其特点是在解热、镇痛、抗炎、抗病原微生物的前提下：①促进和调节免疫功能；②增强心肌功能和改善微循环功能；③保护大脑及调节内分泌功能；④保肝利胆、抗溃疡及解痉功能；⑤同时又有止咳化痰作用。从西医学角度分析，只有自身免疫功能增强，调节适度才能增强抗病能力和自身免疫平衡，才能有利于疾病的康复和向愈。

【临证提要】败毒散，又名人参败毒散，首载于《太平惠民和剂局方》卷二，后世对此方发挥甚众，用于成人，如年迈、产后、大病后尚未复原，以及素体虚弱而复感风寒湿邪，见表寒证者，往往多效。小儿正气不足，脏腑娇嫩，形气未充，卫外功能不固，风寒容易侵入肺经，导致肺气不宣，宣发肃降功能失调而引发咳嗽。咳嗽初期，宜用宣通之品，如喻昌言："人受外感之邪，必先以汗祛之"。人参败毒散主治感冒风寒湿邪，培其正气，败其邪毒，对小儿最为适合。在《幼幼集成》中，人参败毒散被列为咳门第一神方，不论大人、小儿，初期咳嗽，或兼有发热、咽痛、口苦、头痛等症，均可投入使用。其具有发汗、退热、镇痛、祛痰止咳、扶正祛邪、升降气机、消散郁结、宽胸利气等诸多功能，是治疗小儿外感咳嗽的良方。败毒散除可用于气虚外感证，还可用于外感痢疾，证见下痢赤白、里急后重，而又兼见畏寒发热、肢体酸痛、鼻塞声重等外感表证之表现者。喻嘉言常用败毒散治疗风寒外袭，表邪内陷，肠道壅滞之痢疾，并将败毒散治痢称为"逆流挽舟"之法。因外感痢疾病势虽向内向下，但导致肠道壅滞的根本原因是表邪内陷，不宜顺其病势而用清热化湿解毒，调气和血导滞之常法，只需采取逆其病势的解表法，用解表药使内陷之外邪从表而解，恰如逆流之中挽舟上行，故称"逆流挽舟"法。

败毒散原是钱氏为小儿所设，人参之用主要是为照顾小儿元气未充之特点，故用小量人参补其元气，扶正以托邪外出。凡患感冒，古人常称为"伤寒"。"伤"者，乃正气伤于中之义，"寒"者，乃寒气客于外之义。赵羽皇云："昔人常言伤寒为汗病，则汗法其首重矣。然汗之发也，其出自阳，其源自阴。其阳气虚，则营卫不和而汗不能作；阴气弱，则津液枯涸而汗不能滋，但攻其外，不顾其内可乎？"《寓意草》亦云："人受外感之邪，必先汗以祛之。惟元气大旺者，外邪始乘药势而出。若元气素弱之人，药虽外行，气从中馁，轻者半出不出，留连为困，重者随元气缩入，发热无休……所以虚弱之体，必用人参三五七分，入表药中少助元气，以为祛邪之主，使邪气得药，一涌而出，全非补养虚弱之意也。"故本方稍用人参以扶助元阳而助汗出。

下篇
被忽略的名方

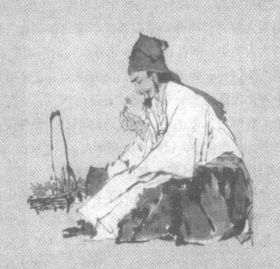

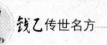

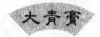

【来源】源于宋·钱乙《小儿药证直诀·卷下·诸方》。

【组成】天麻_{末，一钱} 白附子_{末生，一钱五分} 青黛_{研，一钱} 蝎尾_{去毒，生末} 乌蛇梢肉_{酒浸焙干取末，各一钱} 朱砂_研 天竺黄_研

【用法】上同再研细，生蜜和成膏。每服半皂子大至一皂子大，月中儿粳米大，同牛黄膏、温薄荷水化一处服之。五岁以上，同甘露散服之。

【功用】凉肝熄风定惊。

【主治】小儿热盛生风。

【方解】方中以天麻、青黛平肝熄风，为君药，朱砂重镇安神，天竺黄清热涤痰为臣药，君臣相合，共奏凉肝熄风之效。白附子祛风痰定惊，蝎尾、乌梢蛇祛风解痉，通络定惊，为佐药，助君药熄风定惊。诸药合用，共奏平肝熄风，镇惊定痉之功。

【方论】

张山雷："方以天麻、青黛平肝熄风，朱砂、天竺黄镇坠痰热，方下所谓治热盛生风欲为惊搐者，本以肝阳内热化风上旋，生惊发搐而言。与《素问》血苑于上，则为大厥之旨吻合，亦即西医学家之所谓血冲脑经。此小儿之惊风一证，正与大人类中，同符合辙，本无外风，何所谓邪？是方中用白附子，欲以镇摄上壅之痰，亦非为外邪而设，而方下乃有正不胜邪一语，已觉言之不正，且方中并无发散风邪一味，而方下乃谓当发，更是名不副实，然第一二卷中亦每指大青膏为发散主药，岂非药性不符，恐仲阳不致若是之谬，盖书成于阎氏之手，几经传抄，已失庐山真面矣。"（《小儿药证直诀笺正》）

【临证提要】此为发散风邪之主方。方中天麻、青黛平肝熄风，朱砂、天竺黄镇坠痰热，蝎尾、乌梢蛇肉搜风定搐，白附子祛风化痰，使痰热清、肝风熄而惊搐定。方名大青者，因膏成色青（《聚珍本》中有大青）故名。钱氏在上、中二卷中以大青膏为发散之药，但从方剂组成来看，却无一味发散之药。张山雷在《小儿药证直诀笺正》一书中说："盖古医书之为浅人妄改者最多，而世人且不知其误，此医书之所以最不易读欤。"可见大青膏方疑有传抄之误。又方内有白附子一味，虽有祛风痰定惊之功，但其性辛温，为治寒痰之剂。若小儿急惊痰热，是因热生风，发为惊搐，白附子刚燥劫津，似不可用。有学者认为本方去白附子辛燥，加大青叶、栀子清热凉血解毒，龙胆草泻肝阳上亢之实火，当较为合适。

凉惊丸

【来源】源于宋·钱乙《小儿药证直诀·卷下·诸方》。

【组成】草龙胆　防风　青黛各三钱　钩藤二钱　黄连五钱　牛黄　麝香龙脑各一字

【用法】一字约为一钱四分之一，面糊丸粟米大。每服三五丸，金银花汤下。

【功用】凉肝熄风，开窍醒神。

【主治】惊痫。

【方解】方中龙胆、青黛清热平肝为君药；防风辛温发散，疏肝散肝经之火，钩藤平抑肝阳，黄连入心经，清热解毒泻心火为臣药；牛黄清热豁痰，开窍醒神；麝香、龙脑芳香开窍为佐药。用金银花汤送服，助君药清热之功。诸药相合达凉肝定惊，开窍醒神之效。

【方论】

张山雷："方名凉惊，药多平肝清热，正以病为内热生风，惟清降乃能使内风自熄，则方中防风一味必不可用，且此证原是气火升腾，宜静而不宜动，脑麝芳香太猛，最能耗散正气，亦不可使，此理古人未知，而在今时，则血冲脑经，病源亦既大白，凡属芳香升散，必须一例避之。"（《小儿药证直诀笺正》）

【临证提要】考钱氏用本方治疗痘疹后发痫之证，原文："惟斑疹病后，或发痫，余疮难发痫矣，木胜脾，木归心故也，若凉惊用凉惊丸，温惊用粉红丸。"方中用麝香、龙脑芳香开窍，用之不当，往往有引热入脑之弊。因古人对脑的功能尚未认识，今则知小儿惊风抽搐及神志昏迷等证候，皆属邪热上冲入脑所致。故麝香、龙脑分量宜轻，因其走窜之性，引之直达病所，而起宣窍开闭之功，若药量过大，反使耗伤下气。

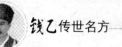

粉红丸

【来源】源于宋·钱乙《小儿药证直诀·卷下·诸方》。

【组成】天南星_{腊月酿牛胆中百日，阴干，取末四两别研，无酿者，只锉炒熟用} 朱砂_{一钱五分，研} 天竺黄_{一两，研} 龙脑_{半字，别研} 坏子胭脂_{一钱，研，乃染胭脂}

【用法】上用牛胆汁和丸，鸡头大。每服一丸，小者半丸，砂糖温水化下。

【功用】化痰凉肝定惊。

【主治】痰热惊风。

【方解】方以胆南星祛风化痰，凉肝定惊为君，天竺黄清热化痰为臣，龙脑芳香开窍，胭脂活血解毒，朱砂镇惊安神为佐药，方用牛胆汁和丸，凉肝清热解毒。诸药相合为治痰热上攻，生风生惊之方。

【方论】

张山雷："此亦治热痰上涌，生风生惊之方，既用胆星为君，复以牛胆汁和丸，制方之意昭然大白。乃方下则曰一名温惊丸，一似与前方之凉惊丸相为对待者，殊不可解，须知此方清热力量不在前方之下，而龙脑减半又无麝香，则视前方较为平和而无流弊，通治热痰，效力必在前方之上，方后所谓鸡头大，即如芡实之大也。"（《小儿药证直诀笺正》）

【临证提要】本方治热痰上涌，生风生惊之证。方中朱砂入心定惊，天南星、天竺黄入肝化痰，龙脑通窍，胭脂入血祛风，丸以牛胆汁以清肝胆之热。故能治惊风诸证。此方与前凉惊丸比较，龙脑减半，又无麝香，通治痰热，但清热之力稍逊，较凉者又温，故又曰温惊丸。另，坏子胭脂，即胭脂的半成品。胭脂，《本草纲目》作燕脂，载其制造之法有四：一以红蓝花汁染胡粉而成；二以山燕脂花汁染粉而成者；三以山榴花汁作成者；四则以紫矿绵而成，谓之胡燕脂。性味甘平无毒，功能活血解痘毒。《集简方》用坏子燕脂和乳，治鹅口疮。

考钱氏用本方治疗痘疹后发痫之证，原文："惟斑疹病后，或发痫，余疮难发痫矣，木胜脾，木归心故也，若凉惊用凉惊丸，温惊用粉红丸。"而本方方药为清凉之剂，非治疗温热证。温惊丸是与凉惊相对称，钱氏凉惊、温惊之分，恐系后人所误。

涂囟法

【来源】 源于宋·钱乙《小儿药证直诀·卷下·诸方》。

【组成】 麝香一字　薄荷叶半字　蝎尾去毒为末，半钱，一作半字　蜈蚣末　牛黄末　青黛末各一字

【用法】 上同研，用熟枣肉剂为膏，新绵上涂匀，贴囟上，四方可出一指许，火上炙手频熨，百日内外小儿可用此。

【功用】 外治定惊。

【主治】 小儿百日内发搐。

【方解】 小儿囟门为先天之外窍，婴儿阳气幼稚，囟门未合，风热容易由此而入，故用麝香、蝎尾、蜈蚣祛风，牛黄、青黛、薄荷清热凉惊，和熟枣膏，涂囟上，而使风火之邪从囟门而出，是为便捷之法。

浴体法

【来源】 源于宋·钱乙《小儿药证直诀·卷下·诸方》。

【组成】 天麻末二钱　全蝎去毒为末　朱砂各五钱　乌蛇肉酒浸焙干　白矾各二钱　麝香一钱　青黛三钱

【用法】 上同研匀，每用三钱，水三碗，桃枝一握，叶五七枚，同煎至十沸，温热浴之，勿浴背。

【功用】 熄风定惊。

【主治】 胎肥，胎热，胎怯。

【方解】 胎热、胎肥、胎怯之儿容易生风，故方中全蝎、麝香、乌梢蛇肉乃血肉有情之品，用之以祛风；朱砂、矾石乃石质重镇之物，用之以镇风；风生于热，热极生风，恰风不治热，非其治也，故用天麻以散之，青黛以凉之，煎桃枝、桃叶以洗之，则风热皆平。

【临证提要】 浴体法与涂囟法近世已很少采用，但钱氏为我们提供了小儿疾病外治的方法思路，足资借鉴。

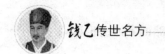

<h1 align="center">安神丸</h1>

【**来源**】源于宋·钱乙《小儿药证直诀·卷下·诸方》。

【**组成**】马牙硝五钱　白茯苓五钱　麦冬五钱　干山药五钱　龙脑一字，研　寒水石五钱，研　朱砂一两，研　甘草五钱

【**用法**】上末之，炼蜜为丸，鸡头大，每服半丸，砂糖水化下，无时。

【**功用**】清热泻火，养心安神。

【**主治**】治面黄颊赤，身壮热，补心。治心虚肝热，神思恍惚。

【**方解**】方中朱砂重镇安神为君药；马牙硝咸寒，清热解毒，龙脑芳香开窍，寒水石清热泻火为臣药；麦冬清心养阴，助朱砂安神；山药、茯苓、甘草扶脾抑肝。诸药相合，清肝热，宁心安神，治疗肝火扰心之神思恍惚诸症。

【**方论**】

张山雷："热甚则气火升浮，神魂不守，方以清热泻火，重坠镇怯，故名安神。然牙硝、龙脑寒凉已甚，可治实火，不能疗虚，方下所谓治壮热肝热是也，复云补心治心虚，未免言之太过，又面黄二字，亦是可疑。"（《小儿药证直诀笺正》）

【**临证提要**】小儿夜啼一症，有寒有热，症状不一，钱氏用本方治疗邪热扰心之惊啼，原文："邪热乘心，当安心，安神丸主之。"此方治心经壮热，面黄颊赤，神思恍惚之症，故用朱砂入心以镇惊，寒水石入肾以降热，马牙硝以泻胃实，茯苓、麦冬润肺平热，山药、甘草滋脾清热，用龙脑以通窍散邪，祛痰熄风，共成清热泄火，重坠镇怯之功，故名安神。方中虽有牙硝、龙脑、寒水石等寒凉清火之品，似以清实火为是，但因小儿心火易亢，安神丸能解心热、安心神，使心用得复而体安，故曰补心。

另，①马牙硝：即芒硝。硝经煎炼，在底者称朴硝；浮于上，有芒者，曰芒硝，又称皮硝，有牙者曰马牙硝；将芒硝置于通风处，尽水气如粉者，名风化硝；将朴硝同甘草莱菔制过，变咸而甘者，名川甜硝，亦即玄明粉。现药店一般只分精制品与粗制品二类，精制品名玄明粉，粗制品名皮硝。②一字：一般指以开元通宝钱币（币上有"开元通宝"四字）抄取药末，填去一字之量，约合米制0.3g。③鸡头：即鸡头米，又名芡实。《说文》："芡，鸡头也。"

当归汤

【来源】 源于宋·钱乙《小儿药证直诀·卷下·诸方》。

【组成】 当归　白芍药　人参各一分　甘草炙半分　桔梗　陈皮不去白, 各一分

【用法】 上为细末, 水煎半钱, 时时少与服。又有热痛, 亦啼叫不止, 夜发, 面赤唇焦, 小便黄赤, 与三黄丸, 人参汤下。

【功用】 益气养营, 行气止痛。

【主治】 小儿夜啼者, 脏寒而腹痛也。面青手冷, 不吮乳者是也。

【方解】 方中人参甘温, 益气养营; 当归、白芍养血柔肝, 缓急止痛; 桔梗、陈皮理气助运, 行气止痛; 甘草健脾补中, 合芍药缓急止痛。诸药相合, 治疗虚寒之夜啼以及脏寒之腹痛等症。

【方论】

张山雷:"夜啼有实热, 亦有正气虚馁, 而睡眠不安者, 是方盖为正虚而设, 养阴和血而以芍药收摄耗散之气, 选药之旨可见, 然与方下脏寒腹痛、面青手冷诸症, 无一针对者, 盖已大非制方之真矣。若是实火不得眠, 则方后三黄一法, 尚是对症。"(《小儿药证直诀笺正》)

俞景茂:"夜啼有实热, 亦有虚寒, 此方为虚寒性腹痛所致之夜啼而设, 故方用当归、白芍养血和肝, 人参、甘草补气和中, 又用桔梗升提、陈皮降气, 一升一降以健运中宫, 使五脏安和而夜啼即止。"(《小儿药证直诀类证释义》)

【临证提要】 夜啼有虚寒, 胎热, 惊恐之分。《幼幼集成·夜啼证治》中说:"小儿夜啼有数证, 有脏寒, 有心热, 有神不安, 有拗哭。此中寒热不同, 切宜详辨。"本方所治虚寒引起的夜啼。钱氏云:"脾脏冷而痛也, 当与温中药…。"本方理气补中, 如见脏寒腹痛、面青肢冷, 证属阳虚寒盛, 可适当加干姜、桂枝等温中药。当归汤为虚寒性腹痛而设。盖小儿混沌初开, 脏腑始成, 若禀赋不足或后天失养, 易致脏腑虚损。虚寒内生则中气不运, 气虚凝塞, 不通则痛, 故见面青手冷, 腹痛夜啼等。治疗虽在补益气血, 温中散寒, 但启运气机有助于阳气恢复和气血调畅, 所以当归汤并不单纯选用人参、当归、白芍、甘草补气和中、养血缓急, 而是配以桔梗、陈皮斡旋气机, 桔梗一味, 盖属舟楫, 其气轻浮上升。《重庆堂随笔》认为:"桔梗开肺气之

结，宣心气之郁，上焦药也。肺气开则腑气通，故亦治腹痛下利，昔人谓其升中有降者是矣。"陈皮其气温平，善于通达。《别录》谓其"下气"。二药合用，升降并施，温运中宫，使补而不滞，通则不痛，有如旭日升天，阴霾自除。

综上所述，治疗小儿夜啼，寒证者当温中祛寒，而钱氏当归汤中，未用一味大辛大热之药，钱氏认为对小儿不可滥用寒药温药，因为"小儿易为虚实，脾虚不受寒温，服寒则生冷，服温则生热"，针对宋代医家喜用香燥药之流弊，钱氏结合小儿体质，创制当归汤，温而不燥，可谓独辟蹊径。

泻心汤

【**来源**】源于宋·钱乙《小儿药证直诀·卷下·诸方》。

【**组成**】黄连一两，去须

【**用法**】上为末，每服五分，临卧取温水化下。

【**功用**】清心泻火。

【**主治**】小儿心气实，喜仰卧。

【**方解**】方中仅用黄连一味，黄连味苦性寒，归心、肝、胃、大肠经，其以泻心经实火见长，临床多用于热病如热盛火炽、壮热、烦躁，甚至神昏谵语等，还适用于心火亢盛，烦躁不眠及迫血妄行之吐衄及痈肿疮毒，如口疮等。正如刘河间所言："君火者，心火也，可以湿伏，可以水灭，可以直折，惟黄连之属，可以制之。"故小儿心实热只此一物足矣。因本品大苦大寒，过量或服用较久，易致败胃。凡胃寒呕吐，脾虚泄泻之证均忌用。

【**方论**】

张山雷："黄连泻心，必有实热见症，而后合符，方下但以仰卧为据，殊不尽然。"（《小儿药证直诀笺正》）

【**临证提要**】钱氏用本方治疗心气实之证，原文："心气实则气上下行涩，合卧则气不得通，故喜仰卧，则气上下通也，泻心汤主之。"本方与张仲景《伤寒论》中大黄黄连泻心汤组方思路相似，李时珍谓："仲景治心气不足，吐衄血者，用泻心汤，实泻心包、肝、脾、胃四经血中之伏火。本方仅用黄连泻心经伏火，治疗心烦啼哭，睡不安宁，小儿仰卧之症。"

钱乙泻心汤以一味黄连专治小儿心气实，喜仰卧，《婴童百问》谓："治心中痰气实则气行涩"，《儿科醒》谓："治心经实热"。此方深得仲景五泻心汤之秘旨，仲景五泻心汤（大黄黄连泻心汤、附子泻心汤、生姜泻心汤、半夏泻心汤、甘草泻心汤）中皆用黄连，以其苦寒降火，能消除中焦无形邪热壅滞之痞结。钱乙悟及此理，并结合小儿心火易亢之特点，仅择取仲景五泻心汤中的通用药物黄连一味，直折其心火，使心火降则气亦降，黄连既泻心经实火，又泄脾胃湿热，有实则泻其子之意，《幼科释谜》谓："此方泻丁心实邪，实则泻其子。"用以治疗小儿心气实，火热阻中，气机不畅，喜仰卧而不喜俯卧者，可谓既不背经旨，又贴切儿情。本方与导赤散俱见于《小儿药证直诀》卷上，一见于"心热"条，另择见于"心实"条。《幼科类萃》："导赤散，治小肠实热"，"泻心汤，治心热"。又"导赤有滋阴之效，泻心有燥湿之功"。《小儿药证直诀》书中用导赤者多，而用泻心者少，究其原因，除二者见证有别外，亦缘于钱乙顾及儿科的生理特点，不以苦寒败胃为旨。泻心汤与导赤散均为泻心火而设，但泻心汤兼有燥湿之用，导赤散尚有滋阴之功，所以心火实热者宜泻心汤，心火旺而兼有阴虚尿赤者宜导赤散。此外，仰卧属实热用泻心汤，俯卧属虚热用导赤散，这是钱氏望诊心得，应予留意。卷中"朱监簿子三岁忽发热"案，医谓"心热"用一物泻心汤后，钱谓证侯属虚，乃"黄连多服则利，能寒脾胃也"，而以他药代之，正是此意。

生犀散

【来源】源于宋·钱乙《小儿药证直诀·卷下·诸方》。

【组成】生犀二钱，锉末　地骨皮自采佳　赤芍药　柴胡根　干葛锉，各一两甘草炙，五钱

【用法】上为粗末，每服一二钱，水一盏，煎至七分，温服，食后。

【功用】清心凉血退热。

【主治】目淡红，心虚热。

【方解】方用犀角清心退热，凉血解毒，地骨皮清虚热，凉血除蒸为君药；赤芍凉血活血，助君药清热凉血；柴胡解表退热，葛根解肌退热，生津止渴，防止邪热伤津共为臣药；甘草清热解毒，调和诸药，为佐使药。诸药相合，共奏清热凉血之效。

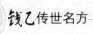

【方论】

张山雷："方以生犀角为名，且有地骨皮清心退热，其力最专，方下乃谓治虚热，未妥。"（《小儿药证直诀笺正》）

【临证提要】本方钱氏用来治疗心虚热证，与心实热证对应。从方药组成来看，本方清热凉血解肌的作用强，可治疗小儿骨蒸肌瘦，颊赤口干，日晚潮热，夜有盗汗，五心烦躁，四肢困倦，及大病愈后，余毒不解。若心经虚热，当加入人参、生地、枸杞子、麦冬、柏子仁、龙眼肉等补养心阴之品。小儿阴常不足，且心为火脏，若阴亏血少，则水不制火，虚火上炎故见目淡红。治疗似以养心阴、清虚热足矣，但人体是一个有机的整体，心居上焦，肝肾居下焦。在生理上，心肾相交，心之阴血的充盈有赖于肝阴肾水的上济；在病理上，肝肾阴亏，水不济火，亦可导致或加重心之虚热。所以在治疗上，滋养肝肾亦有助于平复心火虚热，生犀散的药物组成正体现了这一观点。根据中医学理论，"诸根皆升"，故生犀散取干葛根、柴胡根升津入心。李杲曰："干葛，其气轻浮，鼓舞胃气上升，生津液，又解肌热。"叶天士指出："柴胡轻清，升达胆气，胆气条达则十一脏从之宣化。"历代许多医家都认为柴胡非但不劫肝阴，反而是养阴之佐品，可疗肝阴之不足，如《医宗已任编》之滋水清肝饮、滋肾生肝饮等均系六味地黄丸合柴胡加以柔肝之品，且柴、葛二药升提之性又有助于肝肾之阴液的上承。地骨皮为枸杞之根皮，甘淡而不腻，《本草述钩元》认为："地骨皮能裕真阴之化源，而不伤元阳，故与苦寒药特殊。赤芍可柔肝敛阴，与地骨皮相伍，降润肝肾，以济水源。诸药协同，滋而不腻，升津降润，药到病所，犹如露之溉，心之虚热可平。"

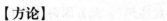

【来源】源于宋·钱乙《小儿药证直诀·卷下·诸方》。

【组成】滑石末一钱　轻粉五钱　半夏末一钱　南星末一钱　巴豆二十四个，去皮膜，用水一升，煮干研细

【用法】上三味，捣罗为末，入巴豆粉，次入轻粉，又研匀，却入余者药末，如法令匀，糯米粉丸，如绿豆大。量小儿虚实用药。三岁以下，每服三丸至五丸，空心，紫苏汤下。忌热物，若三五岁儿，壮实者不以此为，加至二十丸，以利为度。

【功用】泻热涤痰。

【主治】壮热。

【方解】方用轻粉辛寒，攻逐水饮为君；半夏、天南星辛温燥湿化痰，巴豆辛热，祛痰利气，共为臣药；滑石清热利湿，助君药攻逐水饮，为佐药。诸药相合，治疗痰热内阻之实热证。

【方论】

张山雷："此治实热痰积。药极猛烈，盖以小儿服药，必不能多，而病是大实，非攻积猛将，无以收捣穴梨庭之绩，不得不偏师陷阵，直捣中坚。庶几一鼓荡平，不留余孽，则所服无几，事半功倍，此是制药之妙用，非妄学张子和者所可同日而语。"（《小儿药证直诀笺正》）

【临证提要】本方为温下之剂。钱氏每见积滞而体壮者，概用白饼子下之。下必有积，壮热也因积，故方用天南星、半夏之辛温以化痰积，用轻粉之辛冷以杀虫积，用滑石之甘寒以降热积，用巴豆以平诸般之积，使痰癖血痕、气痞食积等物一鼓荡平，不留余孽。由于所服无几，且药随积滞下，而不留恋肠胃，故体壮病实之积宜之。但要掌握剂量，以下为度，积去之后，随即可用益黄散等补脾之剂善后。方下言本方"治壮热"似欠妥。从方药组成来看，本方治疗痰热积滞。钱氏主要用本方治疗腹中积痛（口中气温，而黄白，目无睛光，或白睛多，及多睡，畏食，或大便酸臭者，当磨积，宜消积丸。甚者，当白饼子下之，后和胃），腹中癖块（不食，但饮乳是也。当渐用白饼子下之）以及实性腹胀（腹胀由脾胃虚，气攻作也。实者闷乱满喘，可下之，用紫霜丸、白饼子）。本方药性峻猛，轻粉、巴豆均为峻烈温下之药，若非实热痰积，不可妄用。

初生儿吐泻也须辨别虚实寒热。若吐泻壮热，不思乳食，大便泻下不消化乳汁，是伤食之故，宜用白饼子先下其积，庶几一鼓荡平，不留余孽，后用益黄散和其胃等。如何辨别小儿吐泻之寒热虚实？钱氏每从吐泻之物的颜色（黄红赤黑皆热，青白绿水为寒，不消化食物为伤食），以及所吐痰沫之稠稀（稠痰为热，稀涎为寒），睡时是否露睛（露睛者胃虚热，不露睛者胃实热）等方面来鉴别之。其中要点仍在于如何辨别吐泻之寒热虚实，才能决定治疗之标本先后，用药之孰寒孰热，方剂之轻重峻缓等。

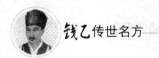

利惊丸

【来源】 源于宋·钱乙《小儿药证直诀·卷下·诸方》。

【组成】 青黛　轻粉各一钱　牵牛末五钱　天竺黄二钱

【用法】 上为末，白面糊丸，如小豆大，二十丸，薄荷汤下。一法炼蜜丸，如芡实大一粒，化下。

【功用】 清热祛痰，镇惊止搐。

【主治】 小儿急惊风。

【方解】 方用轻粉辛寒，攻逐水饮，青黛清肝解毒为君；天竺黄清热化痰，牵牛子苦寒，泻下逐水助君药泄热逐水，二药共为臣药；薄荷凉肝疏肝，引药归经，为使药。诸药相合，清热劫痰，治疗实热痰盛诸症。

【方论】

张山雷："此亦劫痰清热之利器，虽较上方稍为和平，亦必实热实痰，始为对症。"（《小儿药证直诀笺正》）

【临证提要】 钱氏用本方治疗急惊证，原文曰："因闻大声或大惊而发搐，发过则如故，此无阴也，当下，利惊丸主之。"从方药组成来看，利惊丸可清热劫痰，治疗壮热神昏，项强反张，便闭溲赤等症。故钱氏所说的"无阴"，是稚阴不充，肝阳偏旺之意，"当下之"下法，也可指清热降火，平肝潜镇，顺气行痰等法。《小儿药证直诀·脉证法治·急惊》所言："因闻大声或大惊而发搐"，并将其症状描述如："……身热面赤引饮，口中气热，大小便黄赤，剧则搐也……"以及用利惊丸治疗"小儿急惊风"，《医方考》载："惊痫气实者，此丸与之。经曰实者泻之，故用竺黄、青黛以泻肝，牵牛、轻粉以泻脾。泻肝所以祛风，泻脾所以祛涎。"《保赤新书》曰："此方治急惊痰热潮搐，轻粉能下痰，于小儿惊风颇效，虽是大毒，药对证则无妨。惟不宜多服，一粒两粒已足。"皆类此意。

利惊丸为小儿急惊所设，钱氏认为小儿"因闻大声或大惊而发搐，发过则如故，此无阴也。当下利惊丸主之。小儿急惊者，本因热生于心。身热面赤引饮，口中气热，大小便黄赤，剧则搐也。盖热盛则风生，风属肝，此阳盛阴虚也。故利惊丸主之，以除其痰热。不可与巴豆及温药大下之，恐蓄虚热不消也。小儿热痰客于心胃，因闻声非常，则动而惊搐矣。若热极，虽不因闻声及惊，亦自发搐"。方中青黛咸寒，可清热解毒、凉血镇惊，用于小儿惊风发热、痉挛抽搐等症；轻粉辛寒，内服有利水通便之功；牵牛子泻下逐水；天竺黄甘寒，有清热化痰、清心定惊之功，用于痰热惊搐、中风痰壅等症。张山雷评价此方为"祛痰清热之利器……必实热实痰始为对症"。确为精辟之言。

盖急惊的病机，总言之，不外"阳盛阴虚"；分言之，不外"惊风痰热"。钱氏认为："小儿急惊者，本因热生于心，身热面赤引饮，口中气热，大小便黄赤，剧则搐也。盖热则风生，风属肝，此阳盛阴虚也，利惊丸主之，以除其痰热"。又说："小儿热痰客于心胃，因闻声非常，则动而惊搐矣；若热极，虽不闻声及惊，亦自发搐"，可见惊、风、痰、热是导致急惊的四个要素，它们各自为因而又相互关联。

瓜蒌汤

【来源】源于宋·钱乙《小儿药证直诀·卷下·诸方》。

【组成】瓜蒌根二钱　白甘遂一钱

【用法】上用慢火炒焦黄色，研匀，每服一字，煎麝香薄荷汤调下，无时。凡药性虽冷，炒焦用之，乃温也。

【功用】清热解痉，润肺滑痰。

【主治】慢惊。

【方解】白甘遂即蚤休，苦寒降泄，清热解痉，主治惊痫、摇头弄舌、胎风、手足抽搐等证。《卫生简易方》专用此一味，以治胎风，可见白甘遂是一味定痉的专药。钱氏用此加瓜蒌根治慢惊，是佐以润肺滑痰，解渴生津，使润而能收，猛而能缓。从二药性味分析，本方适用于小儿高热惊风抽搐，但方前明言治慢惊，是谓治标之意。

【方论】

王肯堂："瓜蒌汤钱氏治慢惊法，脉有力者宜用。盖湿痰积于膈中，使风火不得开发而身冷，故用瓜蒌汤劫去痰湿，使风火得伸而身温搐止。若脉无力者，不宜用之，便当补脾及温白丸、羌活膏之类。"（《幼科证治准绳》）

【临证提要】《小儿药证直诀·脉证法治·慢惊》所载："因病后，或吐泻，脾胃虚损，遍身冷，口鼻气出亦冷。手足时瘈疭，昏睡，睡露睛，此无阳也，瓜蒌汤主之。"东都王氏子吐泻慢惊风案曾记载瓜蒌汤的使用："东都王氏子，吐泻，诸医药下之至虚，变慢惊。其候睡露睛，手足瘛疭而身冷，钱曰：此慢惊也，与瓜蒌汤，其子胃气实，即开目而身温。"钱乙强调治疗慢惊风时"切宜辨而治之"，并创造大法"急惊合凉泻，慢惊合温补"。此病案过程起病有上吐下泻，当知脾胃先虚，但诸医失察，又以利下之法再创，致使肝木乘虚，风从内生。此时内外虚寒，当以理中汤为经典，但钱乙此处却用瓜蒌汤，实为后世谜团，考其方药不过瓜蒌根、蚤休（也有说甘遂）二药，清凉之品，何来实胃？药证不符，所以明代李时珍对此方质疑谓："阳证则可"，"阴证……殊不恰当"。但毕竟瑕不掩瑜，患儿小便不利正是脾胃新虚，未复常职之理，这与《伤寒论》所言"小便不利者，亡津液故也"，"不大便以为津液内竭"同意而言。钱乙善后采用"虚则补之"，施用益黄散、使君子丸、令微饮食等法，对症处理，此后患儿不语，其实为下虚故也，他医作失音治而不愈，钱乙以地黄丸补肾即安，正可谓"知其要也"。

五色丸

【来源】源于宋·钱乙《小儿药证直诀·卷下·诸方》。

【组成】朱砂五钱，研　水银一两　雄黄一两　铅三两，同水银熬　珍珠末一两，研

【用法】上炼蜜丸，如麻子大，每服三四丸，金银、薄荷汤下。

【功用】清火涤痰，重镇安魂。

【主治】五痫。

【方解】五色丸立方之意是以五色治五痫。朱砂色赤入心治心痫；雄黄色黄入脾治脾痫；水银色白入肺治肺痫，铅色黑入肾治肾痫；真珠色青入肝治肝痫。五者一则镇风，一则化痰，风痰净而痫自平。

【方论】

张山雷："痫症是痰升气升，冲激脑神经而失知觉运动之病，所以时发时止，即《素问》所谓：气血交并于上，则为大厥，厥则暴死之一端。是方重镇兼以清火涤痰，制方精义最合素问真旨。周谓《聚珍本》作金银花，衍花字是也。颐尝考许叔微《本事方》亦有金银、薄荷汤下药一条。一本则无荷字，乃知金银薄者，即今之金箔、银箔是也。古止作薄，荷字亦是衍文，此必浅人不识古字古义而妄增者。"（《小儿药证直诀笺正》）

【临证提要】痫症多由体质素亏，阳升风动，痰火上壅，经脉痹阻所致。此方清火涤痰，重镇而安魂魄，为治痫症对证之方。方下有金银薄荷汤下，即金箔、银箔之药，亦取安神重镇之意。

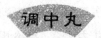

调中丸

【来源】源于宋·钱乙《小儿药证直诀·卷下·诸方》。

【组成】人参_{去芦}　白术　干姜炮_{各三两}　甘草_{炙，减半}

【用法】上为细末，丸如绿豆大，每服半丸至二三丸，食前温水送下。

【功用】健脾温中散寒。

【主治】脾胃虚寒诸症。

【方解】脾主运化而升清阳，胃主受纳而降浊阴。若中虚有寒，升降失职，故为吐利腹痛，不欲饮食，治当温中以祛寒，补气而健脾，助运化而复升降。本方以辛热之干姜为君，温中焦脾胃而祛里寒。人参大补元气，助运化而正升降，为臣药。白术健脾燥湿，炙草益气和中，并为佐使之用。四药配合，中虚之寒得辛热而去，中焦之虚得甘温而复，清阳升而浊阴降，运化健而中焦治。若因中焦虚寒所致出血，但见面色㿠白，气短神疲，脉细或虚大少力，是阳气虚弱，血失所统，离经妄行之故，可配加黄芪、阿胶、当归之类；若由于小儿先天不足、后天失调；或病中过服寒凉之品，或大病后调理不善，戕伐脾胃阳气所致形体羸瘦，手足不温，呕吐泄泻，神疲食少，舌淡苔白，脉细迟或沉细缓弱者，可用本方治疗，而对于病后喜唾涎沫，久唾不已，是脾气虚寒，不能摄津，津上溢于口，最适本方为丸剂服，而自然徐徐收功。

【方论】

张山雷："此即理中。方下无主治者，盖以熟在人口，所治何症，尽人能知，无须更说耳。"（《小儿药证直诀笺正》）

【临证提要】调中丸即理中丸减甘草剂量而成，调中即理中之意。本方蒸腾阳气，消化水谷，上输华盖，下摄州都，使五脏六腑皆以受气。方中人参补气益脾为主，白术健脾燥湿为辅，干姜温中散寒为佐，炙甘草和中补土为使，适用于中焦虚寒，下利清谷等证。

调中丸来源于张仲景的理中汤，钱氏多采用仲景之方治疗儿科疾病，用丸剂制药则更赋予儿科特色。在《太平惠民和剂局方》中有一著名方剂四君子汤，与本方仅一味药之差，四君子汤中人参、白术、茯苓、甘草重在益气健脾，而调中丸重在温中散寒，但总不离一个虚字，在病情发展过程中，不同病理阶段有其不同证候特征，应详加辨证而施以效方。钱氏应用调中丸是针对伤风自利及胃冷虚诸候，伤风自利者"脾虚怯也，当补脾，益黄散；发散，大青膏主之。未差，调中丸主之"。胃冷虚者"面白色弱，腹痛不思食，当补脾，益黄散主之。若下利者，调中丸主之"。可见对于脾胃虚冷，伤风下利当温中散寒，补气益脾。巢氏《病源论》洞泄下利："春伤于风，夏为洞泄，小儿有春时解脱衣服，为风冷所伤，藏在肌肉，致夏饮食居处不调，又被风冷，入于肠胃，先后重沓为风邪所乘，则下利也。其冷气甚，利甚为阴泄，洞泄不止为注下也……肠胃虚弱，受风冷则下利，利断之后，脾胃尚虚，谷气犹少，不能荣血气，故虚羸也"。因小儿脾常不足，故钱乙特别注意顾护小儿脾胃功能，脾胃强健，运化如常，气血充沛，邪不易侵，则病安从来？因调中丸基本为理中汤原方，故在此基础上加减化裁并应用的范围可谓广矣，如附子理中汤、《明医杂著》理中化痰丸等等。

塌气丸

【来源】源于宋·钱乙《小儿药证直诀·卷下·诸方》。

【组成】胡椒一两　蝎尾去毒，五钱

【用法】上为细末，面丸粟米大，每服五七丸至一二十丸，陈米饮下，无时。一说方中有木香一钱。

【功用】消胀除满。

【主治】虚胀如腹大者，加萝卜子，名褐丸子。

【方解】本方为脾虚腹胀而设，方中胡椒为大辛大热之品，归胃与大肠经，有温中止痛之效；蝎尾辛平，归肝经，有熄风止痉、通络止痛的作用；木香为辛苦温之品，有行气调中止痛之功。由此三药组方，对脾胃气虚，运化无力，脘腹胀满者用之有效。

【方论】

张骥："此治虚胀之剂也。虚胀者中必有寒，胡椒辛热纯阳，暖胃快膈，能消腹胀而止痛；虚寒者肝木必乘，蝎味甘色青，治诸风而疏土；由是土木

相资，不相克贼，而又以面糊丸，调中建运，虚胀庸有不愈者乎。"（《小儿药证直诀注》）

张山雷："此为脾肾阳虚而设，然既胀满，则行气之药，必不可无，方后木香，乃必需之品。"（《小儿药证直诀笺正》）

【临证提要】钱氏塌气丸以胡椒为主，温运脾肾，散寒快膈，任以蝎尾者以疏肝祛风，使肝脾能恰而不致横逆致胀。腹既胀满，行气之药必不可少，故方后木香需加入，如夹食积者，萝卜子也不可少。陈仓米饮下者，取其扶助中气。《卫生宝鉴》中亦有同名塌气丸，其组成为：陈皮、萝卜子、木香、胡椒、草豆蔻、青皮、蝎尾，用其治中满下虚，单腹胀满、虚损者，并有治验病案："真定总管董公长孙年十一岁，病癖积，左胁下硬如覆手，肚大青筋……与沉香海金沙丸与塌气丸更替服用，百日而愈。"《医方大成》、《永类矜方》、《朱氏集验方》中所提及塌气丸，基本组成不外乎：木香、蝎尾、胡椒、萝卜子、荜茇、青皮等。而《玉机微义》中的塌气丸则为钱氏之方，并解析为治脾风腹胀，为宣风补脾之品。

钱氏治疗小儿腹胀，见解精当，辨识准确，颇能给后人以启发，原文曰："腹胀由脾胃虚，气攻作也。实者闷乱喘满，可下之，用紫霜丸、白饼子。不喘者虚也，不可下。若误下，则脾气虚，上附肺而行，肺与脾母子皆虚。肺主目胞腮之类，脾主四肢，母气虚甚，即目胞腮肿也。色黄者，属脾也，治之用塌气丸渐消之。未愈渐加丸数，不可以丁香、木香、橘皮、豆蔻大温散药治之。何以然？脾虚气未出，腹胀而不喘，可以散药治之。使上下分消其气则愈也。若虚气已出，附肺而行，即脾胃内弱，每生虚气，入于四肢面目矣。小儿易为虚实，脾虚不受寒温，服寒则生冷，服温则生热，当识此勿误也。胃久虚热，多生疳病。或引饮不止，脾虚不能胜肾，随肺之气上行于四肢，若水状；肾气浸浮于肺，即大喘也。此当服塌气丸。病愈后面未红者，虚衰未复故也。治腹胀者，譬如行兵，战寇于林。寇未出林，以兵攻之，必可获；寇若出林，不可急攻，攻必有失，当有意渐收之，即顺也。治虚腹胀，先服塌气丸；不愈，腹中有食积结粪，小便黄，时微喘，脉伏而实，时引水，能食者，可下之。盖脾初虚而后结有积，所治宜先补脾，后下之，下后又补脾，即愈也，补肺恐生虚喘。"

总之，钱氏认为腹胀一证，每因脾胃不和，气机失利之故，有虚证、实证、虚中夹实之辨。虚胀因脾虚中运无力，气滞于中，因而腹胀，可用益黄散补之，或塌气丸渐消之；若食积于中，气机窒滞而胀，宜攻下其积，积去

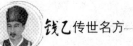

则胀消，可用白饼子下之；若虚中夹实，既由脾虚又兼食积之腹胀，可先补脾后下积，下后再补脾。补脾可用益黄散等；下积，轻则可用塌气丸，重则可用白饼子。

木香丸

【来源】源于宋·钱乙《小儿药证直诀·卷下·诸方》。

【组成】木香　青黛另研　槟榔　豆蔻去皮，各一分　麝香另研，一钱五分　续随子去皮，一两　虾蟆三个，烧存性

【用法】上为细末，蜜丸绿豆大，每服三五丸至一二十丸，薄荷汤下，食前服。

【功用】消积除疳。

【主治】小儿疳瘦腹大。

【方解】疳瘦腹大，皆脾土不运之故。木香、槟榔、豆蔻理气悦脾，青黛平肝去热，麝香开窍，虾蟆消疳。重用续随子者，以泻下积滞，消满化癖，使积滞去而气机畅，中运健而胃纳复，疳瘦能除。由于本方药性偏温，故钱氏用以治冷疳。但毕竟克削，若无积滞或有积滞而偏热者，不可轻投。

【方论】

张山雷："疳瘦腹大，必有积滞，积不去则胀不已，故以千金子为君，而以木香蔻仁之健运者辅之。虾蟆善能鼓气，故消腹满，但麝香芳烈，多用反以伤气，全力分量，不过二两余，宜减麝五分之四十。唐以前权衡不以钱计，二十四铢为两，六铢为一分，四分即一两，二分即半两，此方前四味各一分，即各六铢，为四分之一两，非今人十分为一钱之分，否则前四味太少，而麝反十五倍之，必非制方之旨。"（《小儿药证直诀笺正》）

【临证提要】小儿疳瘦腹大，必有积滞，若积滞不去，则胀必不消，故治以消积除疳，木香丸为的对之方。钱氏木香丸为小儿疳证而设，钱氏认为脾胃不和，不能食乳，致肌瘦。亦因大病或吐泻后，脾胃尚弱，不能传化谷气也。有冷者，时时下利，唇口青白；有热者，温壮身热，肌肉微黄。此冷热虚羸也。冷者，木香丸主之。夏月不可服，如有证则少服之。热者，胡黄连丸主之。冬月不可服，如有证则少服之。诸疳，皆依本脏补其母给予治疳药，冷则木香丸，热则胡黄连丸主之。疳皆脾胃病，亡津液之所作也。因大病或

吐泻后，以药吐下，致脾胃虚弱亡津液。且小儿病疳，皆愚医之所坏病。假如潮热，是一脏虚一脏实，而内发虚热也，法当补母而泻本脏则愈。假令日中发潮热，是心虚热也，肝为心母，则宜先补肝，肝实而后泻心，心得母气则内平，而潮热愈也。医见潮热，妄谓其实，乃以大黄、牙硝辈诸冷药利之。利既多矣，不能禁约而津液内亡，即成疳也。又有病癖，其疾发作，寒热饮水，胁下有形硬痛。治癖之法，当渐消磨，医反以巴豆、砂辈下之。小儿易虚易实，下之既过，胃中津液耗损，渐令疳瘦。又有病伤寒，五六日间有下证，以冷药下之太过，致脾胃津液少，即使引饮不止，而生热也。热气内耗，肌肉外消，他邪相干，证变诸端，因亦成疳。又有吐泻久病，或医妄下之，其虚益甚，津液燥损，亦能成疳。又有肥疳，即脾疳也，身瘦黄，皮干，而有疮疥。其候不一，种种异端，今略举纲纪：目涩或生白膜，唇赤，身黄干或黑，喜卧冷地，或食泥土，身有疥疮，泻青白黄沫，水利色变，易腹满，身耳鼻皆有疮，发鬓作穗，头大项细瘦，饮水，皆其证也。大抵疳病当辨冷热肥瘦。其出病者为肥热疳，久病者为瘦冷疳。冷者木香丸，热者黄连丸主之。冷热之疳，尤宜如圣丸。故小儿之脏腑柔弱，不可痛击，大下必亡律液而成疳，凡有可下，量大小虚实而下之，则不致为疳也，初病津液少者，当生胃中津液，白术散主之。

《太平圣惠方》中治小儿癥瘕诸方，对于小儿食癥，吃食不得，四肢消瘦，宜服木香丸，乳癖不消心腹胀满，服木香丸，对于小儿疳利，由因乳哺不节，生冷过度，伤于脾胃，致脏腑不调，冷热相搏，大肠虚弱，水谷不聚，变为下利，其候面色萎黄，肌体羸瘦，盗汗壮热，皮毛干枯，嗜食酸咸，心腹虚胀，泄痢恶物，日夜无恒而成疳痢者，可用木香丸。《直指小儿方》中乳积、食积、气积，可服木香丸。当然每个木香丸方不尽相同，但组方相似均以小儿疳证所设。

胡黄连丸

【来源】源于宋·钱乙《小儿药证直诀·卷下·诸方》。

【组成】川黄连五钱　胡黄连五钱　朱砂一钱，另研

【用法】以上二物为细末，入朱砂末，都填入猪胆内，用淡浆水煮，以杖于铫子上，用线钓之，勿着底，候一炊久取出，研入芦荟、麝香各一分，饭

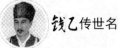

和丸如麻子大，每服五七丸至二三十丸，米饮下，食后。一方用虾蟆半两不烧。

【功用】清热除疳。

【主治】肥热疳。

【方解】方中胡黄连味苦性寒，有退虚热、除疳热、清湿热之效，善于治疗小儿疳积、消化不良、腹胀体瘦、下利、发热等证，故为方中君药；黄连有清热燥湿作用，助君药以清热除疳；热甚则生惊，朱砂色赤入心，所以镇惊，以猪胆制之者，诸风皆属于肝，用胆即所以治肝而熄风；少入芦荟、麝香者，以杀虫通窍也。虾蟆乃治疳要药，每多取用。此方大苦大寒，以治郁热在里之疳。

【方论】

张山雷："疳积多由郁热，是方大苦大寒，非实热者不可概投，且疳证未有腹不坚大者，虾蟆乃是要药，但乾者分量甚轻，方后半两似太多，当减之，以入丸散，若不炙松，不能研细，但不可太焦耳。"（《小儿药证直诀笺正》）

【临证提要】胡黄连丸是钱氏为小儿疳证有热所设，肥疳由于热甚，川胡二连所以平热；热甚则生惊，朱砂色赤入心，所以镇惊；以猪胆制之者，诸风皆属于肝，用胆即所以治肝而熄风；少入芦荟、麝香者，以杀虫通窍也。虾蟆乃治疳要药，每多取用。此方大苦大寒，以治郁热在里之疳。后世在其基础上多有发展，如《太平圣惠方》治小儿疳痢经久不差，肌肤羸瘦者。《圣济总录》治小儿乳哺不节，生冷过度，下利不止，面黄肌瘦，腹胀发热者均用胡黄连丸。《省翁活幼口议》中言："治婴孩小儿一切疳候，及一切虚利，他药无功，此药极效，胡黄连丸方。"此方是在胡黄连、黄连、朱砂的基础上加味而来。《御药院方》所录胡黄连丸则是本方原貌，以其镇惊散热截疳为主要作用。还有很多方书、医籍提到胡黄连丸，莫不用其治疗奶疳、惊疳、五疳、眼疳、一切疳，当然在临床应用时还应辨证加减，故《小儿药证直诀》里二十四种疳歌中第一句便为："黄连须是胡中产，朱砂亦要在洪州"，可见胡黄连丸治疳确为效方。钱乙辨治疳病当分冷热肥瘦，其初病者为肥热疳，久病者为瘦冷疳，冷者木香丸，热者胡黄连丸，颇为精当，足资借鉴。

兰香散

【来源】源于宋·钱乙《小儿药证直诀·卷下·诸方》。

【组成】兰香叶_{菜名,烧灰二钱}　铜青_{五分}　轻粉_{二字}

【用法】上为细末,令匀,看疮大小干贴之。

【功用】外治消疳。

【主治】疳气,鼻下赤烂。

【方解】方中兰香叶为治黄烂疮之主药,佐以铜青甘平,治疳疮而疗虫疰,轻粉辛冷,疗痰疾而杀虫,三者合用以治疳气。

【方论】

张山雷:“此肺胃蕴热,鼻孔蚀疮之外治药。兰香,即佩兰之一种,然疡科中清热止痒之末子药,均可通用,不必拘守此一方也。”(《小儿药证直诀笺正》)

【临证提要】本方是治疗鼻孔蚀疮的外用药,而鼻下赤烂,是肺疳郁热所致。因鼻为肺窍,肺热上冲,故见鼻孔生疮。方中兰香叶即佩兰之一种,李东垣神功丸亦用之,且云:若无兰香,以藿香代之。

白粉散

【来源】源于宋·钱乙《小儿药证直诀·卷下·诸方》。

【组成】海螵蛸_{三分}　白及_{三分}　轻粉_{一分}

【用法】上为末,先用浆水洗,拭干贴。

【功用】外治疳疮。

【主治】诸疳疮。

【方解】本方亦是外治疳疮之药,轻粉拔毒,海螵蛸、白及生肌收口,浆水化滞物以治疳疮,本方为外治药简单实用之方。

【方论】

张山雷:“此亦外治药末,轻粉拔毒,鰂骨、白及黏腻长肌,方简而切,颇可法也。”(《小儿药证直诀笺正》)

【临证提要】白粉散方中海螵蛸、白及、轻粉皆白,故名之。

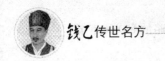

消积丸

【来源】源于宋·钱乙《小儿药证直诀·卷下·诸方》。

【组成】丁香九个 缩砂仁二十个 乌梅肉三个 巴豆二个，去皮油心膜

【用法】上为细末，面糊丸黍米大。三岁以上三五丸；以下二三丸。温水下，无时。

【功用】消积导滞。

【主治】大便酸臭。

【方解】方中砂仁为君药，性味辛温，归脾胃经，具有化湿行气温中之效，凡脾胃湿阻及气滞所致的脘腹胀痛，不思饮食，呕吐泄泻等均可应用；丁香味辛性温，归脾胃、肾经，有温中降逆、温肾助阳之功，为治疗胃寒呕吐、呃逆之要药，而对于脾胃虚寒，呕吐食少，可与砂仁、白术同用为臣药；乌梅酸平，归肝、脾、肺、大肠经，对于久泻久利有涩肠止泻之功。巴豆辛热，有大毒，归胃、大肠经，对于小儿乳食停积，痰多惊悸者，可用本品消积、祛痰。在此方中，巴豆用量极轻，这是峻药轻投的用药方法。本方为温下之剂，宜于中阳虚弱、不能消化而大便色白等症。

【方论】

张山雷："大便酸臭，积滞已甚，非攻坚荡积，无以推陈致新，此为大便色白，阳虚不能消化者立法，故宜温下，又恐巴霜太猛，乃以乌梅为之调剂，缩砂仁以助气机之运行，药味不多，而虑周藻密，确是佳方。"（《小儿药证直诀笺正》）

【临证提要】消积丸是消食磨积法的代表方剂，治小儿因乳食积滞引起的"积痛"。症见：口中气温，面黄白，目无精光，白睛多及多睡，畏食，或大便酸臭。方中君用丁香、砂仁温运脾胃，佐以巴豆霜热泻冷积，乌梅则行使缓肝理脾之用，肝脾调和，升降无阻，急痛自止。此方药刚柔相济，以求攻不伤正，敛不滞邪，仍以顾护小儿脾胃正气之意，而行缓磨之法。

本方药仅四味，配伍精当，确是佳方。后世多有发展，如《世医得效方》中应用消积丸治疗呕吐，为"脾胃停食不化，所吐酸臭，生姜、乌梅煎服消积丸"。饮食积聚亦可致呕吐，《太平圣惠方》中论小儿呕吐为风冷入于胃肠所致，久则伤脾害胃，而致脾胃虚弱，失其运化，饮食不能消磨，乳食腐败

而致酸臭，大便亦酸臭，故而使用消积丸以荡涤积滞，醒脾开胃。在钱氏医案中提到"今吐利不食，壮热者，伤食也，不可下。下之虚入肺则嗽，入心则惊，入脾则泻，入肾则益虚。此但以消积丸磨之，为微有食也。如伤食甚则可下，不下则成癖也。实食在内，乃可下之，毕，补脾必愈。随其虚实，无不效者"。又如钱氏所记医案："曹宣德子，三岁，面黄，时发寒热，不欲食……以消积丸磨之，此乃癖也，后果愈……。"钱氏认为饮食积滞当下则下，否则积滞日久必成重候而不易治矣。正如张山雷所述："积滞已甚，非攻坚荡积，无以推陈致新"，确属临证有得之谈。

安虫散

【来源】源于宋·钱乙《小儿药证直诀·卷下·诸方》。

【组成】胡粉炒黄 槟榔 川楝子去皮核 鹤虱炒各二两 白矾铁器熬，一分 干漆炒烟尽，二分 雄黄一分 巴豆霜一分

【用法】上为细末，每服一字，大者半钱，温米饮调下，痛时服。学海案：《聚珍本》无干漆、雄黄、巴豆霜。

【功用】攻积杀虫。

【主治】小儿虫痛。

【方解】方名安虫，实为攻积杀虫之剂，方中胡粉、干漆、雄黄、巴霜性烈而有毒，幼稚体质娇柔，应据《聚珍本》减去，胡粉亦宜减量。若蛔虫扰动腹痛者，可先服安蛔之剂，方如安蛔丸（川连、乌梅、川椒、干姜），待痛定后，再投杀虫之剂。

【方论】

张山雷："汇集杀虫攻积之药，其力甚峻，但胡粉、干漆，太不驯良，宜去之。古人治蛔曰安，而不敢说一杀字，盖误认无病之人，亦当有蛔，但驯伏而不扰动耳，然非其族类，杀之惟恐不速，安之何居。"（《小儿药证直诀笺正》）

【临证提要】本方汇集杀虫攻积之药，又具泻下之功，其力甚峻，当中病即止，不可久服过剂。

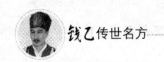

紫霜丸

【来源】源于宋·钱乙《小儿药证直诀·卷下·诸方》。

【组成】代赭石煅醋淬七次　赤石脂各一钱　杏仁五十粒, 去皮尖　巴豆三十粒, 去皮膜心出油

【用法】上先将杏仁、巴豆霜入乳钵内, 研细如膏, 却入代赭、石脂末, 研匀, 以汤浸蒸饼为丸, 如粟米大。一岁服五丸, 米饮汤下; 一二百日内儿三丸, 乳汁下。更宜量其虚实加减, 微利为度。此药兼治惊痰诸证, 虽下不致虚人。学海案:《聚珍本》无赤石脂。

【功用】攻积逐痰。

【主治】积聚。

【方解】方中巴豆攻下积聚, 伍以赤石脂以缓之; 代赭石、杏仁镇静降逆, 故能治小儿积聚以及惊痰诸证。由于此方巴霜较多, 攻泄有余, 是为治标之剂, 实积及实热生痰者宜之。

【方论】

张山雷:"此方巴霜较多, 攻泄有余, 而无气分斡旋之药以导其先路, 突将无前, 太嫌直骤, 以消积聚, 赤石脂虽重坠而质黏, 盖欲以缓巴霜之峻,《聚珍本》据《永乐大典》, 反少此一物, 尤其滑泄猛烈, 惟所服无多, 果是实积, 亦急则治标之一法。方后谓兼治惊痰, 则实热生痰, 气火上壅, 冲激脑经, 惊搐瘛疭之症, 以此涤痰镇坠, 尤其相宜。"(《小儿药证直诀笺正》)

【临证提要】紫霜丸以攻积逐痰为主, 代赭石、杏仁镇坠化痰, 巴豆霜攻逐泄痰, 佐以赤石脂缓巴豆之峻猛, 故宜于实证之积聚停痰。本方与宋代初年国家出版之医方大成——《太平圣惠方》中"治小儿变蒸, 身体壮热, 经时不解, 心腹烦满"的紫双丸药物组成基本相同, 只是在药物剂量上稍有出入。钱氏紫霜丸与《太平圣惠方》中"治小儿食疳, 腹胀体瘦, 宿食不消, 多啼壮热"的代赭丸相较, 亦仅少朱砂一味。由此看出钱乙不仅善于化裁仲景诸方, 他对于仲景以下迄至与他所处时代相近的诸医名方亦广采博引, 变通为用, 足资后人学习。

止汗散

【来源】源于宋·钱乙《小儿药证直诀·卷下·诸方》。

【组成】故蒲扇灰

【用法】上用故蒲扇灰，如无扇，只将故蒲烧灰研细，每服一二钱，温酒调下，无时。

【功用】清解虚热，引热下行。

【主治】六阳虚汗，上至顶，不过胸也，不须治之。喜汗，厚衣卧而额汗出也，止汗散止之。

【方解】止汗散仅蒲灰一味，将陈蒲扇或蒲草烧灰存性，温酒调下。因蒲长泽中，取其清芬之气能制炎热，而烧灰服之，欲其引热下行。

【方论】

张山雷："汗多总是火盛，疏泄无度，蒲生水中，性本清芬，能制炎热，败扇经摇动之余，取其得空气较多，能生凉风以除火气耳，此亦古人理想，惟用酒送，则反以助其振动，殊非止汗之旨，方下文义，不甚明了，疑有伪误。"（《小儿药证直诀笺正》）

【临证提要】六阳虚汗，是阳热上亢，故汗出上至头，下至项，汗出不过胸，因六阳脉皆上至于头故也。止汗散仅用故蒲扇灰，是取蒲生水中，性本清芬，能制炎热之故。《金匮要略·消渴小便利淋病》篇有蒲灰散，系蒲灰与滑石二味，用之以利小便。方中蒲灰一说是蒲席烧灰，也有认为是蒲黄粉者，此方蒲灰明言系蒲扇烧灰，名同而实异也。

香瓜丸

【来源】源于宋·钱乙《小儿药证直诀·卷下·诸方》。

【组成】大黄瓜黄色者一个，去瓤　川大黄湿纸裹煨至纸焦　胡黄连　柴胡去芦鳖甲醋炙黄　芦荟　青皮　黄柏

【用法】上除黄瓜外，同为细末。将黄瓜割去头，填入诸药置满，却盖口，用杖子插定，慢火内煨热，面糊丸，如绿豆大。每服二三丸，食后，冷浆水或新水下，大者五七丸至十丸。学海案：《聚珍本》更有黄连，又云各

等份。

【功用】苦寒泄热，滋阴养营。

【主治】遍身汗出。

【方解】汗为心之液，心热过甚则心液不藏而汗出遍身。方用黄瓜、大黄、胡黄连大寒以清心胃之热，鳖甲、黄柏滋肾润燥，芦荟、青皮、柴胡凉肝疏肝，使热清阳潜，肝调气平，而遍身之汗可止。

【方论】

张山雷："方以三黄而合芦荟，苦寒至矣。制法颇奇，似亦无谓，所服仅绿豆之三二丸，五七丸，至十丸而止，则阴寒偏盛，不可过也。方中无份量，盖有脱落，当从《聚珍本》补之。"（《小儿药证直诀笺正》）

【临证提要】遍身汗出，是营卫两虚，营阴卫阳，营虚则津液泄越，卫虚则不能固密，故汗出遍身也。方以三黄合芦荟苦寒泄热，以抑阳热。柴胡、鳖甲滋阴养营以止汗。盖小儿脏腑娇嫩，肤腠不密，阳有余而阴不足，若厚衣重被，至内脏生热，热蒸于表，故易汗出。若汗出不多，周身略有湿润而四肢温和，则不属病态。若但头汗出，齐颈齐胸而止，又无其他见证者，也不须治疗，适其寒温即可，或用一味蒲灰散。若阳热过盛，逼津于外，因而遍身汗出，兼有内热实火者，可用香瓜丸；若气阴两虚而阳不内潜而致盗汗者，可用黄芪散；若血分实热而致盗汗者，可用虎杖散；若脾胃虚弱，汗出至脐，兼有中虚见证者，可用益黄散。

花火膏

【来源】源于宋·钱乙《小儿药证直诀·卷下·诸方》。

【组成】灯花—棵

【用法】上涂乳上，令儿吮之。

【功用】清热解毒润下。

【主治】夜啼。

【方解】灯花是烟煤所结，清心火而泄阴分之热，颇能有效，但须以香油点灯结花乃佳。香油即芝麻油，具有清热解毒润下之功，故治阴分火炽，卧不安的夜啼。

【方论】

张山雷："阴分火炽，则卧不安而夜多啼。灯花是烟煤所结，清心火而泄阴分之热，颇能有效，但须以香油点灯结花乃佳，半岁以内，尤有捷验。"（《小儿药证直诀笺正》）

【临证提要】李时珍说："昔陆贾言灯花爆而百事喜，《汉书艺文志》有占灯花术，则灯花固灵物也，钱乙用治夜啼，其亦取此义乎。"以上所说，当是古人理想之言，不足为据。

盖婴儿虽有思维，但尚欲言不能，心有不悦，体有不适，或有饥饱，常作啼哭。因饥饿而啼哭者谓之胃啼，哺乳后即安；因受惊而哭者谓之惊啼，每见惊跳啼哭，心神恍惚，须安心神，可用安神丸；夜间啼哭卧寐不安者，谓之夜啼。夜啼病因较多，有邪热在心者，有风热外感者，有食积于中者，应审证求因而治之，因脾脏冷、寒甚腹痛而啼者，可用温中药；因邪热在心，可用花火膏、导赤散；因食积者，当下之。

白玉散

【来源】源于宋·钱乙《小儿药证直诀·卷下·诸方》。

【组成】白土二钱五分，又云滑石　寒水石五钱

【用法】上为末，用米醋或新水调涂。

【功用】清热凉血解毒。

【主治】热毒气客于腠理，搏于血气，发于外皮，上赤如丹，是方用之。

【方解】滑石性苦温无毒，苦能清热，温能败毒；寒水石清泻肺热；涂以米醋，外敷赤丹，以成清热凉血败毒之功。

【临证提要】白玉散方中白土即滑石。又《武英殿聚珍本》白土作"白玉"，《幼科类萃》云："白玉散白玉，即滑石。"因滑石、寒水石皆白，其散洁白如玉，又或方中有白玉、滑石，故名白玉散。本方治小儿赤游丹，取清凉收敛之意。近世可用紫金锭醋磨外敷，或用如意金黄散香油调敷。

牛黄膏

【来源】源于宋·钱乙《小儿药证直诀·卷下·诸方》。

【组成】雄黄 小枣大，用独茎萝卜根水并醋，共大盏煮尽　甘草 末　甜硝 各三钱　朱砂 半钱匕　龙脑 一钱匕　寒水石 研细，五钱匕

【用法】上同研匀，蜜和为剂，食后，薄荷汤温化下，半皂子大。学海案：《聚珍本》无朱砂，有郁金末、绿豆粉，分量亦别，雄黄、甘草、甜硝各一分，寒水石一两，郁金、脑子各一钱，绿豆粉半两。

【功用】寒凉重镇，清热化痰。

【主治】惊热。

【方解】此方寒凉镇重以治气火俱盛之惊搐。寒水石入足少阴以泻火，朱砂入手少阴以镇惊，玄明粉泻阳明热结，佐以甘草末，使泻下而不至于过猛，雄黄解毒，龙脑平肝，温薄荷汤下，以治热极惊风之证。

【方论】

张山雷："寒凉镇重，以治气火俱盛，血冲脑经之热痰风惊，恰如其分。龙脑芳香，虽能耗气，然清凉则能下降，此与麝香之走散，性情微有区别，单用龙脑，尚不为害，但分量宜轻，可减三分之二，《聚珍本》有郁金，亦开结抑降，其用相近。绿豆粉清热上品，自可为使。甜硝之名，殊不经见，考玄明粉制法，以甘草同煮，说者谓以甘解其寒凝太甚，则所谓甜硝，殆即此物。"(《小儿药证直诀笺正》)

【临证提要】本方以寒凉重镇，清热化痰为主。小儿惊热，必外受惊恐，内蕴痰热，故清热化痰镇惊，是治惊热的主要方法。关于方中甜硝一药，孙华士先生曾言："在四十多年前，见同道潘友仁先生，于寒冬腊月夜，将芒硝同白萝卜加水煮，煮后去白萝卜，将芒硝水盛盆内，放露天任其冰冻，翌日阳光一晒，冰化为水，而取结晶之芒硝。如是将芒硝与萝卜（萝卜煮过一次后即弃去，再换新鲜萝卜）经二至三次烧煮，最后芒硝呈洁白晶莹透澈之上好玄明粉，且已去掉咸味，有清凉解毒，利咽通腑作用。当时潘君用此配制喉症吹药及内服清热解毒丸散，效果颇佳。本方之甜硝，按《临床中草药手册》芒硝条说：芒硝与甘草同制，其浮凝于上的小块，为玄明粉，殆即指此。因个人未见过芒硝与甘草同齰，不敢妄论，然制法不同，理却一致，亦取其清凉解毒，化痰通腑之意。"

牛黄丸

【来源】 源于宋·钱乙《小儿药证直诀·卷下·诸方》。

【组成】 雄黄 研水飞　　天竺黄 各二钱　　牵牛 末一钱

【用法】 上同再研，面糊为丸，粟米大，每服三丸至五丸。食后，薄荷汤下。并治疳消积，常服尤佳，大者加丸数。

【功用】 消积导滞。

【主治】 小儿疳积。

【方解】 方中雄黄有杀虫功效，用治虫积腹痛；天竺黄有清热化痰之功效；牵牛子有泻下、去积、杀虫之功效，对肠胃实热积滞、虫积腹痛均有效。三药合用，药力峻猛，荡涤肠胃积滞疗效确切，但不应长期应用，以免损伤脾胃正气。

【方论】

张骥："小儿疳病之成，因于积，积生于痰，痰生于热。故方用牛黄以清热，竺黄以化痰，牵牛以去积，妙在面糊以强胃气，量儿大小以加丸数，节制之师，无懈可击。虽常服尤佳，岂独治疳而已哉。"（《小儿药证直诀注》）

张山雷："此亦涤饮攻痰之法。竺黄清热，故曰治疳；牵牛荡涤，故曰消积，所服无多，尚不为峻，但必非常服之品，方后常服尤佳一句，故可为训。"（《小儿药证直诀笺正》）

【临证提要】 钱乙设立本方主治食积和疳证，证属虚中夹实者。所谓食积，又称积滞，是因小儿喂养不当、内伤乳食、停积胃肠、脾运失司所引起的一种小儿常见脾胃病证。临床以不思乳食、腹胀嗳气、大便酸臭或便秘为特征。主要病机为乳食不化，停积胃肠，脾运失常，气滞不行。本病相当于西医学的消化不良。少数患儿食积日久，迁延不愈，可使脾胃功能严重受损，气血生化乏源转化为疳证。所谓疳证，是指由于喂养不当或多种因素影响，导致脾胃受损，气液耗伤而形成的一种慢性病证。临床见形体消瘦、面黄发枯，精神萎靡或烦躁，饮食异常，大便不调，相当于西医学营养不良及各种维生素缺乏症。食积与疳证关系密切，前人有"积为疳之母，无积不成疳"之说。

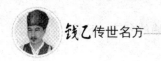

玉露丸

【来源】 源于宋·钱乙《小儿药证直诀·卷下·诸方》。

【组成】 寒水石_{软而微青黑，中有细纹者是}　石膏_{坚白而墙壁手不可折者是好，各半两}
甘草_{生一钱}

【用法】 上同为细末，每服一字或半钱、一钱，食后，温汤调下。

【功用】 清解暑热。

【主治】 伤热吐泻黄瘦。

【方解】 方中石膏性大寒，清热泻火，除烦止渴。寒水石性亦属大寒，有清热泻火之功。甘草缓和药性，生用偏于清火解毒。三药合用，治疗伤热所致黄瘦诸症。

【方论】

张山雷："方为内热而设，实即白虎汤之意，但二石下所称形质，适是两误。李濒湖谓阎孝忠以寒水石为石膏，以石膏为寒水石，今之石膏，虽坚硬，而小块可以手折，非其他石药之大坚者可比，盖此物本不甚坚，而能黏手，故有膏名，古有所谓软石膏者即此。又别有硬石膏，则即今之寒水石也。前泻黄散后，列有《聚珍本》所附阎氏石膏说，亦是误认，详《本草纲目》石膏条中。"（《小儿药证直诀笺正》）

【临证提要】 玉露散（寒水石、石膏、甘草）是甘凉泄热法的代表方剂。《小儿药证直诀·下卷·诸方》指出："玉露丸治伤热吐泻黄瘦。"《小儿药证直诀·上卷》"夏秋吐泻"一节中又说："因伤热乳食，吐泻不清，泻深黄色，玉露散主之"。本方对后世影响也很大，如金元四大医家中刘河间、张子和等都习用本方合五苓散组成桂苓甘露饮（见《河间六书》、《儒门事亲》），治伏暑烦渴，渴欲饮水，水入即吐，及水泻不止等症，其方传世亦经久不衰。

钱乙设立本方主治夏秋季节感受暑热之邪引起的呕吐、腹泻，盖暑热之邪，其性炎热，侵袭人体，损伤脾胃，影响胃之受纳，胃气上逆，可见呕吐；影响脾之健运，清浊不分，合污而下，导致泄泻；脾失健运，水谷精微不能正常敷布，气血无以化生，筋骨肌肉失养，故而见黄瘦，故治疗当清热解暑，佐以健脾和胃。本病相当于西医学所指的急性胃肠炎等病。此方为脏腑内热而设，用寒水石、石膏各等份合甘草而成。取石膏入阳明，寒水石入少阴，分解中下二焦之热，使下焦之热不上冲，中焦之热不旁流而伤热之吐泻能解；合甘草者，甘以和之缓之，故能治伤热而致黄瘦之证。寒水石、石膏本是二物，但二石下所称之形质，将软者为寒水石，坚者为石膏，阎氏误为一物二种，可参阅前泻黄散方解。

　　盖小儿吐泻多发于夏秋，这是因为暑热之邪内干肠胃，邪热下迫，每致腹泻；又因暑多夹湿，湿胜脾困，运化失职，也易成吐泻；加上小儿多恣食生冷，不择洁净，更易损伤脾胃之阳，使寒湿内盛，下趋大肠而泻，上逆胃气而吐。故小儿吐泻，病在脾胃，真如薛己所说："胃伤则呕吐，脾伤则泄泻，脾胃俱伤则吐泻并作。"由于小儿易虚易实，易寒易热，吐泻一证，变化迅速，故尤当细辨。钱氏注意到气候变化对脾胃的影响，用药之寒热温凉随气候的变化而有所权变；又从食乳、呕哕、大便颜色等消化情况，以及口渴、身热等全身情况来辨别脏腑的寒热虚实程度。在治疗上按其错杂程度，采用寒热并用，补泻兼施，内外分治，脾胃共调，补液救津之法。用玉露散直折胃热、透肌祛暑、生津止渴；用益黄散温中健运，和胃降逆，调气止泻。两方服用剂量以病情的寒热错杂程度增减，服法也有食前食后之区别。真是丝丝入扣，审慎毫厘，处处以顾护脾胃着眼。

百祥丸

【来源】源于宋·钱乙《小儿药证直诀·卷下·诸方》。

【组成】红芽大戟

【用法】用红芽大戟，不以多少，阴干，浆水软去骨，日中曝干，复内汁中煮，汁尽焙干为末，水丸如粟米大。每服一二十丸，研赤脂麻汤下，吐利止，无时。

【功用】峻下攻毒。

【主治】疮疹倒靥黑陷。

【方解】大戟苦寒有毒，为下毒之峻剂，北产者色白，以南产者色紫为上，名曰红芽大戟，能泻脏腑水湿，泻火利水，故十枣汤与甘遂、芫花同用以治悬饮，钱氏以治疮疹黑陷归肾之证，实为热盛液干而设，然性峻利，损真气，用之宜慎，并严格掌握剂量。三岁小儿每日可用 1～1.5g。泻后还需温补脾土以防变。

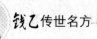

【方论】

张山雷："此为热甚液干而设，非可治血虚不足之倒靥，曰治黑陷，指焦枯者而言也。"(《小儿药证直诀笺正》)

【临证提要】本方治疗疮疹热毒壅甚，耗伤津液，以致焦枯黑陷者。《本草纲目·草部·大戟》曰："钱仲阳谓肾为真水，有补无泻，而复云痘变黑归肾一证，用百祥丸下之以泻肾，非泻肾也，泻其腑则脏自不实。愚按百祥丸惟用大戟一味，大戟能行水，故曰泻其腑则脏自不实，腑者膀胱也。窃谓百祥丸非独泻腑，正实则泻其子也，肾邪实而泻其肝也。大戟味苦涩，浸水色青绿，肝胆之药也，故百祥丸又治嗽而吐青绿水。"可资参考。

牛李膏

【来源】源于宋·钱乙《小儿药证直诀·卷下·诸方》。

【组成】牛李子

【用法】上杵汁，石器内密封，每服皂子大，煎杏胶汤化下。

【功用】清热凉血解毒。

【主治】疮疹倒靥黑陷。

【方解】牛李子，亦名鼠李子，李之别种，甘美可食，性质功用与李同。李能去痼热，酸能收阴，而温以散之，其治疮疹倒陷之功，用意在此。

【方论】

张山雷："牛李即李子之一种，考李子气味虽曰微温，然《名医别录》明言其去痼热，则大寒可知。钱氏以治痘之黑陷，且名以必胜，清血解毒之功最巨。若非大热，何可轻投。"(《小儿药证直诀笺正》)

【临证提要】《董氏小儿斑疹备急方论》载有本方，其熬制方法较为明白，今引证于下："牛李于九月后取研，绢滤汁，不以多少，于银石器中熬成膏可丸。每膏二两，细研好麝香入半钱，每二岁儿服一丸，如桐子大，浆水煎杏胶汤化下。如疮疱紫黑内陷者，不过再服，当取下恶血及鱼子相似，其已黑陷于皮下者，即红大而出，神验。按牛李是李子的一种，面李之种类较多，大小形色，成实早晚，均不一致。方下说九月而采，想系形大而深秋成实者。"张山雷在《小儿药证直诀笺正》一书中说：按李子气味虽曰微温，然《名医别录》明言其去痼热，则大寒可知，钱氏以治痘之黑陷，且名必胜，清血解毒之功最巨，若非大热，何可轻投。按近代中草药所载，未见牛李之名，古之牛李，究系何物，尚待考证。

宣风散

【来源】 源于宋·钱乙《小儿药证直诀·卷下·诸方》。

【组成】 槟榔二个　陈皮　甘草各半两　牵牛四两,半生半熟

【用法】 上为细末，三二岁儿，蜜汤调下五分，以上一钱，食前服。

【功用】 祛风化痰，清热止惊。

【主治】 小儿慢惊。

【方解】 此方祛风化痰以治虚中夹实之慢惊，是谓治标之剂。药用槟榔之苦温消食行痰，能泄胸中至高之气而使之下行，佐以辛热善走逐水消痰之黑牵牛子，以泄气分之热，并用甘草以缓之，陈皮以调之，以制槟榔、牵牛子之猛烈，待痰食一去，即宜温补。

【方论】

张山雷："慢惊总是脾肾两虚，纵有寒痰壅滞，皆宜温不宜清，可补不可下，是方槟榔、牵牛，皆是峻药，岂可误治虚证，上卷慢惊条中，所谓风在脾胃，故大便不聚而为泻，当去脾间风，风退则利止，故主以此方，窃谓脾虚生风，岂是外风深入，拙著《中风斠诠》，曾论及有阴寒之气上冲一证，即为小儿慢惊，及大人之并无肝火而猝然昏厥者言之，而古人竟认作外风入脾。欲取攻荡以宣此风，岂不犯虚虚之戒。"（《小儿药证直诀笺正》）

【临证提要】 钱氏所著宣风散，虽为小儿慢惊所设，但观其组成，只有陈皮、甘草为补脾调气之品，而方中大剂量使用牵牛子似有使实邪从二便而解之意，且看张山雷对此评析为：慢惊总是脾肾两虚，纵有寒痰壅滞，皆宜温不宜清，可补不可下，是方槟榔、牵牛子皆是峻药，岂可误治虚证。而《省翁活幼口译》中治小儿惊热风痰中有此评议："……今复举惊热，或并风痰，未发阴阳二痫之前，医者即先与化痰御风，退热利惊，如此逐病推究，不惟繁难，乃无法所治，是故艰于疗理。若已向病，于证何凭，凡此四证相随，不可攻其一也，利其惊则风纵，退其热则痰壅，久寻兹理，未究尽善。忽一日醒悟，钱氏方宣风散正为此等儿孩病设，有痰即壅，有热即闭，有风即搐，有惊即闷，昏昏沉沉，轻药不能散，重剂恐伤害，但与服疏风散（较之宣风只欠一味）。一服之

间，风痰惊热，悉皆消去，神情庆悦，四体和安。观其此药，似有狼虎，用之即和顺，推痰利惊，散风解热，只与一服，不移其时，可见功效。"在钱氏验案中提到："睦亲宫中十大王，疮疹……身热烦躁，腹满而喘大小便涩，面赤闷乱大吐，此当利小便。不瘥者，宣风散下之也。若五七日痂不焦，是内发热气，蒸于皮中，故疮不得焦痂也。宜宣风散导之，用生犀角磨汁解之，使热不生必著痂矣。"可见钱氏宣风散并不是为小儿慢惊所设。

麝香丸

【来源】源于宋·钱乙《小儿药证直诀·卷下·诸方》。

【组成】草龙胆　胡黄连各半两　木香　蝉蜕去剑为末, 干秤　芦荟去砂秤　熊胆　青黛各一钱　轻粉　脑麝　牛黄各一钱, 别研　瓜蒂二十一个为末

【用法】上猪胆丸如桐子及绿豆大。惊疳脏腑，或秘或泻，清米饮或温水下，小丸五七粒至一二十粒。疳眼，猪肝汤下；疳渴，焐猪汤下亦得，猪汤下亦得。惊风发搐，眼上，薄荷汤化下一丸，更水研一丸滴鼻中。牙根疮、口疮，研贴。虫痛，苦楝子或白芜荑汤送下。百日内小儿，大小便不通，水研封脐中。虫候，加干漆、好麝香各少许，并入生油一两点，温水化下。大凡病急则研碎，缓则浸化，小儿虚极、慢惊者勿服，尤治急惊痰热。学海案：《聚珍本》分脑麝为龙脑、麝香二味，无青黛、轻粉、芦荟、熊胆四味。

【功用】清热熄风镇惊。

【主治】小儿慢惊、疳等病。

【方解】此方用龙胆草、芦荟、青黛清肝经之热；热则风生，故用蝉蜕以熄之：风生则惊起，故用脑麝、牛黄、熊胆以定之；由惊而成疳，因疳而伤脾，则用轻粉、胡黄连、木香、瓜蒂以治疳而理脾。故本方适用于急惊痰热而夹疳者，非治慢惊之方。

【方论】

张山雷："方中一派大苦大寒，止可以治肝胆实火，而方下乃曰治小儿慢惊，乍见之大是可骇，迨细释方后分证加引，则皆是热证，本无一条虚寒杂厕其间，方末且申明之曰，小儿虚极，慢惊者弗服，尤治急惊痰热，则制方之旨，岂不明白了解，乃知方下慢字，必是传写之误，且以惊疳等病四字为句，如多一慢字，即不成句，此必出于浅人妄加，以前一方治慢惊而误衍之，

不可不正。干漆大毒，观于人之生漆疮者，偶闻其气，即已周身起瘰发肿，甚至顶大如斗，其厉何如？岂幼孩柔脆肠胃所能胜任，虽曰杀虫，胡可浪用，不解《本草经》何以列于上品，且曰无毒，又谓久服轻身耐老，则古书之不可尽信明矣。又按惊风之痉厥抽掣，皆是脑神经病，而运动为之骤变，《素问》谓之气血并走于上，则为暴厥，治必镇摄火焰，降气开痰，宜静而不宜动。脑麝芳香最烈，适足以助气火之上扬，非徒无益，且必有大害，是方脑麝尤重，更不可以治惊搐，惟疳积腹大，气滞不行者，可少用之，以利流通，然亦宜减三之二为允。"（《小儿药证直诀笺正》）

【临证提要】麝香丸方中均是大苦大寒之药，而方后加引，皆治热证而施，并告诫后人说："小儿虚极，慢惊者勿服，尤治急惊痰热。则此方实为治急惊痰热之方。"

大惺惺丸

【来源】源于宋·钱乙《小儿药证直诀·卷下·诸方》。

【组成】辰砂研　青礞石　金牙石各一钱半　雄黄一钱　蟾灰二钱　牛黄　龙脑各一字，别研　麝香半钱，别研　蛇黄三钱，醋淬五次

【用法】上研匀细，水煮，蒸饼为丸，朱砂为衣，如绿豆大。百日儿每服一丸，一岁儿二丸，薄荷温汤化下，食后。

【功用】熄风镇惊，清热消积。

【主治】惊疳百病及诸坏病，不可具述。

【方解】此方用蛇黄、金牙石、辰砂、礞石、雄黄以治风而镇惊，配蟾灰、龙脑、麝香、牛黄血肉有情之品以治疳而清热，小儿疾病多起于风热、惊疳，故以百病概之。

【方论】

张山雷："此方与麝香丸大旨相似，故主治各症亦同，但苦寒较减，而攻痰消积之力较专，痰热而兼积滞者宜之，若治热痰风惊，则必去脑麝。"（《小儿药证直诀笺正》）

【临证提要】本方与麝香丸相似，但苦寒较减而攻痰消积之力较专，痰热而兼积滞者宜之。另，金牙石，《本草纲目·石部》注："《崔昉本草》云：金牙石，阳石也，生川、陕山中，似蜜栗子，有金点形者妙。《圣济经》治疬

风大方中，用金牙石、银牙石。银牙石即金牙石之白色者尔。"蛇黄，张骥注："蛇黄旧说出岭南，蛇腹中得之，如牛黄之类，丸重如锡，黄黑青杂色。今医所用是蛇冬蛰时所含土，到春发蛰，吐之而去，大如弹丸，坚如石，外黄内黑，二月采之。两说未知孰是。气味冷无毒，主治小儿惊疳痫疾。"

小惺惺丸

【来源】源于宋·钱乙《小儿药证直诀·卷下·诸方》。

【组成】腊月取东行母猪粪烧灰存性　辰砂水研飞　脑麝各二钱　牛黄一钱，各别研　蛇黄西山者，烧赤，醋淬三次，水研飞，干用半两

【用法】上以东流水作面糊丸，桐子大，朱砂为衣，每服二丸，钥匙研破，温水化下。小儿才生，便宜服一丸，除胎中百疾，食后。学海案：《聚珍本》脑麝分为二物。云：猪粪、辰砂各半两，龙脑、麝香各二钱。

【功用】清热泻火，解毒开窍。

【主治】急惊，风痫，潮热及诸疾虚烦，药毒上攻，躁渴。

【方解】方中猪粪秽浊，取其下行，能泄火而解热毒，以治急惊，协牛黄、蛇黄以清热而除燥渴，合辰砂、龙脑、麝香以开窍，能治惊风及胎中百病。

【方论】

张山雷："猪粪秽浊，取其下行，能泄火而解热毒，以治急惊，亦是清降，故能定气血之上冲，但脑麝必不可用，而此方更重，《聚珍本》虽稍轻，亦尚非配药之法，方后以钥匙研药，盖取其能开通之意，然未免孩子气，试问于药性上，安能有用？盖此书屡经传写，岂特非仲阳之旧，抑恐矢阎氏之真矣！但谓小儿初生，宜服一丸，则可以泄导先天蕴热，方法颇佳。"（《小儿药证直诀笺正》）

【临证提要】本方与大惺惺丸大同小异，故曰小。方后云："小儿才生，便宜服一丸，除胎中百疾，"故此方能泄导先天蕴热，以除胎毒。

银砂丸

【来源】源于宋·钱乙《小儿药证直诀·卷下·诸方》。

【组成】水银_{结砂子三皂子大}　辰砂_{研，二钱}　蝎尾_{去毒为末}　硼砂　粉霜_{各研}　轻粉　郁李仁_{去皮焙秤为末}　白牵牛　铁粉　好腊茶_{各三钱}

【用法】上同为细末，熬梨汁为膏，丸如绿豆大。龙脑水化下一丸至三丸。亦名梨汁饼子，及治大人风涎，并食后。学海案：《聚珍本》好腊茶作"好蜡"，恐误。又蝎尾、硼砂、郁李仁、粉霜、牵牛、轻粉作各一钱，铁粉、好蜡作各三钱。

【功用】清热熄风，涤痰消积。

【主治】涎盛，膈热实，痰嗽，惊风，潮热。

【方解】方中水银、粉霜、轻粉下痰消积，同郁李、牵牛子、腊茶、硼砂涤热；蝎尾熄风；铁粉、辰砂镇痰嗽，故能治痰涎风热惊积诸证。

【方论】

张山雷："幼科惊痫，无非热盛生风，气火挟痰，上激冲脑为病，抽搐瘛疭，痉厥戴眼，无一非脑神经受其震激，而失功用。喻嘉言谓惊风之名，当作热痰风惊，则明白了解，其论极是。在古人虽未尝知有神经之病，然多用金石重坠之药，以治其气火之升腾，则降逆镇定，恰与气血上冲之原理相合，故能桴应。是方汞铁、粉霜镇坠极重，而又以蝎尾、月石、牵牛子、李仁消导下行，荡涤积热，最是峻剂，苟非大实，未可轻投，但水银必与黑铅同化，乃能结砂，此方无黑铅，必有脱误。然即使结砂，苟其炼不得法，则汞性善变，流弊不小，终宜慎之。"（《小儿药证直诀笺正》）

【临证提要】本方以金石重坠，荡涤痰浊积热，故治痰实惊热之证。用梨汁为膏，清凉润肺，但方中有水银、粉霜、轻粉均为金石有毒之品，近世一般都用于外治之方。本方药力峻猛，如非大实，不可轻投，而且一定要依法炮制，否则流弊不少。

按语　水银、粉霜、轻粉，此三者同类而异名。轻粉即水银粉，系用水银一两，白矾二两，食盐一两同研，同升华法制成的粉末（氯化亚汞的结晶）。粉霜即白粉霜，轻粉的精制品称"白粉霜"，功用与轻粉相同。另：结砂子，一说水银与黑铅同化，能结成砂粒，方能内服；一说指生水银。生水银出沙地，色青白；熟水银从朱砂中炼得，色白浊。

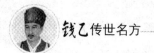

蛇黄丸

【来源】源于宋·钱乙《小儿药证直诀·卷下·诸方》。

【组成】蛇黄真者三个，火煅醋淬　郁金七分一处为末　麝香一字

【用法】上为末，饭丸桐子大。每服一二丸，煎金银磨刀水化下。

【功用】熄风开窍，开痰降逆。

【主治】惊痫。因震骇、恐怖、叫号、恍惚是也。

【方解】此方用蛇黄镇风，麝香开窍，郁金通行气血，煎金银磨刀水以定惊，故能治惊痫。

【方论】

张山雷："此亦开痰降逆之法。用磨刀水送药者，取铁之重坠耳。"（《小儿药证直诀笺正》）

【临证提要】小儿惊痫，皆属痰热内蕴，上激心肝两经，化火生风所致。此方是开痰降逆之方，用金银磨刀水化下，是取其金石重坠之义。

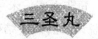

【来源】源于宋·钱乙《小儿药证直诀·卷下·诸方》。

【组成】

小青丸

组成：青黛一钱　牵牛末三钱　腻粉一钱

用法：并研匀，面糊丸，黍米大。

小红丸

组成：天南星末一两，生　朱砂半两，研　巴豆一钱，取霜

用法：并研匀，姜汁面糊丸，黍米大。

小黄丸

组成：半夏生末一分　巴豆霜一字　黄柏末一字

用法：并研匀，姜汁面糊丸，黍米大。以上百日者各一丸，一岁者各二丸，随乳下。

学海案：《聚珍本》小青丸作青黛一分，牵牛末三分，腻粉二钱。小红丸

三圣丸

196

巴豆作二钱。小黄丸黄柏作半钱。

【功用】攻下痰实。

【主治】化痰涎，宽膈，消乳癖，化惊风、食痫、诸疳。小儿一岁以内，常服极妙。

【方解】小青丸中腻粉治痰涎积滞，加青黛以熄肝风；牵牛以化乳癖而除疳。青黛色青，故名小青。

小红丸中南星熄风除痰；朱砂以镇静；巴豆以除癖。因朱砂色红，故名小红。

小黄丸中半夏燥湿化痰；黄柏以清热；巴豆以攻癖。因黄柏色黄，故名小黄。

【方论】

张山雷："三方皆攻痰实之法，而两用巴霜，俱是峻剂，但丸子极小，所服又少，所以可用。"（《小儿药证直诀笺正》）

【临证提要】三方皆攻痰实之剂，但小青丸攻下热痰，小红丸攻下寒湿之痰，小黄丸攻下湿中夹热之痰，每方药只三味而极灵验，故名三圣。

（见上三圣丸）

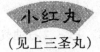

（见上三圣丸）

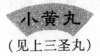

（见上三圣丸）

【来源】源于宋·钱乙《小儿药证直诀·卷下·诸方》。

【组成】水银砂子二分　朱砂　铁粉各一分　轻粉二分　天南星炮制去皮脐，取末一分

【用法】上同研，水银星尽为度，姜汁面糊丸，粟米大，煎生姜汤下，十丸至十五丸、二三十丸，无时。

【功用】清热熄风，涤痰消积。

【主治】涎盛，潮搐，吐逆。

【方解】此方水银砂子、铁粉止惊悸虚痫；朱砂、轻粉镇逆而熄风；天南星化痰而止吐；姜面健胃而和中，故涎盛、潮搐、吐逆等症可愈。

【方论】

张山雷："此与前之银砂丸，大同小异，故方下主治亦同。"（《小儿药证直诀笺正》）

【临证提要】本方与银砂丸，大同小异，主治功能亦相同。

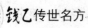

银液丸

【来源】源于宋·钱乙《小儿药证直诀·卷下·诸方》。

【组成】水银半两　天南星二钱，炮　白附子一钱，炮

【用法】上为末，用石脑油为膏。每服一皂子大，薄荷汤下。学海案：《聚珍本》有龙脑半钱，轻粉一钱，蝎尾二十一枚炙去毒，上同研匀，石脑油丸如绿豆大。每服二三丸，乳香汤下，大者稍加，无时。

【功用】清热涤痰，透达经络。

【主治】惊热，膈实呕吐，上盛涎热。

【方解】《本草纲目·石部》曰："石油气味与雄、硫同，故杀虫治疮，其性走窜，诸器皆渗，惟瓷器琉璃不漏，故钱乙用治小儿惊热膈实，呕吐痰涎。银液丸中，用和水银、轻粉、龙脑、蝎尾、白附子诸药为丸，不但取其化痰，亦取其能透经络。"

【方论】

张山雷："此方水银生用，尤其可怪，石脑油更奇，考濒湖《本草纲目》所引诸说，即是今之煤油，故《嘉祐本草》亦言有毒，虽曰坠痰通络，实属好奇太过，断不可行。"（《小儿药证直诀笺正》）

【临证提要】本方水银生用，石脑油即今之煤油，二物皆有毒伤人之药物，故用之须慎。

按语　石脑油，出自宋《嘉佑本草》，主治小儿惊风、化涎，可和诸药作

九散。《本草纲目》作"石油"。

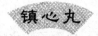

镇心丸

【来源】源于宋·钱乙《小儿药证直诀·卷下·诸方》。

【组成】朱砂　龙齿　牛黄各一钱　铁粉　琥珀　人参　茯苓　防风各二钱
全蝎七个焙

【用法】上末，炼蜜丸如桐子大，每服一丸，薄荷汤下。

【功用】重坠清热，镇摄气血。

【主治】小儿惊痫，心热。

【方解】方中朱砂、龙齿、铁粉、琥珀镇静安神；人参、茯苓扶正益心；
牛黄清热；防风、全蝎熄风搜邪，散外安内，以治小儿惊痫。

【方论】

张山雷："此亦重坠清热，镇摄气血之剂，能使气火不升，则脑不受激，
惊搐自已，立方之意甚佳，而不用巴霜、牵牛之峻，且无水银、轻粉、巴霜
之毒，尤其纯粹无疵，但尚是实热实痰，人参殊可不必，全蝎亦是毒虫，古
用蝎尾，取其下行达痰，故曰定风，此用其全，不如蝎尾之妥。惟惊痫之风，
皆自内生，必非外感风邪，断不可混同施治。方中又有防风，温散外风，正
与热盛风生，病情相反，非徒无益，而又害之，此古人之大误。"（《小儿药证直
诀笺正》）

【临证提要】本方较为平稳，为清热重镇熄风之品，故治小儿惊痫心热。
方内有防风一味，小儿惊热风动，不能误认为外感之风，故此药可以删去。
若小儿惊痫亦有外感时邪的，则可用僵蚕、菊花辛凉透泄之品，似为较妥。

金箔丸

【来源】源于宋·钱乙《小儿药证直诀·卷下·诸方》。

【组成】金箔二十片　天南星锉炒　白附子炮　防风去芦须焙　半夏汤浸七次，
切焙干秤各半两　雄黄　辰砂各一分　生犀末半分　牛黄　脑麝各半分，以上六物研

【用法】上为细末，姜汁面糊丸，麻子大，每服三五丸至一二十丸，人参
汤下。如治慢惊，去龙脑，服无时。学海案：《聚珍本》，作牛黄、龙脑、麝

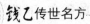
香各半钱，雄黄、辰砂各二分，余同。

【功用】清热涤痰，醒神开闭。

【主治】急惊涎盛。

【方解】方中天南星、半夏、白附子皆化痰之品；龙脑、麝香醒神开闭；金箔、辰砂镇惊；雄黄解毒；牛黄、犀角清热，用人参汤下者，以补其虚也。

【方论】

张山雷："此亦清热开痰之法。星夏白附，皆为痰壅而设，但脑麝大香，反以激动气血，必不可用，防风亦大误。方后谓治慢惊则去龙脑，盖以冰片大寒，非虚寒所宜，然方中生犀，独非凉药耶。"（《小儿药证直诀笺正》）

【临证提要】本方治疗小儿急惊之痰涎壅盛诸症。张骥注曰："此治急惊涎盛之主方也，惊宜镇，故用金箔、雄黄、辰砂以镇之；风宜散，故用防风、白附、龙脑、麝香以散之；风生于热，有牛黄、犀角；涎出于痰，有半夏、南星。若治慢证，不可轻投也。"

辰砂丸

【来源】源于宋·钱乙《小儿药证直诀·卷下·诸方》。

【组成】辰砂别研 水银砂子各一分 天麻 牛黄五分 脑麝别研五分 生犀末 白僵蚕酒炒 蝉蜕去足 干蝎去毒炒 麻黄去节 天南星汤浸七次，焙切，干秤各一分

【用法】上同为末，再研匀，熟蜜丸如绿豆大，朱砂为衣，每服一二丸或五七丸，食后服之，薄荷汤送下。学海案：《聚珍本》天麻一分，龙脑、麝香、牛黄各五钱。余同。

【功用】清热涤痰，熄风镇惊。

【主治】惊风涎盛潮作，及胃热吐逆不止。

【方解】风生于热，热入于心则惊，涎潮上逆，皆热征也。方用犀黄、脑麝所以清热，蚕、蝉、干蝎、二麻所以熄风，辰砂、水银、南星所以镇惊痰而除胃逆，以治热极生风之证，无遗漏矣。

【方论】

张山雷："方与金箔丸大同小异，天麻厚重，可熄内风，治眩晕肝阳极效，非泄散外风，此症颇合。僵蚕亦能定风，惟麻黄不可用，亦续命汤之贻

误也。方中各药皆是一分，而牛黄、脑麝独各五分，牛黄清热化痰，重任犹有可说。脑麝大香大开，无论何方，断无五倍于他药之理。《聚珍本》作他药一分，而龙脑、麝香、牛黄各五钱，则所谓一分者，当即古人之六铢，为四分两之一，然脑麝尚倍于他药，亦无此法，如谓一分是宋时之一分，则脑麝将五十倍于他药，更为可怪，读者须当观其大旨，不可呆死于字句之间。"（《小儿药证直诀笺正》）

【临证提要】 按古方治小儿惊风痰热之剂，不外荡涤逐痰，配牛黄、龙脑、麝香等寒凉泄降，芳香开窍之品，复佐金石重镇之药。除上述清热逐痰镇惊药外，必配有疏散风邪之药，如本方中的麻黄，须知小儿急惊痰热，化火升腾，引动肝阳上亢，风动痉搐，原是热盛生风，不是外感之风，此古人误认内风为外风之故。且处方亦往往喜用金石有毒之品，如水银、轻粉、雄黄、蛇黄等劫痰降泻之品，虽服量不多，但从今天来看，此类药物究非王道之品，故近世在内服丸散剂中，已极少应用。

剪刀股丸

【来源】 源于宋·钱乙《小儿药证直诀·卷下·诸方》。

【组成】 朱砂 天竺黄各研 白僵蚕去头足炒 蝎去毒炒 干蟾去四足并肠，洗炙焦黄为末 蝉蜕去剑 五灵脂去黄者为末各一分 牛黄 龙脑并研各一字 麝香研五分 蛇黄五钱烧赤，醋淬三五次，放水研飞

【用法】 上药末共二两四钱，东流水煮，白面糊丸，桐子大。每服一丸，剪刀环头研，食后薄荷汤化下。如治慢惊，即去龙脑。

【功用】 清热化痰熄风。

【主治】 一切惊风，久经宣利，虚而生惊者。

【方解】 方中五灵脂入肝最速，合蟾酥、蝉蜕、白僵蚕、全蝎诸风药以熄风；朱砂、蛇黄镇肝定惊；龙脑、麝香、牛黄、天竺黄开泄通窍，以治小儿惊风。

【方论】

张山雷： "此亦清热化痰熄风之意。方后谓治慢惊，即去龙脑，亦如上金箔丸之例，但牛黄、竺黄，岂非凉药，亦与上方同弊。剪刀股即蝎之别名，以蝎尾勾曲，有似于剪刀之股，此丸所以有此名者，其旨可见，乃方后则谓

剪刀环头研药，此浅者不知剪刀股之取义，而妄为是说以附会之，古尝有刀圭量药，未闻有刀环研药者，而剪刀又不得称环，是一句之间，错之又错，此必非制方者之原文，尤其确然可知。又方后云：右药末共二两四钱，按方中诸药，前七味云各一分，牛黄、龙脑则云各一字，而麝香则云五分，蛇黄则曰五钱，计其称为分者凡十二，又五钱及二字，初不知其何以能合为二两四钱，如以宋人十分为一钱之分计之，则十二分止有一钱二分，若以唐前一两为四分计之，则十二分已有三两，相去皆远，必不能合，且前七味各一分，而麝香则五倍之，又必无此配药之法；寿颐以意逆之，则前七味之一分，是用唐以前古法，计七分，为一两七钱半，而麝香之五分，则是宋时之所谓半钱耳，再合以蛇黄五钱，牛黄、龙脑各一字，乃与二两四钱之数，约略相近，然同此分字，而忽用古法，忽从时俗，一方之中，如是错杂，岂不可怪。既知此方中分字有两样用法，则此上辰砂丸方诸药一分，明是古秤四分为两之分，而牛黄、脑麝之五分，又是宋时十分为钱之分，盖脑麝二物，合之仅得半钱，分之则各得四分钱之一，是即所谓一字，分量配合，颇觉相宜，《聚珍本》改之为五钱者，正苦不知本书中有此奇怪方法耳。然平心论之，如此量药，总属可笑，医书难读，初不料一至于此，卷中诸方分量，极多不相称者，如欲仿制，皆当以意参酌之。"（《小儿药证直诀笺正》）

【临证提要】 本方为清热化痰熄风之方，方后谓："如治慢惊，即去龙脑。"但牛黄、竺黄实为清热化痰之药，故治虚寒之慢惊，尚觉欠当。

按语 剪刀环头研，指用剪刀有环一头研药，与前用钥匙研药用意相似。

麝蟾丸

【来源】 源于宋·钱乙《小儿药证直诀·卷下·诸方》。

【组成】 大干蟾秤二钱，烧另研　铁粉三钱　朱砂　青礞石末　雄黄末　蛇黄烧取末各二钱匕　龙脑一字　麝香一钱匕

【用法】 上件研匀水浸，蒸饼为丸，如桐子大，朱砂为衣。薄荷水下半丸至一丸。无时。学海案：《聚珍本》铁粉作轻粉。

【功用】 化痰定惊止搐。

【主治】 惊涎潮搐。

【方解】 金石品化痰定惊，灵异品退潮止搐，儿科之圣药也。

【方论】

张骥："此方与诸方，大同小异，重叠复累，大是可厌。"(《小儿药证直诀注》)

软金丹

【来源】源于宋·钱乙《小儿药证直诀·卷下·诸方》。

【组成】天竺黄 轻粉各二两 青黛一钱 黑牵牛取头末 半夏用生姜三钱同捣成曲，焙干，再为细末，各三分

【用法】上同研匀，熟蜜剂为膏。薄荷水化下，半皂子大至一皂子大，量儿度多少用之。食后。学海案：《聚珍本》竺黄、轻粉各半两，一作二两，青黛作一分。余同。

【功用】清热镇惊，化痰攻积。

【主治】惊热痰盛，壅嗽膈实。

【方解】此方轻粉重可镇惊；青黛入肝清热；半夏、竺黄燥湿化痰；牵牛攻破壅实，以治惊热痰嗽之实证。

【方论】

张山雷："此方与诸方，大同小异，重叠复累，大是可厌。"(《小儿药证直诀笺正》)

【临证提要】以上两方与前治急惊之方类同，皆为治小儿惊热痰多之证。

桃枝丸

【来源】源于宋·钱乙《小儿药证直诀·卷下·诸方》。

【组成】巴豆霜 川大黄 黄柏末各一钱一字 轻粉 硇砂各五分

【用法】上为细末，面糊丸，粟米大。煎桃枝汤下。一岁儿五七丸，五七岁二三十丸。桃符汤下亦得。未晬儿，二三丸，临卧。学海案：《聚珍本》黄柏下云：各一分一字。

【功用】清热攻下，泻下痰实。

【主治】疏取积热及结胸，又名桃符。

【方解】此方硇砂苦辛温有毒，主积聚，破结血，合以巴豆、大黄、轻粉

以攻下，黄柏以清热，故能治积热在里、结胸痰实之证。

【方论】

张山雷："巴霜轻粉，已嫌太峻，更有硇砂，尤为猛烈，然今市肆中久无真硇，此方亦不必言矣。"（《小儿药证直诀笺正》）

【临证提要】桃枝丸方中巴霜、轻粉、硇砂皆属猛烈峻下有毒之品，更加大黄、黄柏苦寒泄下之品，幼稚体质娇柔，恐难以受此猛药，用之须慎。

按　桃符，俗于门旁设二板，以桃木为之，而画神荼、郁垒之象于其上，谓可压邪，称为桃符，亦曰桃人，这是一种迷信作法。

蝉花散

【来源】源于宋·钱乙《小儿药证直诀·卷下·诸方》。

【组成】蝉花和壳　白僵蚕直者酒炒熟　甘草炙各一分　延胡索半分

【用法】上为末，一岁一字，四五岁半钱。蝉蜕汤送下，食后。

【功用】清热，熄风，镇惊。

【主治】惊风、夜啼、咬牙、咳嗽及疗咽喉壅痛。

【方解】蝉蜕壳头上有一角如花冠，名蝉花，功同蝉蜕。此方蝉花、僵蚕祛风定惊，元胡、甘草止咳消壅，故能治小儿因痰热而引起之惊风夜啼，咬牙咳嗽及咽喉壅痛之证。

【方论】

张山雷："此清热以定内风之轻剂。清而能降，选药灵动，蝉临风振翼，得清肃之气，而其蜕又乍出土时即已蜕去，得土气寒凉已久，所以能治小儿内热。小儿睡中咬牙，戛戛有声，皆痰热之症，方尚嫌轻，可加开痰泄化之物。"（《小儿药证直诀笺正》）

【临证提要】本方中蝉花、僵蚕辛凉轻散，有熄风清热之功，故能治小儿夜啼及风热上壅之咳嗽及咽喉壅痛。《医宗金鉴·幼科心法要诀》有治小儿夜啼"蝉花散"方：蝉蜕下半截，不拘多少，研为细末，每服少许，薄荷煎汤调下。两方比较，后者是专治小儿夜啼之方，取蝉之昼鸣夜息，而薄荷具有辛凉轻散熄风之效。

钩藤饮子

【来源】 源于宋·钱乙《小儿药证直诀·卷下·诸方》。

【组成】 钩藤三分　蝉蜕　防风去芦头切　人参去芦头切　麻黄去节秤　白僵蚕炒黄　天麻　蝎尾去毒炒各半两　甘草炙　川芎各一分　麝香一分，别研入

【用法】 上同为细末，每服二钱，水一盏，煎至六分，温服，量多少与之。寒多加附子末半钱，无时。学海案：《聚珍本》麝香作一钱，按上称三分，一分，"分"字皆读去声，今宜改作钱字。麝香一分，"分"字如字读乃合。方后加附子末半钱，加于二钱剂中也。

【功用】 熄风止惊，补脾益气。

【主治】 吐利，脾胃虚风，慢惊。

【方解】 此方用人参、甘草扶正；僵蚕、蝉蜕、全蝎、钩藤、天麻大队风药以熄肝风；麻黄、防风、川芎以散外风；麝香通络开窍。风散而正复，吐利虚风之慢惊可痊。

【方论】

张山雷："吐利虚风而为慢惊，故用人参，然此虚风，岂外来之寒风耶，而乃有防风、麻黄，最不可解，即川芎、麝香，皆不可用。此方中分字，又当作两样看，是为本书中之创例，然不古不今，亦古亦今，混作一气，究竟非著作家体制。古医书之分字，作去声读，近人多有言之者，然未见所本。"
(《小儿药证直诀笺正》)

【临证提要】 本方是益气熄风法的代表方剂，专以健脾益气，平肝熄风为用。对小儿脾虚肝旺，虚风内动所致的慢惊风有可靠效果。钱氏认为慢惊风是"因病后，或吐泻，脾胃虚损"，"脾虚生风"而成，故必以健脾益气，平肝熄风治本之法，方不失为功。临床上运用本法治疗慢惊风确有较好的疗效。

北宋医家阎孝忠论慢惊曰："慢惊得之于大病之余，吐泻之后，致脾胃虚损，风邪乘之，似搐而不甚搐，此名瘛疭，似睡而精神慢，四肢与口中气皆冷，睡中露睛，或胃痛而啼哭，此证已危，盖脾胃虚损故也。而洁古老人评慢惊为阴证，小儿吐泻病久，脾胃虚损，大便下利，当去脾胃间风……瘛疭者，似搐而不甚搐，脾胃虚损，致被肝木所乘，属诸脏受病也……"《玉机微义》中全婴方云："肺胃经虚，则生黏痰，痰者肺胃所出也，痰则凝滞在于咽

喉，如牵锯之声，时复瘛疭，或因吐泻所致，脾虚则肺亦虚，涎痰流溢，其证亦然，皆阴痫也。身热脉浮，精神恍惚，或吐或泻，不思乳食，发搐，即是半阴半阳合病。身凉脉沉，精神倦怠，不吐不泻，又能乳食发搐者，亦是半阴半阳合病。正如伤寒半是里半是表也。亦有急惊凉泻而不愈，或予吐下药太过，变为慢惊，慢惊温补而不愈，变为急惊，互相更变者多矣。"在《圣惠方》中治小儿慢惊风诸方中提及："夫小儿慢惊风者，由乳哺不调，脏腑壅滞，内有积热，为风邪所伤，入舍于心所致也。其候乍静乍发，心神不安，呕吐痰涎，身体壮热，筋脉不利，睡卧多惊，风热不除，变化非一，进退不定，荏苒经时，故名慢惊风也，宜速疗之。"

综上所观，小儿脾虚慢惊，也为急证，治之要务必治以熄风清热止惊，待病情稳定后，再行调理脾胃。因病程发展的不同阶段有不同病证表现，故应对证用方。

抱龙丸

【来源】源于宋·钱乙《小儿药证直诀·卷下·诸方》。

【组成】天竺黄一两　雄黄水飞，一钱　辰砂　麝香各别研，半两　天南星四两，腊月酿牛胆中，阴干百日，如无，只将生者去皮脐，锉炒干用

【用法】上为细末，煮甘草水和丸，皂子大，温水化下服之。百日小儿，每丸分作三四服；五岁一二丸；大人三五丸。亦治室女白带。伏暑用盐少许，嚼一二丸，新水送下。腊月中，雪水煮甘草和药尤佳。一法用浆水或新水浸天南星三日，候透，软煮三五沸，取出乘软切去皮，只取白软者，薄切焙干炒黄色，取末八两，以甘草二两半，拍破，用水二碗浸一宿，慢火煮至半碗，去滓，旋旋洒入天南星末，慢研之，令甘草水尽，入余药。

【功用】清热化痰，解毒开窍。

【主治】伤风、瘟疫，身热昏睡，气粗风热，痰塞壅嗽，惊风潮搐，及蛊毒、中暑。沐浴后并可服，壮实小儿，宜时与服之。

【方解】此方竺黄、胆星清热化痰；雄黄祛痰解毒，能治惊风；麝香、辰砂芳香开窍而安心神，取腊月中雪水，煮甘草和药，功能寒凉解毒，故适宜于小儿痰热内壅而致急惊实证。

【方论】

张山雷："是方胆星、竺黄，不过为痰热而设，然方下主治不少，皆为实热痰壅言之，以小儿伤风寒温热，每多痰热窒塞，故可通治。方下瘟疫，即今之所谓温病，然麝香开泄太重，此方太多，宜大减之，又谓壮实小儿可以时服，则言之太过。方后谓亦治室女白带，则带下每多湿热凝滞，停积胞中所致，此能涤湿清热，所以可治。腊雪合药，清温甚佳，方后慢火之熳，百本字从火旁，字书无此形，径为改之。天南星不可生用，即如方后甘草制法，亦不妥，南星之毒，甚于半夏十倍，寿颐尝以肆中之所谓制南星者，入口试之，戟喉甚厉，此非用腊月牛胆制透久陈者不可。"(《小儿药证直诀笺正》)

万全："抱者养也，龙者纯阳之物……肝主风，小儿病则有热，热则生风，上工虑之，制此方以平肝木，防惊风，此抱龙之名义。"(《育婴秘诀·抱龙丸解》)

【临证提要】 后世牛黄抱龙丸、琥珀抱龙丸，均从此方加减组成。《明医杂著》牛黄抱龙丸系本方加牛黄组成，清热解毒之力较本方为优，用治痰热迷心，狂乱神昏者为宜；《活幼心书》琥珀抱龙丸系本方加琥珀、人参、甘草、枳壳、枳实、茯苓、山药、金箔、檀香，去麝香而成，能兼益脾胃，对小儿体虚痰热急惊颇为适合。对于小儿急惊风的急救，钱氏也力主凉泻之法，因小儿气血未实，神气未充，真阴未足，且肝常有余，柔不济刚，常因外感风热惊恐，内挟痰热积食而引动肝风，风火相搏而抽搐，治疗以泻心汤、导赤散泻心火，泻青丸清肝热，大黄丸下里热，利惊丸除痰热，抱龙丸开窍醒神，处方中多用青黛、黄连、大黄、竺黄、朱砂、麝香等苦寒凉泻、开窍醒神之品以直折其风火热滞，此为当时儿科急症急救的基本方法。

豆卷散

【来源】 源于宋·钱乙《小儿药证直诀·卷下·诸方》。

【组成】 大豆黄卷水浸黑豆生芽是也，晒干　板蓝根　贯众　甘草炙各一两

【用法】 上四物同为细末，每服半钱至一钱，水煎去滓服，甚者三钱，浆水内入油数点煎。又治吐虫，服无时。

【功用】 清热解毒，除烦。

【主治】 小儿慢惊。多用性太温及热药治之，有惊未退而别生热症者；有

病愈而致热症者；有反为急惊者甚多。当问病者几日？因何得之？曾以何药疗之？可用解毒之药，无不效，宜此方。

【方解】方中大豆黄卷，又名清水豆卷，采用黑大豆漫水湿润发芽，晒干而成，性味甘、平，归胃经，有清热利湿的功效，多用于湿热内蕴所致诸症；板蓝根性味苦寒，归心、胃经，有清热解毒、凉血利咽的功效，主要用于温热病，症见发热、头痛等多种热毒炽盛之证；贯众亦有清热解毒之功效。诸药合用，共奏清热解毒之功。

【方论】

张山雷："此为慢惊过服温药而设，故以蓝根贯众解毒为主，方下言之甚详，非治慢惊。"（《小儿药证直诀笺正》）

【临证提要】此方为慢惊过服温药而设，非为治慢惊之方。方中豆卷、板蓝根除热利湿，合甘草、贯众解毒，方似平淡，实涵深义。盖小儿慢惊风阳虚者多，以虚为主，故多以温补治疗，但过用大辛大热药，则有生热之弊，症见发热、咽痛、心烦口渴等热象，甚至出现急惊风、高热、抽搐、昏迷，治疗当用清热解毒之品清解热邪。钱氏所设本方专为在治疗小儿慢惊风过程中使用大辛大热药，而使惊未平而又生热症者，甚至又生急惊风者。

龙脑散

【来源】源于宋·钱乙《小儿药证直诀·卷下·诸方》。

【组成】大黄蒸　甘草　半夏汤洗薄切，用姜汁浸一宿，焙干炒　金星石　禹余粮　不灰木　青蛤粉　银星石　寒水石

【用法】上各等份，同为细末，研入龙脑一字，再研匀，新水调一字至五分，量儿大小与之。通解诸毒，本旧方也，仲阳添入甘松三两枝，藿香叶末一钱，金芽石一分，减大黄一半，治药毒吐血，神妙。

【功用】镇惊除热，豁痰醒神。

【主治】急慢惊风。

【方解】本方为服热药太过，以致药毒吐血而设，非治慢惊之方。五石镇惊除热，龙脑醒神，半夏豁痰，蛤粉镇阴，大黄泻下，甘草固正，故仍是治急惊之方，救药毒之剂。

【方论】

张山雷："重用石药，惟急惊实证可用。方下乃有一慢字，岂不大误，方后并谓治药毒吐血，则热药太过之症，立方之旨，更为明了，此方下慢字，明是浅人妄加者。方后云，一字至五分，可知五分即半钱，而一字即半钱中之又一半矣。"（《小儿药证直诀笺正》）

【临证提要】 此方重用金石重坠之品，宜于急惊实证，若施于慢惊之证，似非对证之方。

按语 金星石、银星石，《本草纲目·石部》："金星有数种……金星、银星无毒，主涎热血病。"不灰木，《本草图经》曰："今泽、潞（今山西晋城、长治一带）山中皆有之，盖石类也。其色青白，如烂木，烧之不然（燃），以此得名。或云滑石之根也，出滑石处皆有。并附有潞州不灰木图，如今之石棉的长纤维状集合体。归肺、膀胱经。"又张骥注："不灰木出上党，盖石类也，其色白如烂木，烧之不燃，以此得名。或云滑石之根，出滑石处皆有之，甘寒无毒，除烦热阳厥。"可资参考。

虚风方（回生散）

【来源】 源于宋·钱乙《小儿药证直诀·卷下·诸方》。

【组成】 大天南星一个，重八九钱以上者良

【用法】 上用地坑子一个，深三寸许，用炭火五斤，烧通赤，入好酒半盏在内，然后入天南星，却用炭火三两条，盖却坑子，候南星微裂，取出刺碎，再炒匀熟，不可稍生，候冷为细末，每服五分或一字，量儿大小，浓煎生姜、防风汤，食前调下，无时。

【功用】 祛风化痰。

【主治】 小儿吐泻或误服冷药，脾虚生风，因成慢惊。

【方解】 此方独用天南星祛风化痰，本是救误之剂，若误服冷药而致风寒内盛者宜之。

【方论】

张山雷："南星止能消导热痰，必非补虚之物，方名既曰虚风，又谓脾虚生风而成慢惊，岂有一味南星可治之理，再以生姜防风汤调药，又是泄散外风之法，牛头不对马嘴，岂果仲阳为之耶！"（《小儿药证直诀笺正》）

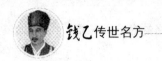

虚风又方（梓朴散）

【来源】源于宋·钱乙《小儿药证直诀·卷下·诸方》。

【组成】半夏—钱，汤洗七次，姜汁浸半日晒干　　梓州厚朴—两细锉

【用法】上件米泔三升，同浸一百刻，水尽为度，如百刻水末尽，加火熬干，去厚朴，只将半夏研为细末。每服半字、一字，薄荷汤调下。无时。

【功用】燥湿化痰。

【主治】慢惊。

【方解】此方与前方南星法同，但南星以降风寒之痰，半夏以治湿痰，厚朴以行滞气，微有不同。

【方论】

张山雷："方名又是虚风，药则半夏、厚朴，又是薄荷汤下，笼统浮泛已极，恐未必果是仲阳手定。"（《小儿药证直诀笺正》）

【临证提要】梓朴散是燥湿化痰法的代表方剂，以燥湿化痰之剂治疗因痰湿蕴脾，而致脾运无力之证。方中半夏味辛性温，具有燥湿化痰的作用，为治湿痰、寒痰要药，多用于脾不化湿，痰涎壅滞之证。厚朴苦辛温，能行气燥湿，除胃肠滞气，燥湿运脾。二药为伍可共奏燥湿化痰之功。

以上两方（虚风方、虚风又方），前者用祛风化痰的天南星，后者用温脾燥湿化痰的半夏、厚朴，而方名虚风，名不符实，且治虚风亦非对证之药，用之须慎。

褊银丸

【来源】源于宋·钱乙《小儿药证直诀·卷下·诸方》。

【组成】巴豆去皮油心膜研细　　水银各半两　　黑铅二钱半，水银结砂子　　麝香五分，另研　　好墨八钱，研

【用法】上将巴豆末并墨再研匀，和入砂子、麝香，陈米粥和丸，如绿豆大捏褊。一岁一丸，二岁二三丸，五岁以上五六丸，煎薄荷汤放冷送下，不得化破。更量虚实增减，并食后。

【功用】重坠痰涎，开关通导。

【主治】风涎，膈实上热及乳食不消，腹胀喘粗。

【方解】方中用银、铅之重坠导气下行，麝香、好墨之芳香开关而利窍；巴豆温下、荡涤痰涎；陈米粥以调胃气。因方中有水银，做成绿豆大丸后又捏褊，故名褊银丸。服时不得化破，以防水银沉淀。但此方药性猛烈，治标之剂，多服久服易中毒，故非喘满闭塞欲绝之实证，不可轻易取用，中病即止。

【方论】

张山雷："重坠痰涎，而引之下泄，好在所服不多，又是浑仑吞下，果是实痰，尚为可用。今京师有万应锭者，为幼科实热实痰普通之药，颇有捷验，方中重用佳墨，即本之仲阳是方。"（《小儿药证直诀笺正》）

【临证提要】小儿肺脾不足，脾为生痰之源，肺为贮痰之器，脾失健运，则停湿生痰，湿痰犯肺，咳嗽痰壅，身热唾黏，热灼津液，则面红，欲饮水。钱乙用褊银丸直下痰涎。钱氏方论云："若五七日间，其证身热痰盛唾黏者，以褊银丸下之"，"痰盛者，先实脾，后以褊银微下之，涎退即补肺"，"咳而痰实，不甚喘而面赤，时饮水者，可褊银丸下之"。本方重坠痰涎而引之下泄，以治风涎膈实、腹胀喘粗等闭塞实证，故以此方急急开导之。方用银、铅之重坠导气下行，麝香、墨之芳香开关而利窍；巴豆温下，荡涤痰涎；陈米粥以和胃气。因方中有水银，做成绿豆大丸后捏褊，故名褊银丸。服时不得化破，以防水银沉淀。但此方药性猛烈，治标之剂，多服久服易中毒，故非喘满闭塞欲绝之实证，不可随便取用，中病即止。

钱乙用药大胆，善用毒性药。如此方中之巴豆有大毒，药性猛烈，具有"泻下冷积、逐水退肿、祛痰、利咽、蚀疮"的功能。李时珍曰："巴豆峻用则有戡乱劫病之功，微用亦有抚缓调中之妙。"小儿患病，初起一般实证、热证多，而且容易出现变化，"实邪之伤，功不可缓，用峻厉之药，而以常药和之"。但现在临床上，由于环境及饮食结构的改变，导致小儿患病往往比较复杂，多虚实夹杂，寒热并见，加上医师水平的限制，一般忌用金石重坠、毒性猛烈之品以免损伤小儿体质。

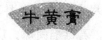

牛黄膏

【来源】源于宋·钱乙《小儿药证直诀·卷下·诸方》。

【组成】 雄黄研　甘草末　川甜硝各一分　寒水石生飞研，一两　脑子一钱　绿豆粉半两

【用法】 上研匀，炼蜜和成膏，薄荷水化下，半皂子大，食后。学海案：《聚珍本》寒水石作一分，一作一两，有郁金末一钱，此与前牛黄膏小异。《聚珍本》作生黄膏。

【功用】 清热解毒，开泄痰闭。

【主治】 热及伤风痞热。

【方解】 此方与前牛黄膏大体相同，亦清热解毒，开泄痰闭之法，可以互参。

【方论】

张骥："寒水石、绿豆以除风热，雄黄、甜硝以解痞毒，甘草调中，龙脑开窍，下以薄荷水而伤风痞热以除。"（《小儿药证直诀注》）

张山雷：　"此重坠清热，开泄痰闭之法，已陈陈相因，数见不鲜矣。"（《小儿药证直诀笺正》）

【临证提要】 此方用药较平善稳妥，然亦为重坠清热，开泄痰闭之剂。儿科之清热化痰丸散，往往大同小异，相似者颇多。

五福化毒丹

【来源】 源于宋·钱乙《小儿药证直诀·卷下·诸方》。

【组成】 生熟地黄焙秤各五两　玄参　天冬去心　麦冬去心焙秤各三两　甘草炙甜硝各二两　青黛一两半

【用法】 上八味为细末，后研入硝、黛，炼蜜丸如鸡头大。每服半丸或一丸，食后，水化下。

【功用】 滋阴生津，清热解毒。

【主治】 疮疹余毒上攻口齿，烦躁，亦咽干，口舌生疮，及治蕴热积，毒热，惊惕，狂躁。

【方解】 此方治疮疹后阴虚津伤，毒火上乘之证，故用二地、玄参、二冬滋阴清热，甜硝、青黛以除未尽之实热，炙甘草调而和之。方下谓治蕴热积毒，但以热不盛而液耗者为宜，若毒焰尚炽，痰涎未化者，则不可轻投。

【方论】

张山雷："此痘后阴虚，毒火上乘，津液已耗者之治法，故用滋润养液为主。方下谓治蕴热积毒，必热盛液耗者为宜，若痰涎未化，不可妄投。"（《小儿药证直诀笺正》）

【临证提要】此为滋阴生津，清热化毒之方。故能治疮疹后余毒上攻，口舌生疮，及一切阴虚火旺所致的口腔及咽喉疾患。

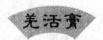

羌活膏

【来源】源于宋·钱乙《小儿药证直诀·卷下·诸方》。

【组成】羌活去芦头　川芎　人参去芦头　赤茯苓去皮　白附子炮各半两　天麻一两　白僵蚕酒浸炒黄　干蝎去毒炒　白花蛇酒浸取肉焙干各一分　川附子炮去皮脐　防风去芦头切焙　麻黄去节秤各三钱　豆蔻肉　鸡舌香即母丁香　藿香叶　木香各二钱　轻粉一钱　珍珠　麝香　牛黄各一钱　龙脑半字　雄黄　辰砂各一分，以上七味各别研入

【用法】上同为细末，熟蜜和剂旋丸，大豆大。每服一二丸，食前，薄荷汤或麦冬汤温化下。实热、惊急勿服，性温故也。服无时。

学海案：《聚珍本》白花蛇下云各一两；木香上有沉香一味。后附辨鸡舌香文云：古今舌香同异纷纷，或以为番枣核，或以为母丁香，互相排抵，竟无定说。季忠以为最为易辨。所以久无定说者，惑于其名耳！古人名药，多以其形似者名之，如乌头、狗脊、鹤虱之类是。番枣核、母丁香本是二物，皆以形似鸡舌，故名适同。凡药同名异实，如金樱、地锦之类，不足怪也。如鸡舌二类，各有主疗。番枣核者，得于乳香中，今治伤折药多用之。母丁香即丁香之老者，极芳烈，古人含鸡舌香，乃此类也。今治气温中药多用之。所谓最易辨者如此。

【功用】寒温并用，扶正祛邪。

【主治】脾胃虚，肝气热盛生风，或取转过，或吐泻后为慢惊，亦治伤寒。

【方解】此方用药庞杂，有人参之补益；复有羌活、防风、麻黄之疏散；有天麻、僵蚕、全蝎、白花蛇的通络熄风；又有白附子、川附子等温化寒痰；且有丁香、木香、藿香之行气温脾；更有轻粉、珍珠、麝香、牛黄、龙脑等清凉化痰、芳香开窍解毒之品。诸药合用，共奏其功，临床当灵活对待之。

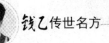

【方论】

张骥："蚕、蝎、花蛇、珍珠、脑、麝、牛黄、皆虫豸鳞介有情之品也，所以祛风；辰砂、雄黄、轻粉石药也，所以镇怯；二麻、二附、防风熄风散寒；三香、豆蔻醒脾健胃；再加羌、芎以活血，参、苓以辅正，以治慢证而脾虚肝热，吐泻之患无不除矣。"（《小儿药证直诀注》）

张山雷："是方庞杂太甚，方下主治，又复自矛自盾，怪不可言。既曰脾胃虚，则人参补益脾胃是也，而又曰肝气热盛生风，则附子、丁香，又将何为？若曰治吐泻后之慢惊，则方中藿香、木香、丁香、参、附，固为对证，然慢脾之风，岂是外感风寒，可以表散。方中麻、防、芎、活，宁非虚寒慢惊之鸩毒，而脑麝、牛黄辛凉开窍，直以速其危耳。观方后实热勿服一层，知方下热盛生风一句，盖言本是热盛，而已用寒凉太过之变症，故主温补，然珠、黄、轻粉又非虚证所宜，不可囫囵吞枣，此等方药不足存也。"（《小儿药证直诀笺正》）

【临证提要】 本方下主治脾胃虚，肝气热盛生风，或吐泻后为慢惊等证。按脾胃虚，吐泻后慢惊是虚证，而肝气热盛生风是实证，治虚治实，莫衷一是，所以张氏认为"此等方药，不足存也。"可资参考。

郁李仁丸

【来源】 源于宋·钱乙《小儿药证直诀·卷下·诸方》。

【组成】 郁李仁去皮　川大黄去粗皮取实者锉，酒浸半日，控干，炒为末，各一两　滑石半两研细

【用法】 上先将郁李仁研成膏，和大黄、滑石，丸如黍米大。量儿大小与之，以乳汁或薄荷汤下，食前。

【功用】 通腑开闭，通利二便。

【主治】 襁褓小儿，大小便不通，惊热痰实，欲得溏动者。

【方解】 方中郁李仁，辛、苦，归大肠、小肠经，有润肠通便、利水消肿之功，可用于肠燥便秘。大黄苦寒，归脾、胃、大肠、肝、心经，有泻下攻积、清热泻火、凉血解毒、活血祛瘀等功效，对肠道积滞，大便秘结诸症，有较好的泻下攻积作用。滑石甘淡寒，归胃、膀胱经，有利水通淋、清解暑热作用，其性寒而滑，寒能清热，滑能利窍，能清膀胱热结，通利水道。综

观此方，通腑开闭，使邪热从二便而解，而奏其功。

【方论】

张山雷："此方专为实热闭塞者，通府之用，若曰治痰，尚难有效。"

(《小儿药证直诀笺正》)

【临证提要】 本方专为实热闭塞者通腑之用，故用大黄、郁李仁通下大便之外，又用滑石利小便，使痰热从二便而出，腑气得通而惊搐可定。若大便秘结不通，则大肠积热，腑气不通，因大肠与肺相表里，可致肺气上逆而为咳喘；水道不通，小便不利，则水液停聚，而为水肿，故此方在《太平圣惠方》中减去滑石，加杏仁可治肺热，症见咳嗽、喘急、喉中作声者。《圣济总录》中论小儿水气肿满，有："肾者胃之关，开窍于二阴，水各入胃，输于下焦，机关在肾。小儿脾胃禀受不足者，关闭不利，水液不能下输，致水聚于胃，而生诸病。土不胜水，水液妄行，乘于肌肉，流溢皮肤，故为肿满，其中有郁李仁汤，方中郁李仁、大黄则为两味主药。本方一润一泻一利水，使邪有出路，病易愈矣。"

犀角丸

【来源】 源于宋·钱乙《小儿药证直诀·卷下·诸方》。

【组成】 生犀角末一分　人参去芦头切　枳实去瓤炙　槟榔各半两　黄连一两
大黄二两

【用法】 酒浸切片，以巴豆去皮一百个，贴在大黄上，纸裹饭上蒸三次，切炒令黄焦，去巴豆不用。上为细末，炼蜜和丸，如麻子大。每服一二十丸，临卧熟水下，未动，加丸。

【功用】 清热泻火，攻下解毒。

【主治】 风热痰实面赤，大小便秘涩，三焦邪热，腑脏蕴毒，疏导极稳方。亦治大人，孕妇不损。

【方解】 此方用生犀、黄连凉血清热；大黄、枳实、槟榔攻下热结以开痰秘；巴豆但取其气，不用其质；又得人参扶正，故既能清热疏导又不伤正气，方极稳妥。

【方论】

张山雷："此治实热实痰，双管齐下，其力甚峻，但丸子既小，巴豆又但取其气，不用其质，犹为峻剂中之轻剂，盖痰热实结，仅用军兵，必非少数可以有功，乃借巴豆极厉之气，作为向导，方能冲锋陷阵，直捣中坚，制方自有深意。惟方后竟谓孕妇不损，则虽有人参，亦未可深信。"（《小儿药证直诀笺正》）

【临证提要】此方为治风热痰实之证，有枳实、大黄、槟榔之攻下，黄连之清热泻火解毒，故药力较峻。但有人参为佐，有扶正祛邪之意。

藿香散

【来源】源于宋·钱乙《小儿药证直诀·卷下·诸方》。

【组成】麦冬去心焙　半夏曲　甘草炙各半两　藿香叶一两

【用法】上为末，每服五分至一钱，水一盏半，煎七分，食前温服。学海案：《聚珍本》有石膏半两。

【功用】益胃生津，清热止呕。

【主治】脾胃虚有热，面赤，呕吐涎嗽，及转过度者。

【方解】方中麦冬，甘、微苦，微寒，归肺、心、胃经，可润肺养阴，益胃生津，清心除烦，去心焙更取其清养肺胃阴分之功。半夏辛温，归脾、胃、肺经，有燥湿化痰、降逆止呕、消痞散结之功效，可用于胃气上逆，恶心呕吐，对于脾不化湿，痰涎壅滞亦有燥湿化痰之作用。甘草炙用调理脾胃，补脾益气。藿香味辛微温，归脾、胃、肺经，有化湿、解暑、止呕作用，可化湿浊，止呕吐。四药配合，共奏益胃生津、清热生津之功效。

【方论】

张山雷："此治胃虚有热之吐，故以甘麦养胃阴，较之七味白术散，治脾胃虚寒便泻者，正是两相对照。彼以泄利则气陷，故用干葛升清。此以呕吐则气逆，故用半夏泄降，而皆用藿香芬芳，藉以振动中州气滞，又是殊途同归，可谓五雀六燕，铢两悉称。仲阳选药，真无间然，然若痰上壅而为呕吐，则麦甘又在禁例，此则善学古人者，自当知所变通也。"（《小儿药证直诀笺正》）

【临证提要】钱乙根据《金匮要略》麦门冬汤（麦冬、半夏、人参、甘草、粳米、大枣）化裁出藿香散（藿香叶、麦冬、半夏曲、甘草），方中重用藿香芳香化浊以振奋中州之气机，甘草、麦冬以和中养胃而益阴，半夏曲降逆和胃以止呕。一方有石膏，更可清泄胃中之热，用治"胃虚有热，面赤，呕吐，涎嗽"等症甚佳。本方取仲景麦门冬汤之意，润燥相济，无偏颇之患，运用得当，疗效可靠。全方以养阴为旨，又不失清消之义，是钱氏健运脾胃思想代表方剂之一。

　　藿香散与白术散两相对照，白术散治脾胃虚寒之便泻、热渴，病因泻痢以致气陷，故用干葛升清，木香调中，四君补气。藿香散系从《金匮要略》麦门冬汤（麦冬、半夏、人参、甘草、粳米、大枣）化裁而来，治胃虚有热之吐，故以甘草、麦冬养胃阴，石膏清胃热，半夏降胃逆，重用藿香芳香化浊以振中州之气滞。

　　按语　转过度，转，《说文》："运也"。转过度，即转下过度，也即攻下或泄泻过度。"疮疹误下黑陷案"有："若非转下，则为逆病。"可资参考。

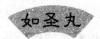

如圣丸

　　【来源】 源于宋·钱乙《小儿药证直诀·卷下·诸方》。

　　【组成】 胡黄连　白芜荑去扇炒　川黄连各二两　使君子一两，去壳秤　麝香别研，五分　干虾蟆五枚，锉酒熬膏

　　【用法】 上为末，用膏丸如麻子大，每服人参汤下。二三岁者，五七丸；以上者，十丸至十五丸。无时。

　　【功用】 治疳杀虫。

　　【主治】 冷热疳泻。

　　【方解】 疳必有虫，故治疳必先杀虫。积久必热，故用二连清积热；合以使君子加强杀虫之力，芜荑燥湿杀虫，虾蟆为疳积腹膨主药，又佐以芳香开窍之麝香，故疳泻可愈。

　　【方论】

　　张山雷："方用二连，可治疳热，必不可治寒冷。干蟾为疳积腹膨主药，大有奇功。"（《小儿药证直诀笺正》）

　　【临证提要】 此方因有使君子、芜荑之温性药，较之胡黄连丸纯用苦寒则又较温也，故钱氏用之于治冷热疳。

　　盖疳乃儿科要证之一，在《直诀》里已有专论，虚羸（虚弱羸瘦）、腹中有癖（积）、弄舌是疳证的初起证候，病位均在脾胃。小儿虚羸，乳食难消，经久不愈，病情发展，可演变成积；积久不消，迁延失治，损伤脾胃，

津液干枯，身体日渐羸瘦，可转化成疳。所以古有"无积不成疳"，"积为疳之母"之说。古代医家对于"疳"字有两种不同的解释：一说"疳"有"甘"的涵义，是指小儿恣食肥甘，损伤脾胃渐成积滞，日久成疳，如《医学正传·疳病论》说："盖其病因肥甘所致，故命名曰疳"。一说"疳"有"干"的涵义，是指疳证大多脾胃津液干枯，形瘦如柴，肌体干瘪。如《保婴撮要·疳》说："疳者干也，因脾胃津液干涸而患"。前者着重言其病因，后者着重言其病理症状，综合二说，概括了疳证的含义。因此疳积实际上包含了多种小儿脾胃虚损为主的慢性全身虚弱性的病证。此外，也还有一些疾病也以"疳"名，如"牙疳"、"下疳"等，但其证候与小儿疳证迥别。

古有"小儿疳证即成人痨瘵"之说，认为"十五岁以上为痨，十五岁以下为疳"，但实际并不然。尽管有一些症状，如消瘦、潮热、病情缠绵、精血枯竭等与痨瘵有相似之处，但诚如《小儿卫生总微论方》所说："大人痨者，因肾脏虚损，精髓衰枯；小儿疳者，因脾脏虚损，津液消亡"，二者病机不同，证治有别，所以不能看作一个疾病。钱氏认为疳证是脾胃病，因误下太过津液消亡所致。如小儿潮热、病癖、伤寒而调治不当，攻下太过，也有体弱之后又有他邪相干（如虫积、食滞等），均可致疳。由于钱氏从五脏分证立论，所以将疳证也分为脾疳（肥疳）、肝疳、心疳、肺疳、肾疳、筋疳、骨疳七种。其中以脾疳为最常见。其证身瘦黄，皮干而有疮疥，身、耳、鼻皆有疮，泻青白黄沫，腹满，发鬓作穗，头项细，饮水等。至于疳证的辨证论治要领，钱氏认为主要在于辨别疳之冷热肥瘦新久。大抵初病为肥热疳，久病为瘦冷疳，冷者用木香丸，热者用胡黄连丸，冷热夹杂之疳尤宜如圣丸。初病胃中津液少者，多服白术散。五脏诸疳，可依本脏补其母给予治疳药，鼻下绕耳生疮者可外用兰香散、白粉散，可见钱氏对疳证的论述是非常精辟的。

白附子香连丸

【来源】源于宋·钱乙《小儿药证直诀·卷下·诸方》。

【组成】黄连　木香各一分　白附子大二个

【用法】上为末，粟米饭丸，绿豆大或黍米大，或服十丸至二三十丸，食前，清米饮下，日夜各四五服。

【功用】寒热并用，行气消滞。

【主治】肠胃气虚，暴伤乳哺，冷热相杂，泻痢赤白，里急后重，腹痛扭撮，昼夜频并，乳食减少。

【方解】病因脾胃气虚，冷热相杂，泻痢赤白，故方亦寒热并用。黄连清热，白附子祛寒，木香理气，为寒热夹杂之痢之定法。

【方论】

张山雷："此治滞下之主药。证是冷热相杂，积滞不行，故药亦寒温并用，而以木香宣通气分，滞下之方药最多，然用意皆不过此，今人每以炮姜、黄连同进，再加气分之药，治腹痛积滞者极效，亦此旨也。"（《小儿药证直诀笺正》）

【临证提要】本方香连与白附子并用，善治痢疾之属于冷热相杂，气滞腹痛之证。古制香连丸（《兵部手集方》）以黄连苦降清热，木香芳烈以行滞，主治湿热痢疾，脓血相兼，腹痛，里急后重等症，钱氏十分注重方随证变的用方法度。如治小儿腹痛泄泻，以古制香连丸为基础方，加豆蔻温涩止泻，名豆蔻香连丸，寒热并投，通涩兼施，适宜于里热气滞并久利滑脱之证；加诃子苦温涩肠，名小香连丸，取诃子苦温燥烈，宜于寒湿泻下；加白附子祛寒，名白附子香连丸，治寒热夹杂之泻痢；加豆蔻、诃子、没石子，名没石子丸，其收涩之力更强，适用于滑脱久泻之证。各方均治小儿腹痛泻泄，但其寒热通涩之性有别，适应证也各有不同，把纯治热痢之方变成散中有收，攻补兼施，寒热并用之方，又可见其构思之巧妙，用药之灵活，调度之精细。

豆蔻香连丸

【来源】源于宋·钱乙《小儿药证直诀·卷下·诸方》。

【组成】黄连炒三分　肉豆蔻　南木香各一分

【用法】上为细末，粟米饭丸，米粒大。每服米饮汤下，十丸至二三十丸，日夜各四五服，食前。

【功用】寒热并投，通涩兼施。

【主治】泄泻，不拘寒热赤白，阴阳不调，腹痛肠鸣切痛，可用如圣。

【方解】此方用黄连苦降以清热，木香芳香以行滞，肉豆蔻温涩以止泻。寒热并投，通涩兼施，故能通治一切泻痢，尤适宜于里热气滞而兼久利滑脱之症。若湿热瘀积而见里急后重之滞下，应通而不应涩，此方肉果温涩，不宜早投。

【方论】

张山雷："此以香连清热调气，而佐以肉果温涩，可治暑热泄泻之肠鸣腹痛，不可治湿热瘀积之滞下后重。方下赤白二字，惟泻下者有之，其症必里急不爽，可通而不可涩，误投固涩，无不淹久变重，此须分别治之，不可混也。"（《小儿药证直诀笺正》）

【临证提要】此方以清热调气的香连丸，而佐以温涩的肉豆蔻，故可治暑热泄泻的肠鸣腹痛。若湿热积滞的痢疾，必有里急后重，大便欲解不畅的证候，则此方决不可用。

豆蔻香连丸与小香连丸（木香、黄连、诃子肉）均是和中止痢法的代表方剂。二方均为《局方》香连丸加味，皆有调和肠胃，理气导滞，和中止痛等作用。适用于肠胃不和，肠癖滞下等证。方中用黄连清热燥湿，厚肠胃，木香和中行气止痛，少佐肉豆蔻、诃子肉涩肠收敛止泄。二方配伍虽各有小异，但皆有和中止利之效，临床当参合使用。

小香连丸

【来源】源于宋·钱乙《小儿药证直诀·卷下·诸方》。

【组成】木香　诃子肉各一分　黄连半两炒

【用法】上为细末，饭和丸绿豆大。米饮下十丸至三五十丸，频服之，食前。

【功用】温涩止泻。

【主治】冷热腹痛，水谷利，滑肠方。

【方解】此方与豆蔻香连丸立方意义相同，仅肉豆蔻易为诃子。然肉果辛温燥烈，寒湿者宜之；诃子苦温，肠滑水泻者宜之，同一涩法，涩中亦有不同。

【方论】

张山雷："诃子亦涩滑止泻之法，与上方肉果、香连，同工异曲，惟肠滑水泄者宜之。"（《小儿药证直诀笺正》）

【临证提要】小香连丸为温涩止泻之方，故宜于久泻或滑肠水泻之证。香连丸也是治疗下痢的古代名方，功善清热化湿，行气止痛，为现今临床常用的中成药。

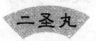

【来源】 源于宋·钱乙《小儿药证直诀·卷下·诸方》。

【组成】 川黄连去须　黄柏去粗皮各一两

【用法】 上为细末，将药末入猪胆内，汤煮熟，丸如绿豆大。每服二三十丸，米饮下。量儿大小加减，频服，无时。

【功用】 清热燥湿，厚肠止泻。

【主治】 小儿脏腑或好或泻，久不愈，羸瘦成疳。

【方解】 方中黄连苦寒，归心、肝、胃、大肠经，功以清热燥湿，泻火解毒。黄柏苦寒，归肾、膀胱、大肠经，功以清热燥湿，泻火解毒，退虚热。二者合用清热燥湿之力强，厚肠止泻之功健，对于小儿腹泻，内有湿热者疗效最好。

【方论】

张山雷："小儿疳泻，多是里热，故主以连柏之情，然在久病羸瘦，亦宜量之，非可一概施也。"(《小儿药证直诀笺正》)

【临证提要】 二圣丸（黄连、黄柏）是清热燥湿法的代表方剂。方中用黄连清热燥湿为君，凡属湿热诸证均可应用。尤其对肠胃因湿热壅滞之泄泻、痢疾等证疗效最佳。二黄均有清热燥湿之功，临床上对于泄泻、痢疾、黄疸、淋证、痿证、湿疹等病均有较好疗效。

小儿疳痢者，因乳食不节，生冷过度，伤于脾胃，冷热相搏，致脏腑不调，大肠虚弱，水谷不化精微，变为下利也。历代治泻诸方多用黄连，如与木香同用的香连丸，可调气行滞而除里急后重；若治痢疾、泄泻而身热者，常配伍葛根、黄芩等，如葛根芩连汤等。而黄柏在治痢方面功同黄连，如配伍黄连、白头翁的白头翁汤等。小儿脏腑或好或坏，若不知调养而致泄泻日久不愈，中焦不能运化水谷精微，气血无以化生，连及多个脏腑功能紊乱终成疳积，而小儿疳泻，多是里热，故用黄柏、黄连苦寒燥湿且清里热。热清湿燥，泻泄能止，疳瘦可愈。然若久病羸瘦，宜量之，非可一概施治也。

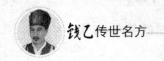

没石子丸

【来源】 源于宋·钱乙《小儿药证直诀·卷下·诸方》。

【组成】 木香　黄连各一分，一作各二钱半　没石子一个　豆蔻仁二个　诃子肉三个

【用法】 上为细末，饭和丸麻子大，米饮下。量儿大小加减，食前。

【功用】 涩肠止泻。

【主治】 泄泻白浊，及痟痢、滑肠、腹痛者。

【方解】 方中木香、黄连清热行气，为痢症必需之品；豆蔻、诃子、没石子收涩止泻，可随证加入。此方实为豆蔻香连丸、小香连丸复方之中再入没石子，故收涩之力更甚，适用于滑脱久泻之症。

【方论】

张山雷："此亦泄泻之治法。方下所谓痟痢，即古人所谓利下自利之利，本以滑利取义，今世俗以滞下之里急后重欲下不爽者，名为痢疾，实是不识古义之过，名不正则言不顺，必分别观之，不可混误。香连各一分，原是古人四分为一两之分，可见此是古之成方，然古之一两，止合宋时之三钱有零，则古之一分，止合宋后之一钱而不足，此方中谓一分一作二钱半，非是。"
（《小儿药证直诀笺正》）

【临证提要】 本方适于治疗泄泻及小儿痟痢之宜于止涩者。

当归散

【来源】 源于宋·钱乙《小儿药证直诀·卷下·诸方》。

【组成】 当归二钱　木香　官桂　甘草炙　人参各一钱

【用法】 上咬咀，每服二钱，水七分盏，姜三片，枣一枚去核，同煎服。

【功用】 温阳补中，益气养血。

【主治】 变蒸，有寒无热。

【方解】 变蒸无热但寒，系阳气不足之症，故方用参、桂、草以扶阳，当归以补血，木香理气健脾，姜枣调中和营，对阳虚中馁之小儿尤宜。

【方论】

张山雷："变蒸而仅仅有寒无热，此儿之元气不足可知，故制是方，与参芪甘桂之保元汤同意，皆是小儿元阳素虚之圣药。"（《小儿药证直诀笺正》）

【临证提要】 盖小儿变蒸之说，始于西晋王叔和《脉经》，隋唐以后医家均相沿袭。所谓变蒸，即是指婴儿在出生后一至二周岁内的生长过程中，每隔一定的时间即有一定的变化。可以出现身热、脉数、汗出等证而身无大病者。三十二日一变，二变为一蒸，"变"是指变化、更易；"蒸"是指温蒸体热。变者变其情智，发其聪明；蒸者蒸其血脉，长其百骸，属于生理现象。巢元方、孙思邈、薛己、万全、李梴等都宗此说。钱氏认为变蒸是婴儿脏腑由"成而未全"到"全而未壮"，直至"全壮"的一种自然想象。随着内脏的不断健全完善，智慧也不断地增长。其变蒸的顺序是以生成数（天一生水，地二成火，天三成木，地四成金，天五成土）即由肾、心、肝、肺、脾顺序蒸变，计十变，共三百二十日。此外，钱氏还认为变蒸与更齿及骨骼（特别是掌骨）的发育有关，并提出了用当归散治变蒸有寒无热、秦艽散治潮热减食蒸瘦等。也有些医家虽认为小儿有变蒸，但不能拘泥于计日而算，按五行顺序蒸变，主张以体质强弱来分析变蒸的轻重，以证候表现来决定治疗的法则，叶天士、张山雷即持此说。也有些医家对变蒸持否定态度，如张景岳、陈复正从临床未见依期发热而予否定。近年来的研究认为婴幼儿生长发育是一个连续不断的变化过程，且有一定的周期性显著变化的特点。在生长发育过程中，形与神是相应发育、同步发展的，变化周期是逐步延长的，年龄越小，变化越快，随着年龄增长而逐步减缓。一定年龄后小儿生长发育趋于平稳，变蒸也随之消失。因此变蒸学说有其合理内核，值得进一步研究。

温白丸

【来源】 源于宋·钱乙《小儿药证直诀·卷下·诸方》。

【组成】 天麻生半两　白僵蚕炮　白附子生　干蝎去毒　天南星锉汤浸七次，焙　各一分

【用法】 上同为末，汤浸，寒食面和丸，如绿豆大，丸了仍与寒食面内，养七日取出。每服五七丸至二三十丸，空心煎生姜米饮，渐加丸数，多与服。

【功用】 温阳止泻，熄风止痉。

【主治】小儿脾气虚困，泄泻瘦弱，冷疳洞利，及因吐泻，或久病后成慢惊，身冷瘛疭。

【方解】方中白附子辛热，有回阳救逆、补火助阳、散寒止痛之功效，心、脾、肾诸脏阳气虚损者均可应用。天麻、僵蚕、全蝎、天南星有熄风止痉之良效，适用于慢惊风、瘛疭等症，风祛痰化则脾健，脾健则诸症可愈。

【方论】

张山雷："脾虚泄泻，慢惊身冷，皆无阳之症，故宜白附子。惊风瘛疭，无论急慢，皆是内动之风，天麻、僵蚕，以定内风，而方中不杂一味表散疏泄，观此，可知前列羌活膏方云治脾胃慢惊，而药乃有羌、防、麻黄者，岂非大谬。方下曰冷疳洞利，其为洞泄滑利甚明，又可知上出没石子丸。方下有疳痢二字，亦指滑利泄泻，则宋人痢字，尚不与滞下相混，而今人概称滞下为痢疾者，此误又在宋后。此条治脾虚泄泻及吐泻久病而为慢惊，身冷瘛疭，其症甚重，非温补不可，方药太嫌轻薄，必不足恃，宜用保元汤及附子理中汤。"（《小儿药证直诀笺正》）

【临证提要】慢惊风属于小儿重症，以反复抽痉、昏迷或瘫痪为主症，预后差。暴吐暴泻，津液受损，脾阳虚损，土虚木乘，肝风内动则肢体抽搐，而成为慢惊风。久病后，气血阴阳俱伤，筋脉失养，风邪入络，亦致慢惊风。脾虚泄泻，慢惊风，身冷，皆阳虚之证，故宜用白附子补火助阳，固本培元；惊风瘛疭，为肝风内动，故用僵蚕、天麻等以熄风止痉。张山雷认为脾虚吐泻，久病而为慢惊风，身冷瘛疭，其症甚重，方药太轻，当重用温补之剂，可资参考。慢惊大多续发于各种重病和久病之后，或过服寒凉攻伐吐泻的药物，以致损伤脾胃，脾虚肝风乘之，致成泄泻惊厥，故又名脾风。钱氏指出慢惊总的病机是"无阳"，"脾虚生风"，因而是一种虚寒性的脾胃病，可与疳证互参。从"脉证治法"及所列"治案"，可以看出钱氏每用大青膏治疗伤风发搐，每用利惊丸除痰热，泻青丸泻肝火以治急惊；慢惊用瓜蒌汤、宣风散、温白丸解毒豁痰祛风以治标，益黄散等以治本。

按语 寒食面，张骥注曰："寒食面制法，用白面一斤，外再以面八两，水调稠厚，制成薄片二块，将前面包合于内，周围捏紧，于清明日蒸熟，挂透风处，阴干，用面包藏，愈久愈效，故仲阳用之健脾。"

豆蔻散

【来源】源于宋·钱乙《小儿药证直诀·卷下·诸方》。

【组成】豆蔻　丁香各半分　舶上硫黄一分　桂府　白滑石三分

【用法】上为细末，每服一字至半钱，米饮下，无时。

【功用】温补脾肾，化湿行气。

【主治】吐泻烦渴，腹胀，小便少。

【方解】此方为脾肾寒湿所致的吐泻而设。阳不化津而致烦渴小便少，脾阳不振而致腹胀，故用硫黄温壮脾肾之阳；滑石分利小便；豆蔻、丁香理气消胀。若阴虚津伤，内热阳亢之证，则不能轻投。

【方论】

张山雷："此是脾肾寒湿，自宜温药，然硫黄极滑，治泻非所宜，且吐泻烦渴，津液耗矣！滑石分利小水，亦治实热，不治虚塞，不足法也。"(《小儿药证直诀笺正》)

【临证提要】本方与白术散均治吐泻烦渴，但白术散益胃生津，升阳降火，以治脾阳虚陷，气不化津之渴泻。豆蔻散温阳散寒，理气化湿，以治脾肾阳虚，阳不化津之渴泻。病机不同，必须明辨。

温中丸

【来源】源于宋·钱乙《小儿药证直诀·卷下·诸方》。

【组成】人参切去顶焙　甘草锉焙　白术各一两为末

【用法】上姜汁面和丸，绿豆大。米饮下一二十丸，无时。

【功用】温中祛寒，健脾止泻。

【主治】小儿胃寒泻白，腹痛肠鸣，吐酸水，不思食，及霍乱吐泻。

【方解】方中人参甘、微苦，微温，归脾、肺经，有大补元气、补脾益肺、生津止渴、安神增智之功效，可用于脾气不足之证。白术苦甘温，归脾、胃经，有补气健脾、燥湿利水之作用，用于脾气虚弱、运化失常所致食少便溏、脘腹胀满、倦怠无力等症，亦可用于脾虚不能运化，水湿停留而为痰饮水肿等症。甘草亦有补脾益气的功效。诸药配合，中焦虚寒可去，清阳升而浊阴降，泄泻、腹痛、肠鸣等症可除。

【方论】

张山雷："此脾胃虚寒，故用药如此，然泻出色白，寒证昭著，何不即与理中，岂以吐酸为有热故耶！要之胃无火而不能消化，亦必作酸，此酸是胃液中自然之味，不可皆认是火。"（《小儿药证直诀笺正》）

【临证提要】小儿生理上脾常不足，肾常虚，尤其是脾胃功能与小儿的生长发育息息相关，在《直诀》所记载的治疗用药中都处处体现眷顾脾胃，精心呵护的理念。钱氏认为小儿虚羸、伤食、疳积、腹胀、夜啼、慢惊等都因脾胃功能失调所致。脾胃为后天之本，气血生化之源，主运化，主升清。脾气不足，则生化乏源，故可见倦怠无力，食欲不振，上腹痞满，呕吐泄泻等症。

此方与调中丸大同小异，均为温补脾胃之剂。但调中丸用干姜，且量较重，温中力雄，温中丸用生姜汁面和为丸，性较和缓。当视小儿中寒程度而选用之，勿太过、勿不及，可见钱氏立方之审慎达于毫厘之间。另外，与温中丸组成相似的方剂还有四君子汤，由人参、甘草、茯苓、白术组成；理中汤则由人参、干姜、白术、甘草组成。四君子汤中白术、茯苓健脾除湿之功更强，促其运化，而理中汤中用干姜则温中祛寒力强，对于脾胃虚寒者更适用。临床应用时应仔细辨其虚寒程度而应用之。

胡黄连麝香丸

【来源】源于宋·钱乙《小儿药证直诀·卷下·诸方》。

【组成】胡黄连 白芜荑去扇各一两 木香 黄连各半两 辰砂另研，一分 麝香锉研，一钱

【用法】上为细末，面糊丸绿豆大。米饮下五七丸至十丸；三五岁以上者，可十五丸二十丸。无时。

【功用】杀虫消积，理气消滞。

【主治】疳气羸瘦，白虫作方。

【方解】此方胡黄连、黄连、芜荑杀虫，木香理气，麝香通窍，辰砂镇怯，以治疳积腹膨，虫祟羸瘦之证。

【方论】

张山雷："疳积腹膨，多是食停郁热而生诸虫，治宜清热消导而兼杀虫，

然此方尚嫌轻薄，必不足恃，既有下列大胡黄连丸、大芦荟丸两方，则此可删。"（《小儿药证直诀笺正》）

【临证提要】此方是清疳热驱虫之方，但药力轻薄，下方"大胡黄连丸"和"大芦荟丸"，则治疳杀虫，功效较著，临证时当斟酌用之。

本方与如圣丸、使君子丸均为消疳理脾法的主要代表方剂。以上三方均有消疳理脾作用。《小儿药证直诀·下卷·诸方》篇中介绍了三方的适应证："如圣丸治冷热疳瘦"，"胡黄连麝香丸治疳气羸瘦"，"使君子丸治脏腑虚滑及疳瘦下利，腹胁胀满，不思乳食，常服安虫补胃，消疳肥肌"。后世治疗疳证多宗此法，如《医宗金鉴·幼科心法》芦荟肥儿丸治肝疳，消疳理脾汤治脾疳，均在上方基础上加减而成。

大胡黄连丸

【来源】源于宋·钱乙《小儿药证直诀·卷下·诸方》。

【组成】胡黄连　黄连　苦楝子各一两　白芜荑去扇半两，秋初三分　芦荟另研　干蟾头烧存性另研各一分　麝香一钱，另研　青黛一两半，另研

【用法】上先将前四味为细末，猪胆汁和为剂，每一胡桃大，入巴豆仁一枚置其中，用油单一重裹之，蒸熟，去巴豆，用米一升许蒸，米熟为度，入后四味为丸。如难丸，少入面糊，丸麻子大。每服十丸、十五丸，清米饮下，食后、临卧，日进三两服。

【功用】清热杀虫消积。

【主治】一切惊疳，腹胀，虫动，好吃泥土生米，不思饮食，多睡，吲嗜，脏腑或秘或泻，肌肤黄瘦，毛焦发黄，饮水，五心烦热，能杀虫，消胀进食，治疮癣，常服不泻痢方。

【方解】方中胡黄连、黄连、苦楝、芜荑杀虫；芦荟、青黛清热；干蟾头治疳；麝香通络；又用巴豆攻积；猪胆增液，以治疳庾虫积，里有热结之证。

【方论】

张山雷："此方清热为主，而兼杀虫消积者，然苦寒有余，而消积杀虫，尚嫌不及。方下叙述各症，虫积已深，尚宜加味，其麝香亦觉太多，又青黛入药，古人所用，当是蓝靛之精华，而今则是浊滓，殊不相宜，蟾头疑是蟾腹之误。"（《小儿药证直诀笺正》）

【临证提要】 本方功能清热杀虫，方名下主治各证，皆小儿疳证虫积之患。但方中诸药，似以清热为主，消疳杀虫，尚嫌不足。干蟾有杀虫治疳作用，而方用干蟾头，头字可能有误，宜删。用油单一重裹之，即用油单纸一层裹药。

钱氏治疗肥热疳的胡黄连丸，较《太平圣惠方》"治小儿五疳、羸瘦，毛发干黄，吃食不恒"的雄黄丸仅少雄黄一味。治冷热疳泻之如圣丸又较《太平圣惠方》中"治小儿五疳，齿焦，四肢黄瘦"的五蟾丸多使君子、麝香两味。其治一切惊疳、虫动，腹胀不食，好吃泥土的大胡黄连丸，亦系雄黄丸、五蟾丸二方化裁而来，这足以说明钱氏不仅善于化裁仲景诸方，对于仲景以下，迄至与他所处时代相近的诸医名方亦广采博引，变通为用。

榆仁丸

【来源】 源于宋·钱乙《小儿药证直诀·卷下·诸方》。

【组成】 榆仁去皮　黄连去头，各一两

【用法】 上为细末，用猪胆七个，破开取汁，与二药同和入碗内，甑上蒸九日，每日一次，候日数足，研麝香五分，汤浸一宿，蒸饼同和成剂，丸如绿豆大。每服五七丸至一二十丸，米饮下，无时。

【功用】 杀虫除疳，清热消积。

【主治】 疳热瘦悴，有虫，久服充肥。

【方解】 方中榆仁微辛平无毒，能杀虫除疳疾；黄连苦寒，能燥湿清疳热；麝香通窍；猪胆汁健胃，以治热疳而有虫者。

【方论】

张山雷："此方亦觉无谓，既有上下两方，何必多此复叠重累，大同小异为耶。"（《小儿药证直诀笺正》）

【临证提要】 据李时珍《本草纲目》木部三十五卷榆树条下："荚仁，气味微辛，平无毒……似芜荑，能助肺杀诸虫，下气，令人能食，消心腹间恶气，卒心痛。"本方榆仁与黄连并用，是治疳热虫积之症。

按语 榆仁丸与橘连丸相比较，仅以榆仁易橘皮，故榆仁丸兼杀虫，橘连丸可调气，二方微有不同。

大芦荟丸

【来源】源于宋·钱乙《小儿药证直诀·卷下·诸方》。

【组成】芦荟研　木香　青橘皮　胡黄连　黄连　白芜荑去扇秤　雷丸破开,白者佳,赤者杀人,勿用　鹤虱微炒,各半两　麝香二钱,另研

【用法】上为细末,粟米饮丸绿豆大。米饮下二十丸,无时。

【功用】治疳杀虫,和胃止泻。

【主治】虫积腹痛。

【方解】方中芦荟、二连清热消疳;芜荑、雷丸、鹤虱驱蛔杀虫;木香、橘皮行气和胃;麝香芳香解毒宣窍,故能治疳杀虫。

【方论】

张山雷:"此方杀虫清热,双管齐下,尚嫌消积之力不足,可加干蟾、鸡内金等,又使君子肉,除虫甚效,且无峻厉太过,克剥元阴之弊,威而不猛,可为疳虫必用之品。西药有山道年精一种,亦有奇功,是可采也,麝香亦太多,减半用之可也。"(《小儿药证直诀笺正》)

【临证提要】本方杀虫清热,双管齐下,诸药合用,杀疳虫、清里热、和胃气、复津液,奏效颇佳。大芦荟丸是杀虫健脾法的代表方剂。《小儿药证直诀·下卷·诸方》中说:"大芦荟丸,治疳杀虫,和胃止痛"。方药针对小儿虫积腹痛,或经久不愈转化成疳诸证而设。全方具有杀虫定痛,和胃止呕等功效。临床上如遇体虚小儿,可配合健脾益气的四君子汤以消补兼施,温中寓清,效果理想。

龙骨散

【来源】源于宋·钱乙《小儿药证直诀·卷下·诸方》。

【组成】砒霜　蟾酥各一字　粉霜五分　龙骨一钱　定粉一钱五分　龙脑半字

【用法】上先研砒粉极细,次入龙骨再研,次入定粉等同研,每用少许傅之。

【功用】蚀疮去腐,清胃泻火。

【主治】疳,口疮,走马疳。

【方解】此方定粉、粉霜辛寒泻下，以清胃中毒火；砒石为走马牙疳之圣药，功能蚀疮去腐；再入蟾酥、龙脑以通络；龙骨敛疮收口，故能治走马疳。

【方论】

张山雷："牙疳而名曰走马，其症之急可知，顷刻蔓延，腐烂极速，穿唇溃腮，即不可救，此胃中一团毒火，非大清胃热，或急下不可，外治药单方，则砒枣散可用，一味信石，打小块如枣核许，以大红枣去核，每核嵌入信石一块，入炭火煅炭，俟烟尽取出（此烟即是砒霜，人须避之。）加梅花冰片十分之三，同研细，掺之颇效。砒固毒物，然此法制过，信石本质已是无多，故不为害，钱仲阳此方，分量颇有斟酌，亦可用飞净人中白，掺之佳，另以白马乳内服，亦可以马乳洗腐处，治之及早，尚可十全五六，飞净人中白，亦可调入马乳中服。寿颐近得一简便单方，用藤黄（即画家所用之物，以空心如笔管者为佳，名笔管黄。）研细，掺腐肉上极效，已实验过。"（《小儿药证直诀笺正》）

【临证提要】走马牙疳，因其腐烂迅速，势如走马故名。可见病程发展之快，最初局部为紫黑色硬结，继而坏死，唇颊部可以发生穿孔，牙齿松动或脱落，口中有特殊臭味，此是胃中毒火壅盛上灼所致。古方并有砒枣散方，即用砒霜合红枣同煅研末，可治走马牙疳。张山雷在《小儿药证直诀笺正》一书中说："寿颐近得一简便单方，用藤黄，（即画家所用之物，以空心如笔管者为佳，名笔管黄）研细，掺腐上极效，已实验过。"可资参考。

橘连丸

【来源】源于宋·钱乙《小儿药证直诀·卷下·诸方》。

【组成】陈橘皮一两　黄连一两五钱去须，米泔浸一日

【用法】上为细末，研入麝香五分，用猪胆七个，分药入在胆内，浆水煮，候临熟以针微扎破，以熟为度，取出，以粟米粥和丸，绿豆大。每服十丸至二三十丸，米饮下，量儿大小与之，无时。

【功用】清热燥湿，行气消积。

【主治】疳瘦，久服消食和气，长肌肉。

【方解】方中陈皮，辛苦温，归脾肺经，有理气调中，燥湿化痰之功效，用于脾胃气滞的脘腹胀满、嗳气、恶心呕吐，亦可用于湿浊中阻所致的胸闷

腹胀、纳呆倦怠、大便溏薄等症。《本草纲目》评价此药："橘皮，苦能泄能燥，辛能散，温能和，其治百病，总是取其理气燥湿之功。同补药则补，同泻药则泻，同升则升，同降则降。"黄连苦寒，清热燥湿，麝香通窍，胆汁消积，诸药合用，疳证轻者宜之。

【方论】

张山雷："此清火之专剂，轻症可用，缓缓图功。"（《小儿药证直诀笺正》）

【临证提要】橘连丸（橘皮、黄连）是调气和胃法的代表方剂。方中二药辛苦相济，可治胃气不和，运化失司所致之胃热呕逆，不思饮食，消化呆滞等证，本方实为调气和胃的良方。

小儿疳瘦皆气血虚惫，肠胃受伤所致，小儿脏腑娇嫩，饱食无节则易伤，若哺乳饮食失常，则易导致食积，久积则为疳。脾主肌肉四肢，脾不健则四肢肌肉消瘦，单纯补脾则积滞不易祛除，用陈皮调畅中焦，黄连祛湿除热，加之饮食调理则中焦健，水谷得以运化，气血得以填充四肢，则肌肉生矣。

龙粉丸

【来源】源于宋·钱乙《小儿药证直诀·卷下·诸方》。

【组成】草龙胆　定粉　乌梅肉焙秤　黄连各二分

【用法】上为细末，炼蜜丸，如麻子大。米饮下一二十丸，无时。

【功用】清热杀虫。

【主治】疳渴。

【方解】此方定粉、乌梅杀疳虫；草龙胆、黄连疗疳热，虫去热解，津回渴止，故能治疳渴。

【方论】

张山雷："清热生津，意亦可法，定粉即是铅粉，质重有毒，内服殊非所宜，可去之。"（《小儿药证直诀笺正》）

【临证提要】此方应是清热生津之剂，故治疳渴，但方内定粉一味，即是铅粉，为有毒之品，不宜内服，应删去。草龙胆据《中国药学大辞典》记载，认为草龙胆是龙胆草的别名，按龙胆草性味苦寒，泻肝胆两经之实火，并不是清热生津之品，宋代药物名称以及诸药之别名，可能与今时有异，如本书诸方中的牛李子，和上方的草龙胆均须待考。今据王世民同志考证："按草龙胆不是龙胆草的别名，而是紫红獐芽菜，也叫青叶胆。性味苦寒，能清热解毒，治热淋黄疸诸症，如是其功用似与龙胆草相近。"

香银丸

【来源】源于宋·钱乙《小儿药证直诀·卷下·诸方》。

【组成】丁香 干葛各一两 半夏汤浸七次，切焙 水银各半两

【用法】上三味，同为细末，将水银与药同研匀，生姜汁丸，如麻子大。每服一二丸至五七丸，煎金银汤下，无时。

【功用】降逆止吐。

【主治】吐。

【方解】此方半夏降逆，丁香温脾，水银镇胃，干葛生津而止呕吐。然水银入丸，易致中毒，可易之以黄连。

【方论】

张山雷："吐有虚实寒热，治各不同，是方丁香、干葛，已嫌庞杂，而以生汞入丸之子，流弊滋多，何可为训。"（《小儿药证直诀笺正》）

【临证提要】本方用丁香、半夏似属治寒吐为宜。葛根升阳明胃津，而呕吐为胃失和降，浊气上逆，故于呕吐似欠妥贴。水银为有毒之汞剂，故此方不足为法。

金华散

【来源】源于宋·钱乙《小儿药证直诀·卷下·诸方》。

【组成】黄丹煅一两 轻粉一钱 黄柏 黄连各半两 麝香少许

【用法】上为末，先洗，次干掺之，如干癣疮，用腊月猪脂和敷，如无，用麻油亦可，加黄芩、大黄。

【功用】清热解毒，祛湿杀虫。

【主治】干湿疮癣。

【方解】此方为皮肤干湿疮癣之外治药。黄连、黄柏除热，合黄丹、轻粉祛湿杀虫，麝香活络，诸痒疮湿疹宜之。

【方论】

张山雷："此皮肤病之外治药，能燥湿杀虫，诸痒疮流水者宜之。"（《小儿药证直诀笺正》）

【临证提要】 此方为治皮肤病之外用方，能燥湿杀虫，诸痒疮流水者可用此方。

安虫丸

【来源】 源于宋·钱乙《小儿药证直诀·卷下·诸方》。

【组成】 干漆三分，杵碎炒烟尽　雄黄　巴豆霜一钱

【用法】 上为细末，面糊丸，黍米大，量儿大小与服，取东行石榴根煎汤下，痛者煎苦楝根汤下，或芜荑汤下五七丸至三二十丸，发时服。

【功用】 温中止痛，杀虫。

【主治】 上、中二焦虚，或胃寒虫动及痛。

【方解】 方名安虫，实是杀虫之药，干漆有大毒，必不可用。若用安蛔之方，可用"连梅安蛔汤"（胡黄连、炒川椒、白雷丸、乌梅、黄柏、槟榔）治蛔虫症而有热者。如脾胃虚寒的患者，可用"理中安蛔汤"（党参、白术、茯苓、川椒、乌梅、炒干姜）。

【方论】

张山雷："虫非腹中应有之物，有之则除恶务尽，干漆、巴霜杀虫峻烈，方药极厉，而乃以安虫名，然用药如是，仍是杀之，安于何有？惟干漆大毒，必不可尝，宜以使君子之类易之，苦楝根、芜荑皆杀虫捷药，不嫌其猛，惟脾胃虚者，必须补脾以善其后。"（《小儿药证直诀笺正》）

【临证提要】 此方为杀虫之峻剂，又有温中止痛之效，适用于胃寒虫痛而体壮者。《笺正》说："干漆大毒，必不可尝，宜以使君子之类易之，苦楝根、芜荑皆杀虫捷药，不嫌其猛，惟脾胃虚者，必须补脾以善其后。"

芜荑散

【来源】 源于宋·钱乙《小儿药证直诀·卷下·诸方》。

【组成】 白芜荑去扇秤　干漆炒各等份

【用法】上为细末，每服一字，或五分、一钱，米饮调下，发时服。上方《杜壬养生必用方》同，杜亦治胃寒虫上。

【功用】杀虫止痛。

【主治】胃寒虫痛。

【方解】方中诸药皆为杀虫专剂，以治胃寒虫痛，方中干漆一味，切不可用。

【方论】

张山雷："此亦杀虫之方，干漆必有以易之，乃佳。"（《小儿药证直诀笺正》）

胆矾丸

【来源】源于宋·钱乙《小儿药证直诀·卷下·诸方》。

【组成】胆矾真者一钱为粗末　绿矾真者二两　大枣十四个去核　好醋一升　使君子二两去壳　枳实去瓤炒三两　黄连　诃黎勒去核各一两，并为粗末　巴豆二七枚，去皮破之　夜明砂一两　虾蟆灰存性一两　苦楝根皮末半两

【用法】胆矾、绿矾、大枣、好醋以上四物同煎，熬令枣烂和后药；使君子、枳实、黄连、诃黎勒、巴豆以上五物同炒令黑，约三分干，入后药。夜明砂、虾蟆灰、苦楝根皮以上三物再同炒，候干，同前四物杵罗为末，却同前膏和入臼中，杵千下。如未成更旋入熟枣肉，亦不可多，恐服之难化。太稠，即入温水，可丸即丸，如绿豆大。每服二三十丸，米饮温水下，不拘时。

【功用】消积杀虫，和中止泻。

【主治】疳，消癖，进食止泻，和胃遣虫。

【方解】此方为杀虫消癖之方，胆矾、绿矾燥湿杀虫；枳实、巴豆破气攻泻，药力较猛，故用大枣以和之，诃子以敛之；使君子、苦楝根皮都属杀虫之品。黄连、夜明砂、干蟾是清疳热消疳胀之药，故本方是治疳消癖杀虫之剂。

【方论】

张山雷："胆矾、皂矾，杀虫消癖之力皆猛，再加巴霜下积，药力甚峻，故以大枣和之，此除虫积之主方，有此则上二方亦无所用矣！但峻攻之后，必宜培补，而平居饮食，又必慎之又慎，虫积易成疳，慈幼者其知之。"（《小

儿药证直诀笺正》)

【临证提要】本方有消积杀虫，和中止泻之功，然药力峻猛，攻下之后当以培补中土为宜。

真珠丸

【来源】源于宋·钱乙《小儿药证直诀·卷下·诸方》。

【组成】木香　白丁香真者　丁香末五分　巴豆仁十四个，水浸一宿，研极腻　轻粉各五分，留少许为衣　白滑石末二钱

【用法】上为末，研匀，湿纸裹烧，粟米饭丸麻子大。一岁一丸，八九岁以上至十五岁服八丸，炮皂子煎汤放冷下。挟风热难动者，先服凉药一服；乳癖者，减丸数，隔日临卧一服。

【功用】行气攻痰，杀虫消积。

【主治】小儿虚中，一切积聚、惊涎、宿食、乳癖。治大小便涩滞，疗腹胀，行滞气。

【方解】此方行气攻痰，与杀虫消积诸味相辅而行。方中三香（木香、白丁香、丁香）理气行滞；轻粉、巴豆化痰泻下；滑石渗湿利窍，可治积聚、惊痫、单腹胀等证。方中白丁香即麻雀屎，腊月采得，去两畔，钵中细研，以甘草水浸一夜，去水焙干，用治癥瘕久痼诸病，取雀食诸谷，易致消烂之义。

【方论】

张山雷："是方以行气攻痰为法，与杀虫消积诸方相辅而行，巴豆不去油，终嫌太毒，还是用霜，稍为和缓，服法甚佳，不可多也，但药味如是，而方名乃曰真珠，最不可解。"（《小儿药证直诀笺正》）

【临证提要】方以行气攻痰为主，方名真珠，而无珍珠，不知何故。方中有轻粉，巴豆都属有毒之品，不可妄用。

消坚丸

【来源】源于宋·钱乙《小儿药证直诀·卷下·诸方》。

【组成】硇砂末　巴豆霜　轻粉各一钱　水银砂子两皂子大　细墨少许　黄明

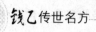

胶末五钱

【用法】上同研匀，入面糊丸，如麻子大。倒流水下，一岁一丸，食后。

【功用】消积散结，攻下积滞。

【主治】乳癖及下交奶，又治痰热膈实，取积。

【方解】此方为消癖而设，硇砂消积散结；轻粉、水银砂子杀虫；巴豆霜攻下积滞；细墨、黄明胶降火滋阴以平血分之炎热。

【方论】

张山雷："是方亦为消癖而设。硇砂无真者，汞亦不妥，是书中消导之方已多，此不可用，而方下交奶二字，当为宋时人之俗语。不知何解。"（《小儿药证直诀笺正》）

按语 交奶，即交乳，指交媾后之乳汁。古人认为此乳不可哺儿，哺之则病，故应下之。

百部丸

【来源】源于宋·钱乙《小儿药证直诀·卷下·诸方》。

【组成】百部三两炒 麻黄去节 杏仁四十个，去皮尖，微炒，煮三五沸

【用法】上为末，炼蜜丸如芡实大，热水化下，加松子仁肉五十粒，糖丸之，含化大妙。

【功用】宣散风寒，温润止咳。

【主治】肺寒壅嗽，微有痰。

【方解】方中百部甘苦平，归肺经，有润肺止咳、灭虱杀虫之功，对于新久咳嗽、百日咳、肺痨咳嗽均可加减配伍应用。杏仁味苦微温，可止咳平喘，润肺通便。麻黄辛微苦温，有发汗、平喘、利水之效。对于外感风寒，所致肺气壅遏的喘咳证，常与杏仁、甘草等其他止咳平喘药同用。诸药合用，治疗外感风寒，肺郁咳嗽诸症。

【方论】

张山雷："此为肺受外寒，痰饮咳嗽之方。麻杏开肺，疏泄感邪，百部温润，降逆定嗽，选药颇佳，是方麻黄不言分量，必有误，但此是汤剂而作丸子，虽用热水化下，效力恐亦不灵，颐谓以丸子打碎，煎汤为妙。"（《小儿药证直诀笺正》）

【临证提要】百部丸用于肺感外寒而致咳嗽，有痰量少，表证较轻者。肺为娇脏，既畏寒喜温，又畏火喜清，过寒则伤阳，过热则损阴。小儿病理变化"易寒易热"，故运用辛甘发散之品宜缓不宜峻，应注意调节药性。方中麻黄、杏仁宣肃肺气，疏散外邪；百部温润，降逆定嗽。如加入松子仁，用糖做成丸药含化服用，尤适宜于小儿。后世医家遵照钱乙组方旨意在其基础上有所发展，如元代曾世荣"羌活散"、"清肺饮"，王大纶"加味参苏饮"，万全"加味华盖散"等。此类方剂多由麻黄汤和百部丸演化而来，在用药上考虑到寒热虚实之变，方较妥帖。现在临床上还可用杏苏散、金沸草散、三拗汤等加减化裁，亦不失其组方之义。张山雷评价此方说："麻杏开肺，疏泄外邪，百部温润，降逆定嗽，选药颇佳。"他指出：方中麻黄无剂量，必是有误。此方为《医方集成》、《南北经验方》、《袖珍方》、《卫生简易方》等方书多次载录，故本方确为温肺祛痰之良方。

紫 草 散

【来源】源于宋·钱乙《小儿药证直诀·卷下·诸方》。

【组成】钩藤钩子　紫草茸_{各等份}

【用法】上为细末，每服一字，或五分、一钱，温酒调下，无时。

【功用】凉血解毒，透发斑疹。

【主治】发斑疹。

【方解】紫草凉血解毒，与钩藤同用，用酒调服，以助斑疹透散。

【方论】

张山雷："仲阳之所谓斑疹，即痘疮及瘖子。钩藤开泄，紫草清血解毒，以酒调服，助其透泄，能发能情，不卑不亢，是助正达邪稳妥之法。"（《小儿药证直诀笺正》）

【临证提要】对于感受麻痘痧疹之类疫疠之邪，总的治疗原则疏风透泄，清热解毒，故初起用紫草、钩藤（紫草散）疏散风热，助正达邪，而收佳效。

秦艽散

【来源】源于宋·钱乙《小儿药证直诀·卷下·诸方》。

【组成】秦艽去芦头切焙　甘草炙各一两　干薄荷半两勿焙

【用法】上为粗末，每服一二钱，水一中盏，煎至八分，食后温服。

【功用】退虚热，散风热。

【主治】潮热，减食，蒸瘦方。

【方解】秦艽祛风通络，能退虚热。薄荷辛凉疏解，而散风热。炙甘草和中，为治虚热的和平中正之方，故能治潮热、减食、蒸瘦等症。

【方论】

张山雷："此变蒸发热和平中正之药。变蒸本非大病，惟既发热减食不可无以治之，故立是方。秦艽通络和血，薄荷清泄散热，药性冲和，不伤正气，仲阳真善于逢迎世故者。"(《小儿药证直诀笺正》)

【临证提要】秦艽散治潮热、减食、蒸瘦等症，与《太平圣惠方》中的秦艽散相较，方名同而药物多一味干薄荷。考薄荷一味，轻清凉散，入肺、肝二经，善解风热之邪。《新修本草》谓其能治"心腹胀满"，《本草求真》谓能治"惊热骨蒸"。可见，于秦艽、甘草二药中伍以薄荷，则其解热除蒸之功更著。

地骨皮散

【来源】源于宋·钱乙《小儿药证直诀·卷下·诸方》。

【组成】地骨皮自采佳　知母　银州柴胡去芦　甘草炙　半夏汤洗十次，切焙
人参切去顶焙　赤茯苓各等份

【用法】上为细末，每服二钱，姜五片，水一盏，煎至八分，食后温服，量大小加减。

【功用】退虚热，除潮热。

【主治】虚热潮作，亦治伤寒壮热，及余热方。

【方解】此方人参、茯苓、半夏、甘草以和脾胃，脾胃和则营卫调而虚热退，更有地骨皮滋阴除蒸，银柴胡散热，知母壮水清热，入生姜作引，正是

发散妙法，故适宜于虚热之证，病后阴虚中馁亦佳。若伤寒壮热则不可轻投。

【方论】

张山雷："此以退热为主，而兼养正，虚热固宜，病后阴虚余热亦佳。若曰伤寒壮热，似嫌太泛。然小儿阴阳俱薄，虽是伤寒，亦非大病，以生姜作引，正是发散妙法，固未尝不可通用也。"（《小儿药证直诀笺正》）

【临证提要】 地骨皮散为钱氏清退虚热之方。方中地骨皮甘淡性寒，归肺肾经，有凉血退蒸、清泄肺热之功，可治阴虚血热、小儿疳疾发热及骨蒸潮热、盗汗等。知母苦甘寒，归肺胃肾经，有清热泻火、滋阴润燥之功，对于阴虚潮热，可与滋阴药相伍应用。银柴胡甘微寒，有退虚热之功，多与地骨皮配伍应用。甘草炙用可补脾益气。半夏可燥湿化痰，降逆止呕。人参甘温大补元气，补脾益肺，生津止渴，对于热病气律两伤之虚证可用之。赤茯苓偏于利水渗湿，同时有健脾之效。综观本方，养阴清热与补虚扶正共用。热病之后必伤阴液，胃喜湿恶燥，胃阴不足，则必影响中焦运化而致气阴两虚，本方正为此而设。此方虽用生姜发散，然地骨皮、知母、银柴胡三药，系退虚热之剂，若施于伤寒壮热邪盛之证，究非所宜。

伤风感冒是儿科常见病证。由于小儿稚阴稚阳，腠理不密，抵抗力弱，如遇气候骤变，寒暖失常，稍不注意，易为外邪所乘，发为感冒。钱氏对伤风的辨治要领是：病尚在表则当发散，可用大青膏；若邪传里或里实热证，则需攻下，可用大黄丸或三黄丸；风热痰盛、腑实便秘者，可用犀角丸清热疏导，但一定要审慎，切不可妄攻误下或苦寒太过，以免损伤小儿脏腑。若攻伐太过，胃中虚热，饮水无力，当用白术散滋生胃中津液以图康复；若热邪患及心神而现昏睡，则可用抱龙丸解毒开窍；若病后余热未尽，或虚热潮作者，也可用地骨皮散。钱氏从整体观着眼，不但抓住小儿伤风重症（昏睡、发热、呵欠、顿闷），而且还注意到伤风的兼见症（即伤风对脏腑的影响）：如兼见手足冷、大便自利、腹胀等症，这是伤风而兼脾怯（或兼见食积）；若伤风犯肺，则见闷乱、喘息、哽气、咳嗽；扰心则惊悸；兼肾则畏明。这些都是由于小儿素体脏虚，以致外邪易于侵袭，治疗除发散风寒之外，还须注意到脏虚的一面，或补其本脏，或补其母脏，方不致误。发热也是儿科常见证候之一，伤风及其他许多疾病均可发热。钱氏在论述发热一证时，往往结合五脏或某病、某案、某方而论述之，故应互参。

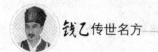

人参生犀散

【来源】源于宋·钱乙《小儿药证直诀·卷下·诸方》。

【组成】人参切去芦三钱　前胡去芦七钱　甘草炙黄二钱　桔梗　杏仁去皮尖略爆干为末，秤各五钱

【用法】上将前四味为末，后入杏仁，再粗罗罗过。每服二钱，水一盏，煎至八分，去滓温服，食后。

【功用】补虚扶正，祛风散寒。

【主治】小儿时气寒壅、咳嗽，痰逆喘满，心忪惊悸，脏腑或秘或泄，调胃进食。又主一切风热，服寻常凉药即泻而减食者。

【方解】方用前胡祛风宣肺，下气降痰，桔梗宣肺开闭，祛痰排脓。桔梗主升，前胡能降，故两药相配，一升一降，是宣肺祛痰的主药，杏仁疏肺散寒，降气祛痰以平喘咳。人参、炙甘草补虚扶正，故本方能治体虚而外感风寒咳嗽有痰之证。

【方论】

张山雷："此方选药五味，是治风寒轻感，咳嗽有痰，疏泄感邪，降逆止嗽之法，与前百部丸可以相辅而行。方下所谓时气寒嗽，痰逆喘满，及一切风热，皆是正治，惟既有寒邪而兼痰嗽，人参似非所宜，然稚阴本薄，扶正祛邪，亦是古人恒法，但方名生犀，而药中无犀，更以所治诸症参之，亦万无用生犀之理，此则不可索解者矣。"（《小儿药证直诀笺正》）

【临证提要】此方治风寒轻感咳嗽有痰之证。方用人参扶正，甘草、桔梗疏泄感邪，前胡、杏仁降逆止嗽，与前百部丸可以相辅而行。但方名生犀散而药中无犀，恐有错简脱漏。

治囟开不合鼻塞不通方

【来源】源于宋·钱乙《小儿药证直诀·卷下·诸方》。

【组成】天南星

【用法】天南星大者，微炮去皮，为细末，淡醋调涂绯帛上，贴囟上，火

炙，手频熨之。

【功用】内服祛风化痰，外治解颅囟开。

【主治】囟开不合、鼻塞不通。

【方解】方中独用一味天南星功能祛风化痰，外敷治解颅囟开。

【方论】

张山雷："解颅乃先天气血俱虚，真阳亦衰，治宜温补，保元汤或可有效，外用敷药，只可参用温煦，寿颐有治验，已录上卷。天南星大毒，乃作外敷末药，岂是幼孩柔脆肌肤所能胜任，况其为囟解不合者乎？果用此法，必有大害。"（《小儿药证直诀笺正》）

【临证提要】本方乃治解颅囟开外敷之方，此与涂囟法大体相同，仅药味有别，可互参。解颅一证，按中医学认为是先天气血不足，肾气虚衰所致，而西医学则属"脑积水"一症。天南星功能祛风化痰，外敷治解颅囟开，临床有待验证。

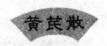

黄芪散

【来源】源于宋·钱乙《小儿药证直诀·卷下·诸方》。

【组成】牡蛎煅　黄芪　生地黄各等份

【用法】上为末，煎服，无时。

【功用】益气滋阴，固涩止汗。

【主治】虚热盗汗。

【方解】方中牡蛎，味咸微寒，归肝肾经，有平肝潜阳、软坚散结、收敛固涩的作用，本品煅用长于收敛固涩，可用于虚热盗汗，常与黄芪、小麦、麻黄根配伍。黄芪，甘微温，归脾肺经，可以补气升阳，益气固表，托毒生肌，利水消肿，可用于卫气虚所致表虚自汗，常配伍牡蛎、小麦、麻黄根等使用，亦可用于阴虚引起的盗汗，但须与生地黄、黄柏等滋阴降火药同用。生地甘寒质润，苦寒清热，入营血分，为清热凉血，养阴生津之要药。三药合用，益气滋阴，固涩止汗，共奏其功。

【方论】

张山雷："养阴涵阳，兼以实表，方虽三物，立法已备，但牡蛎可以滋阴，亦以涩敛浮阳，生用较为有力，是有自然粉质，其性颇黏，已含涩敛功

用，煅之则大失其真，此类恶俗，金元以后，多承其弊，而源实自宋人开之。"（《小儿药证直诀笺正》）

【临证提要】小儿盗汗者，为睡卧而自汗出也。小儿阴阳之气薄弱，腠理不固，若将养过温，困于睡卧，阴阳之交，津液发泄，而汗自出也。方中生地黄补阴液之亏耗，黄芪益气固表，煅牡蛎收敛固涩，共奏固表止汗，清虚热之功。

虎杖散

【来源】源于宋·钱乙《小儿药证直诀·卷下·诸方》。

【组成】虎杖

【用法】上用虎杖锉，水煎服。量多少与之，无时。

【功用】活血清热止汗。

【主治】实热盗汗。

【方解】成人盗汗多见于阴虚，但在小儿也有实热而致者。虎杖味微苦性平，功能活血清热，血热得清，气血得畅，故实热盗汗可止。

【方论】

张山雷："既曰实热，自宜清热为主，此是单方体裁，未必可恃。"（《小儿药证直诀笺正》）

【临证提要】按虎杖系利湿退黄，活血通经之品，今用于实热盗汗，临床有待验证之。

羊肝散

【来源】源于宋·钱乙《小儿药证直诀·卷下·诸方》。

【组成】羊肝　蝉蜕

【用法】上用蝉蜕末，水煎，羊子肝汤调服二三钱。凡痘疮才欲着痂，即用酥或面油不住润之，可揭即揭去，若不润及迟揭，疮硬即隐成瘢痕。

【功用】明目退翳，疏散风热。

【主治】疮疹入眼成翳。

【方解】方中羊肝明目退翳，佐蝉蜕轻清而疏散风热，故能治疮疹入眼成翳。

【方论】

张山雷："羊肝明目退翳，古皆称之。此虽为痘疮目翳而设，然即非痘疮，凡眼赤翳膜，皆可用之。方后谓痘痂可揭，殊为不妥。"(《小儿药证直诀笺正》)

【临证提要】本方蝉蜕疏风退翳，羊肝明目补肝，虽为痘疮目翳而设，然目赤翳膜也可用之。方后所说之痘痂可揭，后世已有异论。

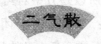 蝉蜕散

【来源】源于宋·钱乙《小儿药证直诀·卷下·诸方》。

【组成】蝉蜕去土取末一两　猪悬蹄甲二两，罐子内盐泥固济，烧存性

【用法】上二味研，入羚羊角细末一分拌匀。每服一字，百日外儿五分；三岁以上一二钱。温水或新水调下，日三四，夜一二，食后服。一年以外难治。

【功用】熄风定惊，疏风散热。

【主治】斑疮入眼，半年以内者，一月取效。

【方解】羚羊角清肝热而熄风定惊，为凉肝之上品；蝉蜕功能疏风散热，退翳透疹；猪蹄滋阴生津。此证之斑疮入眼为毒火炽盛，肝热上亢所致。

【方论】

张骥："猪蹄甲一名猪退，李时珍曰：古方有用左蹄甲者，又有用后蹄甲者，未详其义也。主治痘疮入目生翳，今合蝉蜕用之，其退翳之功更大矣，而又得羚羊角引之以入肝，与上羊肝散同法，然一轻一重，可临时选用也。"

张山雷："此方虽专为痘疮入目而设，然羚羊角清肝上将，凡肝火盛，目赤肿痛，星翳胬肉重症，羚角蝉蜕，皆是必需之品，惟羚角难研，须水磨浓汁，方可有效。"(《小儿药证直诀笺正》)

二气散

【来源】源于宋·钱乙《小儿药证直诀·卷下·诸方》。

【组成】硫黄半两研　水银二钱半研，不见星，如黑煤色为度

【用法】上每服一字至五分，生姜水调下或同炒，结砂为丸。

【功用】温阳补火，散寒降逆。

【主治】冷热惊吐反胃，一切吐利，诸治不效者。

【方解】硫黄大热，入命门以补火，水银大寒，入心包而降阴，所以治真阳虚衰，阴寒之气上逆而呕吐。

【方论】

张骥："此寒热并用之重剂也。硫黄大热，入命门以补火，水银大寒，入心包而降阴；道家所以有汞铅龙虎之喻也。阴阳亏虚，真有回生起死之功。然非监制得宜，认证不差，未可轻投。"（《小儿药证直诀注》）

张山雷："此为真阳无权，阴寒上逆之主药，然生汞入药，究嫌不妥，宜以二物同炒结砂，即古方之灵砂丹也，许叔微《本事方》黑锡丹最佳。"（《小儿药证直诀笺正》）

【临证提要】此方为治真阳虚衰，阴寒之气上逆而呕吐。然方用有毒的硫黄、水银，用之须慎。

麻黄汤

【来源】源于宋·钱乙《小儿药证直诀·卷下·诸方》。

【组成】麻黄去节三钱，水煮去沫，滤出晒干　肉桂二钱　甘草炙一钱　杏仁七个去皮尖麸炒黄研膏

【用法】每服一钱，水煎服。以汗出为度，自汗者不宜服。

【功用】发汗解表，止咳平喘。

【主治】伤风发热无汗，咳嗽喘急。

【方解】风寒伤人肌表，毛窍闭塞，肺气不宣，卫气不得外达，营气涩而不畅，所以外见畏寒发热，头疼，身疼，无汗，脉浮，咳嗽喘急，治当发汗解表，宣肺平喘。麻黄味苦、辛，性温，为肺经专药，能发越人体阳气，有发汗解表、宣肺平喘的作用，所以是方中君药。肉桂辛甘热之品，里有实热者勿用。故张山雷评析此方为："寒邪袭肺，闭塞不通，喘嗽气急，非此方不能捷效。若肺郁有热，则去桂而加石膏，又仲师之麻杏甘石汤也。"方中杏仁止咳平喘，炙甘草调和诸药，缓解麻黄、肉桂峻烈之性。诸药合用，共奏其功。

【方论】

张山雷："寒邪袭肺，闭塞不通，喘嗽气急，非此方不能捷效。若肺郁有热，则去桂而加石膏，又即仲师之麻杏甘石汤也。"（《小儿药证直诀笺正》）

【临床应用】钱乙善用古方，但不拘泥古方，麻黄汤原是《伤寒论》治疗太阳伤寒表实证（症见发热畏寒、头痛、骨节烦疼，无汗而喘，脉浮紧等）之方。方中主以辛温之麻黄发汗开腠，宣肺达邪；辅以辛甘温之桂枝解肌发汗，透达营卫，与麻黄相合则能增强发汗解表的作用；佐以味苦、性辛温之杏仁降肺气，平喘逆；使以甘温之炙甘草调和诸药。然麻黄汤为发汗之峻剂，用于小儿颇嫌其药力峻猛，故钱氏一方面将方中桂枝改为肉桂（肉桂偏于走里，发表之力较桂枝弱），同时将麻黄先水煮去沫，然后漉出晒干，发表之力减弱，散寒而不致过汗；杏仁用 7 个（原方 70 个），降逆而不至于伤肺气。如此一改，深合小儿生理特点。

麻黄汤原本是治疗风寒感冒表实无汗的主方，由于发汗力猛，后人多不敢使用，其实麻黄汤在临床中使用，只要剂量不超常，不像人们所讲的那么可怕。例如冬季风寒袭表，形证俱实，周身畏寒，无汗体痛，头痛恶心，脉象浮紧者，非汗出不足以祛邪，但汗出要恰到好处，不可屡汗伤阳。临床中遇有风寒闭表的情况下，适当掌握麻黄与桂枝配伍的剂量，使汗出适度，可收佳效。

大黄丸

【来源】源于宋·钱乙《小儿药证直诀·卷下·诸方》。

【组成】大黄　黄芩各一两

【用法】上为末，炼蜜丸如绿豆大。每服五丸至十丸，温蜜水下。量儿加减。

【功用】清热泻火。

【主治】诸热。

【方解】此方所以能治诸热者，因大黄能泻阳明之热，黄芩能清肺胃之火，乃内疏之峻剂，故蜜丸、蜜下以缓之。内脏实热积滞于中者宜之。

【方论】

张山雷："前已有三黄丸，则此亦重复。"（《小儿药证直诀笺正》）

【临证提要】钱氏精研伤寒之学，故其治病多用经方化裁。如在治疗诸热证方面，钱氏泻心汤以一味黄连专治小儿心气实，喜仰卧，即深得仲景五泻心汤之秘。钱氏大黄丸和三黄丸二方也是从仲景大黄黄连泻心汤脱化而来。钱氏大黄丸系仲景原方去黄连，仅用大黄、黄芩二味，且大黄用量减半，意在既能泻阳明之实热，更可清金而制木；至于剂型以炼蜜为丸，服法用蜜水送下者，乃取其"丸者缓也，蜜以润之之意"，使该方泻下之力既微且缓，而清热之攻又可充分发挥，故以此方治疗小儿肺胃有热，肝风欲动，里实而有下证者甚合。

使君子丸

【来源】源于宋·钱乙《小儿药证直诀·卷下·诸方》。

【组成】厚朴去粗皮姜汁涂焙　甘草炙　诃子肉半生半煨　青黛各半两，如是兼惊及带热泻入此味，如则变疳不调，不用此味　陈皮去白一分　使君子去壳一两，面裹煨熟，去面不用

【用法】上为末，炼蜜丸，如小鸡头大，每服一丸，米饮化下。百日以上、一岁以下，服半丸，乳汁化下。

【功用】安虫和胃，消疳肥肌。

【主治】脏腑虚滑及疳瘦下利，腹胁胀满，不思乳食。

【方解】方中使君子杀虫；陈皮、厚朴建中而助运化；青黛清肝祛风；诃子涩肠止泻；甘草调理脾胃，丸以蜂蜜，下以米饮，所以又能扶正养胃。

【方论】

张山雷："此亦消积清热杀虫之法，与前大胡连、大芦荟、胆矾丸诸方，互为用，而是方较为和平，轻症宜此，而热盛者，尚非此丸所能胜任。小鸡头，盖指芡实之较小者。"（《小儿药证直诀笺正》）

【临证提要】此方消积杀虫，与前大胡连、大芦荟、胆矾丸诸方相互为用，而是方较平和，轻症宜此，如若疳热内盛，则非此方所能胜任。方后说："炼蜜丸如小鸡头大"是指芡实的较小者。

青金丹

【来源】源于宋·钱乙《小儿药证直诀·卷下·诸方》。

【组成】芦荟　牙硝　青黛各一钱　使君子三枚　硼砂　轻粉各五分　蝎梢十四个

【用法】上末，磨香墨拌，丸麻子大。每三丸，薄荷汤下。

【功用】疏风利痰。

【主治】热痰食积。

【方解】此方为清热涤痰而设。青黛、蝎梢入肝祛风退热；芦荟、牙硝、硼砂清热化痰；使君子、轻粉杀虫消癖；丸以缓之，热痰食积者宜之。

【方论】

张山雷："此方为清热涤痰而设，热痰实积宜之。方下所谓疏风者，古以蝎梢为风药也，然蝎仅用尾，实是泄导下行，非能泄外风者。"（《小儿药证直诀笺正》）

【临证提要】此为清热涤痰之方，疏风用蝎尾，是熄内动之虚风，非疏外受之风邪，方下说："疏风利痰"，则此方可去使君子的杀虫，易天南星、贝母祛痰之品，则较为合适。

烧青丸

【来源】源于宋·钱乙《小儿药证直诀·卷下·诸方》。

【组成】轻粉　粉霜　硇砂各一钱　白面二钱　玄精石一分　白丁香一字　定粉一钱　龙脑十字

【用法】上同一处，研令极细，滴水和为一饼，以文武火烧熟勿焦，再为末，研如粉面，滴水和丸如黄米。每服七丸，浆水化下。三岁以下服五丸，量儿大小，加减服之。

【功用】重镇攻癖，通窍消疳。

【主治】乳癖。

【方解】此方五金石（轻粉、粉霜、硇砂、玄精石、定粉）重镇而攻乳癖，白丁香、龙脑通窍而疗疳积，白面养胃。由于所服无几，又按儿之大小加减，因此药虽猛而力尚缓。

【方论】

张山雷："此亦消积法，硇不可用，前已言之，且本书此类方药，亦已甚多，可不全备，而此方龙脑分量更重，尤其不妥，且十字之分量，古书未见，盖亦有误。"（《小儿药证直诀笺正》）

【临证提要】此方治小儿乳癖，而方中诸药，如轻粉、粉霜、硇砂、定粉等，均是金石攻逐有毒之品，治小儿乳癖药力太峻。孙华士先生曾用干蟾二个，加砂仁、广木香、焦槟榔、鸡内金、焦三仙共研细粉，每服三克，一日两次，赤砂糖拌匀服，效果亦佳。与本方相较，和平中正多矣。

木瓜丸

【来源】源于宋·钱乙《小儿药证直诀·卷下·诸方》。

【组成】木瓜末　麝香　腻粉　木香末　槟榔末各一字

【用法】上同研，面糊丸，如小黄米大。每服一二丸，甘草水下，无时服。

【功用】降气宣通，化湿和胃。

【主治】暑湿吐泻。

【方解】木瓜味酸，有泄木安土之功，并有化湿和胃，治因伤于暑湿的吐泻；木香、槟榔行气消积；腻粉辛寒有毒；麝香芳香走窜，本方用药殊难理解，存疑待考。

【方论】

张山雷："此方能降气宣通，故可止吐。"（《小儿药证直诀笺正》）

【临证提要】此方能降气宣通，故可止吐，但方中腻粉一味，辛寒有毒，不可妄用。

青金丹

【来源】源于宋·钱乙《小儿药证直诀·卷下·诸方》。

【组成】青黛研　雄黄飞研　胡黄连各半两　白附子炮制二钱　水银一钱与腻粉同研　腻粉水银同研　熊胆用温水化入　芦荟研　蟾酥研入各一分　麝香半分　龙脑研

朱砂飞研　铅霜研各一字

【用法】上为细末，令匀，用熬过猪胆汁浸，蒸饼和丸，如黄米大。

【功用】退惊治风，重坠镇怯。

【主治】内热疳积，惊风天钓之证。

【方解】此方青黛、胡黄连、熊胆、蟾酥、雄黄、芦荟清热解毒；水银、腻粉、铅霜、朱砂重坠镇怯；龙脑、麝香通窍醒神；白附子祛风散寒，故以治内热疳积，天钓惊风之证。

【方论】

张山雷："此方苦寒清热，重坠镇怯，故治内热疳积，天钓内风。然脑麝芳香，开窍甚迅，治血冲脑经者，必不相宜，而水银、腻粉，生研入药，亦必不妥。天钓原是俗名，实即古之所谓痉直，后世谓之角弓反张，乃名之为钓，何其可鄙可嗤，一至于此。"（《小儿药证直诀笺正》）

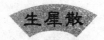

生犀散

【来源】源于宋·钱乙《小儿药证直诀·卷下·诸方》。

【组成】生犀凡盛物者，皆经蒸煮，不堪用，须生者为佳

【用法】上一物，不拘多少，于涩器物中，用新水磨浓汁，微温饮一茶脚许，乳食后，更量大小加减之。

【功用】消毒气，解内热。

【主治】血热妄行之吐、衄，并热毒壅盛之痘疮。

【方解】犀角有清热解毒，凉血止血之功，血分热盛者宜之。犀牛为禁猎动物，犀角已不再入药，现今常用水牛角代之，剂量为犀角用量的 $5 \sim 10$ 倍。

【方论】

张山雷："此与前生犀磨汁方，主治虽异，而病理药理，可以会通，彼治血热之吐衄，并及痘疮不快，亦以里热薰灼，血液不能宣通，而致焦枯黑陷者言之，此云解热消毒，亦无非治热毒耳。犀角极坚，煮汁锉屑，皆不得力，必水磨乃可有功，此方用法极妙，况在今日，价重千金，尤非磨汁不可。"（《小儿药证直诀笺正》）

【临证提要】此方与生犀磨汁方药味、用法、作用均相同。此云消毒气、解内毒，彼云治疮疹不快，吐血衄血。总之，犀角有清热解毒、凉血止血之

功，血分热盛者宜之。

盖心主神明。小儿初生，见闻易动，故神怯而易生惊。心主血脉，其华在面，若面色红润，脉来数，是心气有余之象，其儿易养；若面色昏暗，脉来沉细者，此为不足，其儿多易病而难喂养。心恶热，与风相搏则发搐。心属火，火盛则津液干而病渴。心藏神，热则神乱而卧不安。心气热则胸中亦热，欲言不能而有就冷之意，故合面睡。若心气实则气上下行涩而不畅，合面卧则气不通，故喜仰卧。若心热之气上行则咬牙。舌为心之苗，热则舌破成疮，又为重舌木舌，舌长出不收之病。故钱氏指出：心主惊，若叫哭发热，渴饮抽搐是心气有余之实证，治宜清心泻火，以抑上升之气火，可用泻心汤；若口中气温，心胸部热，避热就冷，俯卧，咬牙，是心火有余而心阴不足之实中夹虚证，治宜清心养阴、利水导热，可用导赤散；若见目淡红等阴虚血热又夹外邪者，可用生犀散；若面黄颊赤，身壮热，心神恍惚者，可用安神丸清热泻火，重坠镇怯，以泄其邪而补其脏。

大黄丸

【来源】源于宋·钱乙《小儿药证直诀·卷下·诸方》。

【组成】大黄一两，酒洗过，米下蒸熟，切片曝干　川芎一两，锉　甘草一分，锉炙　黑牵牛半两，半生熟炒

【用法】上为细末，稀糊和丸，如麻子大。二岁每服十丸，温蜜水下，乳后服，以溏利为度；未利加丸数再服。量大小虚实用之。

【功用】攻涤泻下。

【主治】风热里实，口中气热，大小便闭赤，饮水不止，有下证者，宜服之。

【方解】此方大黄、黑丑攻涤泻下，药力较峻，而佐川芎之升，甘草之缓相辅而行，使泻下而有所制，是用药配伍调剂之法。

【方论】

张山雷："是方大黄、黑丑攻涤极峻，而以川芎之升，甘草之缓，相辅而行，是亦调济之法。"（《小儿药证直诀笺正》）

【临证提要】大黄丸中大黄泄热逐下，方亦以此建功。此方治外感风热，里有热结，大便闭，小便赤，口渴饮水不止之证。服后大便溏利即止；不利，

可略加大剂量，以免伤儿正气。

镇心丸

【来源】源于宋·钱乙《小儿药证直诀·卷下·诸方》。

【组成】甜硝白者　人参切去芦末　甘草炙取末　寒水石烧各一两　干山药白者　白茯苓各二两　朱砂一两　龙脑　麝香各一钱，三味并研碎

【用法】上为末，熟蜜丸鸡头大。如要红，入坯子胭脂二钱，即染胭脂是也。温水化下半丸至一二丸，食后。

【功用】清热重镇，化痰定惊。

【主治】惊热痰盛。

【方解】方名镇心，药用朱砂之重镇宁心；甜硝、寒水石之咸寒清火；龙脑、麝香清凉泄热，芳香开窍；人参、山药、甘草、茯苓补益正气，药性平稳，是治体质虚弱小儿的惊热心神不安诸症之良方。

【方论】

张山雷："方亦重镇清热化痰之法，通补相济，威而不猛，用意固佳，但脑麝分量虽轻，终与内热生惊之症，不甚针对。"（《小儿药证直诀笺正》）

【临证提要】此方亦重镇清热，化痰定惊之剂。方中朱砂、龙脑、麝香镇心定惊，开窍醒神；甜硝、寒水石清热化痰；人参、茯苓、山药、甘草健脾益气，对小儿脾胃素虚之痰热急惊颇为适合。

凉惊丸

【来源】源于宋·钱乙《小儿药证直诀·卷下·诸方》。

【组成】硼砂研　粉霜研　郁李仁去皮焙干为末　轻粉　铁粉研　白牵牛末各一钱　好腊茶三钱，一本无白牵牛末

【用法】上同为细末，熬梨为膏，丸绿豆大。龙脑水化下一丸至三丸。亦名梨汁饼子。及治大人风涎，并食后服。

【功用】涤痰通腑，熄风定惊。

【主治】小儿惊疳热搐。

【方解】本方能镇坠涤痰，泄降通腑，使痰浊从大便而下行，治热盛而喉

中痰吼鸣响，便闭不通之证，使痰热下泄，气火不复上升，而有熄风定惊之功。

【方论】

张山雷： "方与前凉惊丸药物大异，而镇坠涤痰，泄降通府，使痰热并化，地道既通，庶几气不复升，惊搐俱定，以治痰热内滞，生风生惊等证，固自恰合，而是方并无脑麝，不犯芳香以耗泄真气，尤其妥惬。"（《小儿药证直诀笺正》）

【临证提要】 凉惊丸、温惊丸，又名粉红丸，皆"治惊疮"，惟有寒热之分。《直诀·脉证治法·疮疹候》："惟疮疹，病后或发痫……若凉惊，用凉惊丸；温惊，用粉红丸。"《婴童百问》谓凉惊丸："潮热口内涎，手足动摇，此心旺也。治惊疮有热发搐，心神惊悸……"凉惊丸主用草龙胆、牛黄、黄连、龙脑寒降之品清心化痰镇惊，以治热惊，温惊丸用南星化痰祛风定惊，同时少佐寒凉定惊之朱砂、天竺黄等，主治惊搐属寒者。

独活饮子

【来源】 源于宋·钱乙《小儿药证直诀·卷下·诸方》。

【组成】 天麻　木香　独活　防风各一钱　麝香少许研细末和入

【用法】 上每服一钱匕，小者半钱，麦冬熟水调下。

【功用】 疏散风邪，解表清里。

【主治】 肾疳臭息候良方。

【方解】 此治牙疳初发之时口气秽臭，尚未龈肿，故称之谓臭息候。方用独活、防风、天麻疏散风邪；木香理气和中；麝香入络搜邪；麦冬养胃阴，以治初起有风寒表证而内热未盛者。

【方论】

张山雷： "此牙疳初起之方也。牙疳，古称肾疳，盖谓肾阴未充，胃火乃炽，是方合以下共五方，所谓肾疳五候，由浅及深，此治初发之时，口气秽臭，尚未龈肿，故谓之臭息候，方有独活、防风者，制方之意，盖谓风热入胃，故用药如此，然此症实由胃中毒火，蕴结不宣，上蒸齿龈，其病最暴，甚者不三五日即已穿腮落齿，腐鼻缺唇，惨不可治，燎原之祸，非大剂凉解直决西江之水，不能稍杀其炎上之威，断非风药所可妄试。宜鲜生地、鲜石斛、鲜大青（皆捣汁），真金汁等频灌，庶可挽救三四，而马乳外洗内服，尤有奇功。大便不行者，更必承气汤先通地道，釜底抽薪，亟不可缓。"（《小儿药证直诀笺正》）

【临证提要】《幼幼集成·诸疳证治》说："齿属肾，肾主虚，才受热邪，直奔上焦，初起口臭，名曰臭息。次则齿黑，名曰崩砂。甚则龈烂，名曰溃槽。有血迸出，名曰宣露。甚则齿皆脱落，名曰腐根，纵得全活，齿不复生。"本方是治牙疳初起之方，故仅见口气臭秽，尚未龈烂，谓之臭息，然此症实为胃中毒火燔灼，上蒸齿龈，其证变化迅速，三五天内，势见穿腮齿落，腐鼻缺唇之惨。故初起即宜大剂凉解，以杀其炎上之势。而本方有独活、防风等辛温疏散之品，势将风助火威，毒火升腾莫制，故应去风药之升，宜加大剂清热解毒之品，如生地、大青叶、生石膏、黄连、黄芩等味。

三黄散

【来源】源于宋·钱乙《小儿药证直诀·卷下·诸方》。

【组成】牛黄 大黄 生地黄 木香 青黛各等份为末

【用法】上每服一钱匕，熟水调服。

【功用】清热泻火解毒。

【主治】肾疳崩砂候良方。

【方解】此治齿龈已肿，色黑而将腐溃，此即肾疳之崩砂，故用三黄以清热解毒，其中用大黄是釜底抽薪之法，使热毒有下行之势。牛黄、青黛清泻肝胆实火，生地滋阴壮水以制火炎，木香理气和中，诸药合用，以治牙疳崩砂候。

【方论】

张山雷："此治齿龈已肿已腐之方。药用大黄，固为釜底抽薪之计。生地黄即今之鲜生地，古用干地，止称地黄，不加生字，凡曰生地者，皆鲜生地也。"（《小儿药证直诀笺正》）

【临证提要】（见前三黄丸）

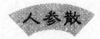

人参散

【来源】源于宋·钱乙《小儿药证直诀·卷下·诸方》。

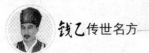

【组成】肉豆蔻炮　胡黄连　人参　杏仁炒　甘草炙，各等份为末

【用法】上每服一钱匕，小者半钱，温熟水调服。

【功用】清热解毒，扶正祛邪。

【主治】肾疳溃槽候良方。

【方解】此治牙疳龈腐已甚，溃至齿根之方。邪盛而正虚，故药用胡黄连之大苦大寒以清热解毒，肉豆蔻温涩，杏仁润利，人参、甘草扶正托邪，以治牙疳溃槽候。

【方论】

张山雷："溃槽者，盖腐烂已甚，溃至齿根，其症已亟，故用胡连之大苦大寒，然此是一团毒火，顷刻燎原，必不当用参之补，而肉蔻温涩，更非所宜。"（《小儿药证直诀笺正》）

槟榔散

【来源】源于宋·钱乙《小儿药证直诀·卷下·诸方》。

【组成】木香　槟榔　人参　黄连　甘草炙，各等份为末

【用法】上每服一钱，小者半钱，熟水调服。

【功用】清火解毒，破气泄降。

【主治】肾疳宣露候良方。

【方解】此治齿龈尽腐、牙根露出之方。药用槟榔泄降，黄连清火，木香调中，参草扶正，邪毒未尽、正气已虚之牙疳宜之。

【方论】

张山雷："宣露者，齿龈尽腐，露出牙根，其候更凶，槟榔泄降，黄连清火，犹为近似，人参、甘草，太觉无谓。"（《小儿药证直诀笺正》）

【临证提要】宣露是齿龈尽腐，露出牙根，其证更凶，方用黄连清火解毒，槟榔破气泄降，尚可解释。而人参、甘草两药，用之存疑。本方宜加生地、犀角、生石膏、大青叶等清热解毒之品。

黄芪散

【来源】源于宋·钱乙《小儿药证直诀·卷下·诸方》。

【组成】黄芪_{蜜炙}　牛黄　人参　天麻　蝎_{去毒}　杏仁_炒　白茯苓　川当归　生地黄_洗　熟干地黄_{洗，各等份为末}

【用法】上每服小者半匕，煎天冬熟水调服，麦冬亦得。

【功用】扶正祛邪，托里排毒。

【主治】肾疳腐根候良方。

【方解】此治牙根而致齿龈腐烂至牙根，已近穿腮落齿之候，正气更虚而邪毒仍炽，故用人参、黄芪、茯苓补气；当归、生地黄、麦冬滋阴；牛黄清热解毒；天麻、全蝎祛风；杏仁降气，扶正祛邪，托里排毒，以治牙疳腐根候。

【方论】

张山雷："牙疳而至腐根，已邻于穿腮落齿，焚身之祸，亟于眉睫，大剂沃焦，犹虞不及，何反以生芪、二地等滋补从事，甚不可解。此上五方，虽自谓良方，而揆之病情药性，殊不相称，必无桴应之理，存而不论可也。此后三方，亦同此弊，皆不可恃。"（《小儿药证直诀笺正》）

【临证提要】牙疳而至腐根，将出现落齿穿腮之危，大剂清凉解毒，犹恐不及。今反用黄芪、人参、熟地等补剂，药不对证，恐难获效，存疑待考。

地骨皮散

【来源】源于宋·钱乙《小儿药证直诀·卷下·诸方》。

【组成】生干地黄_{半两}　真地骨皮　细辛_{各一分}　五倍子_{炒令焦，二钱}

【用法】上为末，每用少许敷之，频与功效，多不妨。

【功用】滋阴降火，涩疮敛肌。

【主治】小儿肾疳，龈腭、牙齿肉烂腐臭，鲜血常出。

【方解】牙疳而致龈腭腐臭，鲜血直流，乃阴虚火炎，血络破损之故。此方药用地骨皮、生地黄以养阴凉血，滋填下元，佐以细辛入肾散寒，五倍子涩疮敛肌，使虚火得降，疮疳能愈。

【方论】

张山雷："牙疳而至龈腭腐臭，鲜血自流，症情何等危急，此非大剂寒凉不可者，是方虽以地骨为主，而反有细辛之辛升，五倍之涩敛，皆与是病相反，古人制方之意，真不可晓，方后数行，文义颇多未顺，可以知制此方者

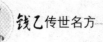

之学问识力矣。"(《小儿药证直诀笺正》)

【临证提要】《本经》所载,疳证有五,谓五脏所受得其名。今述肾疳一脏,有五证候者,最为要急,不可同常。此疾具陈有五种候传迅疾可畏,乃知走马之号不诬。初发之时,儿孩口臭,上干胃口,气息臭郁;渐进损筋,龈肉生疮,或肿或烂,其齿焦黑;又进,从牙槽内发作疮,破溃脓烂;又进,热逼入脉,常血出,其热注久,牙龈腐坏,槽宽齿脱,六七岁孩落尽,不复更生,岂可治疗!今以妙方,宜速与随其传变而理,不待疾作而后药也。

兰香散

【来源】源于宋·钱乙《小儿药证直诀·卷下·诸方》。

【组成】轻粉 兰香末各一钱 密陀僧半两,醋淬为末

【用法】上研如粉,敷齿及龈上,立效。

【功用】外治治疳。

【主治】小儿走马牙疳,牙齿溃烂,以至崩砂出血齿落者。

【方解】此方明言治小儿走马疳,病情当极危急,除用此方外治之外,尤需内服大剂清热解毒、泻热救焚之剂。

【方论】

张山雷:"此亦病重药轻,必无小效。方后数行,文义尤其不堪。前亦有兰香散。"(《小儿药证直诀笺正》)

【临证提要】婴孩受病,证候多疳,良由气郁三焦,疳分五脏,内有肾经,常虚得疳,名之曰急,以走马为喻,治疗颇难。此等证,初作口气,名曰臭息;次第齿黑,名曰崩砂;盛则龈烂,名曰溃槽;又盛血出名曰宣露;重则齿自脱落,名曰腐根。其根既腐,何由理之?嗟乎!豪家育子,哺以甘肥,肾堂受之虚热,或因母在难月,恣食浓味,令儿所招,俱非偶然而作。今将秘方述于后。

前二十七方兰香散,与本方相似,张山雷对本方的笺正说:"此亦病重药轻,必无小效。方后数行,文义尤其不堪。"孙华士先生认为本书的附方,可能系后人所加,如地骨皮散方和兰香散方后所议之文,不似宋人笔墨,可资参考。

敷齿立效散

【来源】源于宋·钱乙《小儿药证直诀·卷下·诸方》。

【组成】鸭嘴胆矾一钱匕，煅红研　麝香少许，共研匀

【用法】每以少许敷牙齿龈上。又一方用蟾酥一字，加麝香和匀敷之。

【功用】燥湿杀虫，开窍解毒。

【主治】小儿走马牙疳，牙齿溃烂，出血，齿落。

【方解】胆矾有燥湿杀虫的作用，配合麝香之芳香开窍解毒、入络搜邪，能治恶疮，以敷牙疳，可以用作一般轻症牙疳的外用药，若是走马牙疳，此方药力，恐亦不能取效。

【方论】

张山雷："胆矾燥湿杀虫，以敷牙疳，或可以治寻常轻症，若是走马急病，必非此等方药所能应手。方后一节，文辞殊未条达，持论亦极肤浅。"（《小儿药证直诀笺正》）

【临证提要】血之流行者荣也，气之循环者卫也。变蒸足后，饮食之间，深恐有伤于荣卫而作众疾。其或气伤于毒，血伤于热，热毒攻之，虚脏所受，何脏为虚？盖小儿肾之一脏常主虚，不可令受热毒，攻及肾脏，伤乎筋骨。惟齿受骨之余气，故先作疾，名曰走马，非徐徐而作。所宜服药，甘露饮、地黄膏、化毒丹、消毒饮。其外证以前件立效散及麝酥膏敷之。切忌与食热毒之物。此疳不同常证，医宜深究保全为上。若用常方，难于痊愈。

蚵皮丸

【来源】源于宋·钱乙《小儿药证直诀·卷下·诸方》。

【组成】蚵皮酒浸去骨焙　白芜荑去皮　黄连去须　胡黄连各一两半　青黛半两为衣

【用法】上件研为细末，猪胆汁面和丸，如粟米大。每服三十丸，用饭饮吞下，食后，临卧，日进三服。

【功用】清热解毒，杀虫消疳。

【主治】小儿疳热虫积。

【方解】 方中蟾酥配芜荑杀虫，黄连、胡黄连清热消疳，青黛凉肝清热，故本方为治疗小儿疳热虫积的通用良方。

【方论】

张山雷："蚵皮亦作蚵蚾，《濒湖》音可皮，蟾蜍之别名，李谓其皮垒砢也，按《集韵》，蚾，读补火切，音播。蟾蜍辛凉，解毒杀虫，乃儿科疳热虫积最要灵药，是方合以二连、芜荑，尤为疳热虫积通用良方。"（《小儿药证直诀笺正》）

【临证提要】 蚵皮即蟾蜍的别名，蟾蜍功能辛凉解毒杀虫，并治疳积之腹胀膨满，是治儿科疳热虫积的要药，合以胡黄连、黄连、芜荑，尤为疳热虫积通用良方，青黛为衣者，平肝以和脾也。方下所致诸症，皆是疳证所出现的各种证候。